高等医学院校护理学本科规划教材

U0257489

供本科护理学类专业用

护理管理学

主 编 谢 红 王桂云

副主编 吕冬梅 黄 新 韩 琳 毛 俊

编 委 （按姓名汉语拼音排序）

崔 丹（哈尔滨医科大学）　　　王桂云（山东协和学院）

韩 琳（甘肃省人民医院）　　　王明明（山东协和学院）

侯淑肖（北京大学医学部）　　　许 霞（山东协和学院）

黄 新（青海大学附属医院）　　谢 红（北京大学医学部）

李红敏（山东协和学院）　　　　张菊霞（甘肃省人民医院）

吕冬梅（哈尔滨医科大学）　　　张全志（哈尔滨医科大学）

毛 俊（广东药科大学）

北京大学医学出版社

HULI GUANLIXUE

图书在版编目（CIP）数据

护理管理学：护理本科 / 谢红，王桂云主编.
—北京：北京大学医学出版社，2016.10（2023.8 重印）
全国高等医学院校护理学本科规划教材
ISBN 978-7-5659-1297-9

Ⅰ．①护…　Ⅱ．①谢…②王…　Ⅲ．护理学 -
管理学 - 医学院校 - 教材　Ⅳ．① R47

中国版本图书馆 CIP 数据核字（2016）第 322388 号

护理管理学

主　　编：谢　红　王桂云
出版发行：北京大学医学出版社
地　　址：（100191）北京市海淀区学院路 38 号　北京大学医学部院内
电　　话：发行部 010-82802230；图书邮购 010-82802495
网　　址：http：//www.pumpress.com.cn
E - m a i l：booksale@bjmu.edu.cn
印　　刷：北京信彩瑞禾印刷厂
经　　销：新华书店
责任编辑：靳新强　　责任校对：金彤文　　责任印制：李　啸
开　　本：850 mm×1168 mm　1/16　印张：12.5　字数：336 千字
版　　次：2016 年 10 月第 1 版　2023 年 8 月第 5 次印刷
书　　号：ISBN 978-7-5659-1297-9
定　　价：25.00 元

版权所有，违者必究
（凡属质量问题请与本社发行部联系退换）

高等医学院校护理学本科规划教材目录

序号	教材名称	版次	主编		
1	护理学导论	1	赵小玉	马小琴	
2	护理学基础†	2	尚少梅	郑一宁	邢凤梅
3	健康评估	2	吴光煜	孙玉梅	张立力
4	内科护理学※	2	姚景鹏	吴瑛	陈垦
5	外科护理学※△	2	路潜	张美芬	
6	妇产科护理学	2	陆虹	柳韦华	
7	儿科护理学	2	洪黛玲	梁爽	
8	急危重症护理学※	2	李文涛	张海燕	
9	康复护理学	1	马素慧	林萍	
10	精神科护理学※	2	许冬梅	杨芳宇	
11	临床营养护理学	2	刘均娥	范旻	
12	社区护理学	2	陈长香	侯淑肖	
13	健康教育	1	李春玉	王克芳	
14	中医护理学概要	1	孙秋华		
15	护理管理学	1	谢红	王桂云	
16	老年护理学	1	刘宇	赵雅宁	郭宏
17	护理心理学※	2	娄凤兰	徐云	厉萍
18	护理研究	2	章雅青	王志稳	
19	护理教育学※	2	孙宏玉	孟庆慧	
20	护理伦理学	2	孙宏玉	唐启群	
21	护理礼仪与人际沟通	1	赵爱平	单伟颖	
22	护理人文关怀	1	李惠玲		

注:
※ 为普通高等教育"十一五"国家级规划教材
△ 为普通高等教育精品教材
† 为北京高等教育精品教材建设立项项目

高等医学院校护理学本科规划教材
编审委员会

主 任 委 员　郑修霞（北京大学护理学院）

副主任委员　娄凤兰（山东大学护理学院）

孙秋华（浙江中医药大学）

章雅青（上海交通大学护理学院）

孙宏玉（北京大学护理学院）

委　　　员　（按姓名汉语拼音排序）

陈　垦（广东药学院护理学院）

陈晓莉（武汉大学 HOPE 护理学院）

李春卉（吉林医药学院护理学院）

李春玉（延边大学护理学院）

李存保（内蒙古医科大学）

李惠玲（苏州大学护理学院）

李荣科（甘肃中医药大学护理学院）

李文涛（大连大学护理学院）

林　萍（佳木斯大学护理学院）

刘　娟（宁夏医科大学护理学院）

刘彦慧（天津中医药大学护理学院）

柳韦华（泰山医学院护理学院）

牟绍玉（重庆医科大学护理学院）

单伟颖（承德医学院护理学院）

宋印利（哈尔滨医科大学大庆校区）

田喜凤（华北理工大学护理与康复学院）

王桂云（山东协和学院）

王克芳（山东大学护理学院）

温小军（贵州医科大学）

吴　瑛（首都医科大学护理学院）

杨立群（齐齐哈尔医学院护理学院）

仰曙芬（哈尔滨医科大学护理学院）

张立力（南方医科大学护理学院）

赵　岳（天津医科大学护理学院）

赵小玉（成都医学院护理学院）

序

随着医药卫生事业的发展、健康观念的转变，社会亟需大批高质量的护理学专业人才。这对护理教育提出了严峻的挑战，同时也提供了崭新的发展机遇。现代护理学理论与实践、技术与技能，以及教育与教学理念的更新，直接关系到护理学专业人才培养质量的提升，在健康服务，治疗、预防及控制疾病中具有不可替代的作用。

北京大学医学出版社组织编写的第一轮护理学专业本科教材一经出版，即获得广大医学院校师生的欢迎。其中7个品种被教育部评为普通高等教育"十一五"国家级规划教材，《外科护理学》被评为普通高等教育精品教材。在新一轮医药卫生体制改革逐步推进的大背景下，为配合即将到来的教育部"十三五"普通高等教育本科国家级规划教材建设，贯彻教育部教育教学改革和教材多元化的精神，北京大学医学出版社于2014年成立了新一届全国高等医学院校护理学专业规划教材编审委员会，组织国内40余所医学院校编写了第二轮护理学本科教材。

本轮教材在编写中着力转变传统观念，坚持理论与实践相结合，人文社科与临床护理相结合，强化学生动手实践能力、独立分析问题和解决问题的评判性思维能力。推进教材先进编写理念，创新编写模式和教材呈现形式，特别是首创性地在护理学专业教材中运用二维码扫描技术，以纸质教材为入口，展现立体化教材全貌，贴近数字化教学理念。相信本套教材将能更好地满足培养从事临床护理、社区护理、护理教育、护理科研及护理管理等复合型人才的需求。

在本轮教材建设中，得到了各参编院校的鼎力支持，在此深致谢意！希望这套教材在教师、学生和护理工作者的关爱下，于同类教材"百花齐放、百家争鸣"的局面中脱颖而出，得到读者的好评。

郑修霞

前　言

　　在教育部教育改革、提倡教材多元化的精神指导下，北京大学医学出版社于 2006 年组织编写出版了第 1 版全国高等医学院校本科护理专业教材。随着近 10 年的发展，伴随着新的教学模式、教学内容和护理学科的发展，配合教育部"十二五"国家级规划教材建设的要求，以及为"十三五"国家级规划教材建设做准备，北京大学医学出版社启动了本科护理专业教材（第 2 版）的再版修订工作。《护理管理学》教材作为规划教材之一，由北京大学医学部、山东协和学院、甘肃省人民医院、哈尔滨医科大学、青海大学附属医院、广东药学院等单位有关护理管理专家和学者共同编写完成。本教材可供高等医学院校护理学院开设本科教育课程使用，也适合于专升本和夜大学生使用。在教材编写中力求使内容通俗易懂，并尽可能深入浅出地对当今护理管理学相关理论和知识进行全面和系统的介绍，突出实用性、前沿性，该教材也可用于在职护理管理者和从事各层次护理专业教学人员作为参考用书使用。

　　参与教材编写的专家均为有丰富的护理管理学教学经验，同时也兼具临床管理实践经验，编写中力求整合两类专家的特长，安排他们对最合适和擅长的章节进行编写工作，使得本教材在保持护理管理学基本概念、理论和知识的同时，又能深入浅出地与护理管理实践结合，丰富教材内容，增加教材的可读性。另一方面，护理管理是与国家卫生政策、医改形式，以及护理管理实践紧密结合的工作，因此本书编写者在设置章节和编写内容时，充分考虑贴近临床实际、理论联系实际，注重将当前的卫生事业管理政策与环境有机地结合，突出目前护理管理中的热点和难点问题，使本科学生在护理管理的学习中在掌握管理知识和理论的同时，对护理管理情景能有更为深刻的理解，便于今后学生参与到护理管理领域中。此外，除了内容上与时俱进的同时，还要尽量保持护理管理学知识和理论的系统性和连贯性，力求做到理论介绍言简意赅，强调理论在实际中的应用，增强对临床护理管理的指导性。

　　同类型的本科护理管理教材众多，但是本书所有编者努力以深入浅出、理论与实际并重的方式展现给学生更为丰富和精彩的护理管理学内容。期望本书的出版不仅能帮助学生全面学习护理管理知识，满足本科护理管理学教育需要，同时，也为广大护理管理者提供一本实用、系统的参考用书，帮助大家更好地服务和实践护理管理。

谢　红

2016 年 6 月

二维码资源索引

目 录

第一章 绪 论

学习目标

通过本章内容的学习，学生应能够：

◎ **识记**

1. 阐述管理的概念。
2. 阐述管理者的概念。

◎ **理解**

1. 解释管理的基本职能。
2. 论述护理管理的主要任务。
3. 分析护理管理者的角色和素质要求。

管理学作为一门系统研究管理过程的科学，在社会进步和发展中发挥着举足轻重的作用。管理作为人类的一种社会实践活动，同人类社会一起产生，并伴随人类社会的发展而发展。在现代社会中，管理成为普遍存在于各领域、各项工作的一种社会活动。管理不仅代表人们在社会中所采取的有目的、有意义的活动，而且成为人类追求生存、进步和发展的一种途径和手段。护理管理学是管理学在护理工作中的具体应用，学习管理学的基本知识、基本理论和基本方法，并探索其中规律，对提高护理管理能力和水平，做好护理管理工作极为重要，同时也是建立和完善适合我国医院工作实际的护理管理理论和方法的基础。

第一节 管理概述

一、基本概念

(一) 管理

管理（management）是管辖和处理，即管人和理事。管辖指权限，处理则是在权限内行使职权。研究管理的学派众多，他们从不同的角度研究管理，因而对管理有不同的定义。"科学管理之父"弗雷德里克·泰勒（Frederick Taylor）认为"管理就是确切地知道你要别人干什么，并使他用最好的方法去干"；诺贝尔奖获得者赫伯特·西蒙（Herbert A. Simon）认为"管理就是制订决策"；彼得·德鲁克（Peter F. Drucker）认为"管理是一种工作，有自己的技巧、工具和方法；管理是一种器官，是赋予组织以生命的、能动的、动态的器官；管理是一门科学，一种系统化的并到处适用的知识；同时管理也是一种文化。"现代管理理论创始人亨利·法约尔（Henri Fayol）最早在一般意义上概括管理的含义，"管理是计划、组织、指挥、协调和控制"；现代著名管理学家哈罗德·孔茨（Harold Koontz）提出"管理是设计和维持一种环境，使集体工作的人们能够有效地完成预定目标的过程"。分析这些定义我们可以发现，它们都从不同的侧面揭示了管理的实质。

综上所述，管理是管理者通过计划、组织、人力资源管理、领导和控制等各项职能工作，合理有效地利用和协调组织所拥有的各种资源要素，与被管理者共同实现组织目标的过程。要准确理解管理的概念，需要明确以下几点：①管理作为组织一种有目的的活动，必须为有效实现组织目标服务；②管理过程要通过计划、组织、人力资源管理、领导、控制等职能来实现；③管理的重点是对组织资源（包括人、财、物、时间、空间、信息等）的有效整合和利用；④管理活动在一定的环境中进行，环境给管理创造了一定的条件和机会，同时也形成了一定的挑战和威胁，有效的管理必须充分考虑组织内外的特定条件。

（二）管理者

依据管理任务的不同，可将组织的成员分为两种类型：管理者和被管理者。管理者（managers）是对从事管理活动的人的总称，具体是指那些为实现组织目标而负责对所属资源进行计划、组织、领导和控制的人员。管理者是管理活动的主体，在管理活动中起主导作用，他们在组织层次中位于被管理者之上，在组织中拥有正式的职位和特定的职权，并以这些职权为基础指挥他人的活动。作为一个管理者一定要有下级，并对其下属人员的工作负有管理责任。管理者也可能担任某些作业职责，如病房里的护士长、护士组长，负责指挥护士的活动，也参与一定的护理操作。被管理者则直接从事某项工作或任务，不具有监督其他人工作的职责，如临床护士。

按照管理者在组织中所处的层次可将组织内的管理者划分为基层管理者、中层管理者和高层管理者，不同层次管理者的任务、责任、权限所起的作用不同。

1. **基层管理者**（first-line managers） 是负责管理基层组织日常活动的人员，如病房的护士长。他们是组织中最基层的管理者，其主要职责是接受上级指示并落实到基层，按计划开展工作，直接组织、指挥、监督和协调作业人员的现场活动，确保按时、按质、按量完成工作任务。

2. **中层管理者**（middle-line managers） 是指处于高层与基层管理者之间的管理人员，他们可能是一个层次，也可能是多个层次，如内、外、妇、儿、急诊等科级护士长，他们的职责是贯彻高层领导的决策，将具体任务分配给所管辖的基层管理者，并监督、检查、协调基层管理者完成各项任务。中层管理者在管理活动中起承上启下的作用。

3. **高层管理者**（top-line managers） 是指对整个组织或组织活动的某个方面负有全面的管理责任的管理人员，如医院的护理部主任。高层管理者对制订组织的总目标、总策略、各种资源的统筹安排、评价组织绩效等拥有充分的权力责任，他们的主要精力和时间应用于策划和考虑组织的全局问题和战略问题。

（三）管理学

管理学是一门系统研究管理过程的普遍规律、基本原理和一般方法的科学，是自然科学和社会科学相互结合形成的一门交叉学科。管理学作为一门独立的学科，最早产生于西方发达的资本主义国家，其形成标志是 19 世纪末 20 世纪初泰勒科学管理理论的产生。随着社会生产力的不断发展，管理活动内容日益丰富，人们越来越认识到，在社会各种组织中，管理活动存在着一定的规律性，其基本规律，包括管理的一般原理、理论、方法和技术，构成了一般管理学，适用于各行业、各种不同的组织。同时，现代管理学已经发展成为一个庞大的体系，几乎每个专门领域都已经形成专门的管理学，如机构管理学、教育管理学、行政管理学、医院管理学等。管理学与这些专门的管理学之间的关系是一般与特殊、普遍与专门的关系。管理学要阐释的是在各个专门的管理学中都适用、都存在的一般原理与原则，是管理体系中的基础科学。各专门的管理学则是在管理学所阐释的管理原理、原则和方法的基础上，结合特定领域的特殊情况，论述本领域管理活动的特殊原理和规律。

管理的普遍性决定了管理学的研究内容非常广泛，有各种不同的分类方法，如按照管理要素分类，研究的内容包括管理手段的结构、法和人三个要素和管理内容的人、财、物、信息和时间五个要素；根据管理活动过程的职能分类，研究内容包括计划工作、组织工作、人力资源管理工作、领导工作、控制工作五项职能。

二、管理的职能

管理职能（management functions）是管理者为实施有效的管理必须担负起的基本职责以及要完成的任务。管理作用的发挥通过管理职能来实现。现代多数学者倾向于把管理过程划分为五大职能，即计划、组织、人力资源管理、领导和控制。

（一）计划职能

计划职能是全部管理职能中最基本的一个职能，与其他几个职能有着密切的联系。计划职能是为了实现组织管理目标而对未来行动方案做出规划和安排的工作过程。管理者根据计划目标，从事组织工作、领导工作及控制工作等活动，以达到预定目标。为使组织中各种活动能够有效地、协调地进行，必须有严密统一的计划，包括为实现目标制订策略、政策、方案及程序。

（二）组织职能

组织职能是指为实现预定目标，根据计划对组织拥有的各种资源进行制度化安排，设计和维持合理的组织结构。组织职能是管理的重要职能之一。如果说计划职能在管理过程中是基础的话，组织职能则是完成计划的保障。

（三）人力资源管理职能

人力资源管理是为保证组织目标的实现，对组织结构所规定的不同岗位所需要人员进行恰当而有效的选择、培养、使用和考评。

（四）领导职能

领导职能是使各项管理职能有效地实施、运转并取得实效的统率职能，为各种职能的进行提供保证，对组织中的全体人员辅以指导，沟通联络，用各种手段和方式，施加领导者的影响力，赋予全体人员统一的意志，从而保证组织目标的实现。领导工作涉及的是主管人员和下属之间的相互关系，这将与管理者的素质、领导行为与艺术、人际关系与沟通技巧、激励与处理冲突等方面密切相关。

（五）控制职能

控制职能是管理者为保证计划的任务和目标转化为现实而采取的全部活动。根据既定目标和标准对组织的活动进行监督、检查，发现偏差时采取纠正措施，使工作能按原定的计划进行，或适当地调整计划以达到预期的目的。控制工作是一个延续不断、反复进行的过程，目的就在于保证组织实际的活动及其成果同预期的目标相一致。

三、管理的基本特征

（一）管理的二重性

管理具有二重性即自然属性和社会属性。管理的自然属性是指对人、财、物、时间、信息等资源进行组合、协调和利用的管理过程，包含着许多客观、不因社会制度和社会文化不同而变化的规律和特性。管理的这种不因生产关系、社会文化的变化而变化，只与生产力发展水平相关的属性，就是自然属性。管理的社会属性是指人们在一定的生产关系条件下和一定的社会文化、政治、经济制度中必然要受到生产关系的制约和社会文化、政治、经济制度影响的特性。不同的生产关系、不同的社会文化和经济制度都会使管理思想、管理目的以及管理的方式方法呈现出一定的差别，从而使管理具有特殊性和个性，这就是管理的社会属性。

（二）管理的科学性和艺术性

管理的科学性表现为管理在实践的推动下，形成了一套由许多概念、原理、基本原则组成的系统知识体系，反映了管理过程的客观规律性，构成了管理学的基本框架。管理的艺术性强调在原则基础上的灵活性，表明管理活动需要有一系列根据实际情况行事的经验、诀窍、方式和方法，管理没有一成不变的模式，在不同的环境中，管理者处理同样的问题必须采取不同的方法，才能收到满意的效果。管理的科学性和艺术性是统一的，科学性是艺术性的基础，艺术性是科学性的发挥。

（三）管理的普遍性与目的性

在人类活动的领域内，管理普遍存在。管理的普遍性可从两方面来体现：其一，人类从为了生存而进行集体活动的分工和协作开始，管理就随之产生。只要有人类社会存在，就会有管理存在；只要是多人共同活动，就需要管理；其二，管理的原理在各行各业、各级组织中普遍适用。无论是政府、机构、学校、军队、医院都需要管理。因此，管理是一种社会现象或称文化现象，在社会生活与工作中普遍存在。同时，管理又是人类一种有意识、有目的的活动，任何一项管理活动，都为实现一定管理目的而进行。管理的目的性一般表现为社会劳动和社会团体的共同目的，而不是某个成员或管理者的单方面的目的，否则就难以协作和进行有效的管理。在实际中，目的性往往具体表现在管理目标上。

（四）管理的层次性和共同性

管理的层次性是管理存在的普遍形式，任何一个有效的管理系统都是按系统的并列和层次结构规律组成三角形或金字塔的结构，由此从上到下形成一个分等级的权力层次，管理岗位上下和左右的等级和协调关系，使组织职权明确，有利于提高管理效能。管理的共同性主要体现在管理目标和管理任务的共同性。在组织活动中，不同层次的管理人员虽然所处的地位不同，负有不同的权力、责任和管理职务，但是管理的任务、基本职能和管理目标相同，只是不同层次的管理者在执行职能时各有侧重。

第二节　护理管理概述

近些年来，随着医学科学的飞速发展、现代医学模式的转变和人类健康观念的更新，传统的护理学知识结构发生很大了变化，护理工作的内容和范围在逐步扩大，护理工作的目的已逐渐由疾病防治护理扩大到全面保健护理，护理工作的对象也由患者扩大到社会人群。护理管理作为护理学科的重要组成部分，在自然科学、社会科学理论的指导下发展成为综合性应用学科，是卫生事业管理领域中的一门独立学科。

一、护理管理的概念

护理管理学是管理科学在护理事业中的具体应用，其任务是研究护理工作的特点，找出其规律性，对护理工作的诸要素进行科学的管理，使护理系统得到最有效的运转，以提高护理质量和护理工作的效率和效果。护理管理学是研究护理管理活动中普遍规律、基本原理、方法和技术的学科。它根据护理学的特点，运用管理学的原理和方法，对护理工作中的人员、技术、设备、信息等诸要素进行科学的计划、组织、领导、协调和控制，从而提高护理工作的效率和质量，更好地满足人们的健康需求。护理管理学既属于专业领域管理学，是卫生事业管理中的分支学科，又是现代护理学科的一个分支。在大量的护理实践中，护理人员需要运用科学管理的方法，组织执行护理职责、完成护理任务。护理管理是护理中重要的基本的工作内容。世界卫生组织（WHO）指出，护理管理是系统地发挥护理人员的潜在能力，并系统地安排及应用其他有关人员、设备、环境及护理活动的各个环节，以提高人类健康水平的过程。

护理管理学的研究内容非常广泛，涉及护理领域的各个方面。当前护理管理学研究的主要内容有护理管理服务模式、护理质量管理、护理人力资源管理、护理经济管理、护理文化建设等方面。护理管理是医院管理的重要组成部分，其作用是使护理系统得到最优运转，提高护理质量，保证高质量医疗任务的完成。护理管理与护理技术工作的作用同等重要，在护理工作中两者相辅相成，缺一不可。现代护理管理应具有科学的计划性，符合客观要求的人力资源管理，合理的组织机构设置和人员编配，可测量的质量考核标准及全面的质量管理措施，能有效地调动护理人员积极性，逐步提高科学化、现代化水平，使之与护理事业的发展相适应。

二、护理管理思想的形成与发展

护理管理的发展与护理事业的发展是同步的，真正的科学护理管理是从近代护理学创始人佛罗伦斯·南丁格尔时期开始，她不论是在当时的护理机构里，还是在1854—1856年的克里米亚战争中救护伤员时，都不仅用先进的技术加强护理，而且注意用科学的理念加强管理。她创立了一套护理管理制度，强调医院设备及环境方面的管理要求，努力提高工作效率及护理质量，注重护理人员的训练和资历要求。南丁格尔的管理思想和管理实践对近代护理管理的发展具有深远的影响。二次世界大战以后，世界各国都相继应用南丁格尔的护理管理模式，使护理管理学科有了较快的发展。随着现代管理学的发展与进步，先进的管理思想和管理方法的渗透和引入，护理管理学近年来也得到迅速发展。护理学与现代管理学不断交叉、融合，对如何有效地管理各种护理组织及服务群体，以至患者，现代护理管理都做了大量研究，出版了许多护理管理专著，大大推动了护理学科的建设。护理管理逐渐由经验管理走上科学管理的轨道。

18世纪下半叶，英国天主教兴办了医院，并由天主教干事与护理部主任管理。护理管理者靠个人经验从事护理管理工作，管理的成败主要取决于管理者个人的经验。20世纪后，西方从资本主义自由竞争到资本主义垄断形成的几十年中，诞生了科学管理思想，在美国出现了对医院管理者要进行专门的教育和培训的讨论，并开始形成医院管理学体系，研究出一套科学的管理方法，促进了医院护理管理的发展。20世纪40年代，美国开始招收管理学硕士研究生，80年代后随着经济的飞速发展，护理管理者还要掌握经营管理相关知识，促进了医院现代化的发展。

我国护理事业的兴起是在鸦片战争后，随着西方军队、宗教、医学进入中国而开始。建国前由于中央医院及一些教学医院的护理部主任多由美国护士担任，因而护理管理和国外大同小异，由护理部主任、科护士长、病房护士长三级管理；而革命根据地的医院多为解放军医院，负责军民的医疗护理，其主要管理特点是具有优良的革命传统，坚持党的领导，重视思想政治工作，坚持自力更生、艰苦奋斗的精神宗旨。全国解放后，政府通过改造官僚资本主义机构而掌握了全国医院，建立起了以科主任负责制的医院管理方法。1956年后，我国开始恢复护理部三级管理，护理部主任、科护士长、病房护士长三级负责制，把医院管理质量提高了一步。改革开放后，我国将管理思想由经验管理思想向科学管理思想转变，管理体制由不合理向合理化转变，医院管理人员由职、责、权不落实向职、责、权落实转变，由手工化向自动化转变等，使护理管理体制发展达到经济、准确、及时、高效。

三、护理管理的任务

护理管理过程是由一系列管理活动组成，包括计划、组织、人力资源管理、领导和控制等活动，通过管理者对护理过程中的人力、物力、财力、时间、信息等资源的有效利用及科学安排，保证良好的护理质量，完成护理组织的目标。护理管理过程的核心是改善及提高护理质量，在此过程中的主要任务体现在：

（一）护理人员素质管理

拥有一支高素质的护理人才队伍是组织护理工作不断发展，提高组织人才竞争力的关键。护理管理的关键任务之一是加强护理人员的素质管理，发展一支高水平的护理人才队伍，推动医院整体护理水平的提高。加强政治思想教育，帮助护理人员树立正确的人生观和价值观，明确人的价值，正确对待苦与乐、得与失、奉献与索取，安心本职工作，爱岗敬业；加强职业道德教育，增强护理人员的服务意识和责任感，培养勤奋工作的态度，塑造认真细致、热情周到的职业形象；加强业务素质的管理，在做好护理临床教学工作的同时，要有计划、有步骤地通过在职培训，参加学术会议，举办学术讲座等，不断更新护理人员的知识结构和内容，提高护理人员的专业技术水平；教育和引导护理人员明确自身法律责任，懂得如何运用法律保护患者和自己，防范差错事故的发生，正确处理有关的法律问题。

（二）护理业务技术管理

护理业务技术是医院护理管理最基本的工作，它包括基础护理、专科护理、心理护理、执行医嘱、执行各项规章制度和各项护理技术操作规范，防止医疗事故和差错的发生。此外还包括根据护理工作的原则和特点，重点抓好护理计划、护理实施和护理质量的考评等各项业务管理活动。在整个护理管理过程中，要特别强调建立健全护理制度，严格各级护理人员的岗位责任制，重点抓好患者入院制度、分级护理制度、值班制度、交接班制度、查对制度、消毒隔离制度及各种护理会议制度，实现护理管理制度化、程序科学化、设施现代化、操作规范化。

（三）护理质量管理

护理质量管理是护理管理永恒的主题，也是护理管理的重要目标，具体地说就是要把护理管理落实到提高护理质量上来。在管理过程中抓好护理质量标准化、数据化的管理，做到护理质量管理考核有目标，行为有尺度，定量有数据，评分有标准，不断提高护理质量管理的自身质量。同时护理管理者还需要及时评估下属的工作表现，对工作不良者要进行教育指导，以督促他们改进工作；对于业绩突出者，要予以及时表彰，以鼓励他们更加努力地工作。

（四）护理科研管理

护理学是一门独立的学科，抓好护理科学技术研究管理，是发展护理学科和不断完善护理理论体系的重要途径。因此要根据护理科学的自身发展特点和固有规律，结合本地区、本单位护理工作的实际，把护理科学技术研究摆到护理工作的重要位置，创造良好的环境和条件，营造浓厚的氛围，做好护理科学技术研究的管理。

（五）沟通协调工作

在整个管理活动中只有不断地加以协调，才能使各项护理管理活动得以顺利进行。协调是做好管理工作的核心，也是护理管理者执行领导职能的关键。协调的作用在于求同存异，通权达变，减少矛盾，提高工作效率。护理管理者处于院领导和护理人员之间，其沟通协调职能主要是上传下达，协调左右内外关系，使护理工作在医院内运行起来上下融洽、左右顺畅。护理管理者只有协调好本人和上级、下级、同事、患者的关系，协调好本部门和其他部门的关系，才能顺利地开展工作。

21世纪是质量管理的世纪。护理管理任务面临多方面的挑战：一是保健护理、社区护理、临终关怀的护理方兴未艾，护理行政管理应创造性地、革新性地组织创造良好的护理工作环境，使护理学科拓展并兴旺起来。二是管理模式转变，突出"以人为本"，护理管理要创造一种护士愉快工作的环境，患者温馨的治疗环境，全力为患者提供低耗、高效、优质的护理。三是及时利用最新医疗和护理研究成果为临床、为患者服务，提高护理技术的含金量，提高护理队伍的综合素质，为人类健康构筑一个连续性的医疗护理体系，使护理专业的发展空间更为广阔。护理管理是复杂的系统工程，要完成这一重任，应不断总结我国护理管理经验，认真反思管理中的成败与得失，运用护理管理新理论、新经验、新方法，创造具有中国特色的护理管理学科。

四、护理管理者的角色

随着公立医院改革以及医疗护理服务模式的转变，护理专业职能被赋予了新的内涵，对护理管理者有了更高的要求。护理管理者必须与时俱进，重新进行角色定位。目前临床护理管理者的角色包括行政管理角色和专业管理角色两个方面。这些角色要求护士长要从单纯的经验管理转变为科学的多元化管理，不断学习和探索，更新知识和观念，总结经验，开阔视野，以提高自身的素质，与时俱进，以新的思维面对不断变化的医疗保健需求。

（一）行政管理角色

1．科室的管理者 护理管理是医院管理的重要组成部分，护理管理者在病房管理中起着举足轻重的作用。提高护理质量，防止发生医疗差错，是护理管理的根本目的。护士长作为病区护理人员的管理者，其思想品德、行为举止、自身素质和形象，对护理管理的水平、成效及科室凝聚力建设起着重要作用。以个人的品德、才能、知识、感情等因素为基础形成的非权力影响力是无形的力量。护士长为了有效地开展工作，仅靠权力是不够的，还要善于引导人、关心人、理解人。因此，护士长必须注重自身素质的修养，具备良好的心理素质、严谨的科学态度，有爱人之心、容人之量，把大家团结在身边，形成一个和谐的集体。这样才有利于护理工作的顺利进行。

2．落实制度与职责的监督者 规章制度是规范统一的基础，协调一致的前提，建立健全各项规章制度，为护理人员提供指导性文件，使临床护士明确自己的职责范围及法律责任。因此要通过抓制度落实，促进各项工作的协调发展。护理管理者应充分发挥自己的管理能力和技巧，在以身作则的同时敢管、善管，经常深入临床，了解各项规章制度的执行情况，掌握护士在护理工作中为患者提供治疗、照顾和指导过程中遇到的实际困难和问题，找到管理上的协调点及时协调并予以解决。执行医院制度与职责必须从严，要有铁的纪律、铁的心肠，绝不能手软。真抓实干，严格管理，认真监督。

3．病房的经营者 随着医疗卫生体制的市场化程度不断推进，面对世界经济一体化的趋势，对每一位护理管理者都提出了新的挑战。增强成本管理意识、加强成本核算研究、合理使用护理资源、减少护理资源浪费和不足共存的现象以适应护理学科现代化的要求。要求护理管理者具备成本核算的能力，能对科室的费用进行科学分析和合理解释，有效地利用资源、提高效率、保证质量，全面掌握病区人力物资、设备财政情况，进行合理部署。

4．各种关系的协调者 护士长作为基层护理工作的管理者，在科室中处于一个比较特殊的角色，要同时面对各种人员，从主任到医生、护士、患者、护工和患者家属，还要处理好与其他科室的关系。在工作中起着承上启下、内外相互协调的桥梁纽带作用。协调处理好护患关系使护患思想产生共鸣，有效减少护患纠纷；协调处理好医护关系，形成一个良性的交流沟通 - 协作 - 互补的关系，医护共同搞好病区管理和技术管理，是提高护理质量，减少医疗纠纷的保证；协调处理好科室之间的关系，得到医、药、技、行政、后勤保障支持系统的密切配合，是为患者提供优质服务的重要保证。护士长面临与护士、与患者的复杂关系，要掌握好沟通技巧，能够与持不同意见的人沟通思想，要善解人意，要有博大的胸怀、要以诚相待。

（二）业务管理角色

1．护理质量的控制者 护理工作是医院医疗工作的基础，护理质量是医疗护理工作的根本所在，是护理管理者工作的核心与重点。护理质量的好坏在很大程度上取决于护理管理者的管理理论水平的高低和管理能力的发挥。因此，护理管理者必须非常熟悉医院护理质量标准，要以身作则，言传身教，加强全体护理人员的质量意识，对质量管理常抓不懈，高标准、严要求，把各项护理工作做好。工作上要建立本护理单元的近期目标和远期目标，把目标分解到每位护士，定期进行全面细致的护理质量检查，使质量意识深入人心，促使护理质量的维护变成自觉的行动，护士长要经常组织进行护理质量要素分析，把握关键控制点和临床操作运用，使管理目标更加明确，确保护理质量。

2．**护理学科的带领者**　知识与才能是决定影响力的主要因素。随着社会的进步与医学科学的发展，人们对健康的需求越来越高，护理学科也随之发生变化，护理概念从单纯的护理疾病发展为保障人类健康，护理范围将逐渐由医院扩大到家庭和社会，护理工作内容从传统的执行医嘱、完成常规操作技术到全面、系统、整体化护理。这就要求护理管理者不仅要掌握扎实的专业理论知识、过硬的技术操作本领、本专业的新进展以及国内外护理新动态，还要掌握社会学、伦理学、心理学和人文科学的知识，做学科的带头人。

五、护理管理者的素质

1．**具有良好的人格魅力，做好精神上的领路人**　良好的人格魅力可激发他人钦佩、敬慕而产生模仿意识，一个人完美的形象，外在表现是语言、行为符合职业道德的要求，内在的素质是靠心理作用有意识地控制自己的表情、动作、调整情绪，以适应管理者不同的角色转换。在日常工作中，管理者要表现出强烈的事业心和责任感，树立以患者为中心的服务理念，处处起模范带头作用，要求护士做到的自己首先要做到，要以热情、诚恳、宽容、积极的态度和端庄的仪表影响护士，使护士产生模仿意识，使患者感到亲切、信任，愿意沟通，主动配合治疗和护理。

2．**具有科学的管理艺术，做好护患的代言人**　管理艺术是管理者在运用管理理论进行管理实践时，所表现出的个人行为态度与行为方式。一位富有管理艺术的护理管理着，善于用简练的语言表达自己的意图；善于做思想工作，抓住护士的心理，即使是批评对方，对方也能接受，达到预期的效果；善于交往，能够与各种不同意见的人沟通思想；善于明察秋毫，辨明是非，具有敏捷的思维和准确的判断能力，能及时发现问题，做出正确的决策，应付自如，工作效率高等。

面对为广大患者服务的护上，护理管理者不但要站在为广大患者提供优质服务的主导位置，更应该尊重、关心和帮助护士，加强护士素质、专业理论、业务技术的培训。努力为护士营造一个宽松、温馨的工作环境，使护士每天都有一个愉悦的心情为患者服务。当工作中出现差错时，首先要分析差错发生的原因，并积极主动地与护士沟通，引导、帮助护士解决问题，将差错造成的不良后果降至最低，切忌训斥和埋怨。即使批评也要注意场合和地点，避免打击挫伤护士的积极性，给护士带来心理压力。因此，护士长应该学会充分运用管理艺术包括决策艺术、指挥艺术、交谈艺术、激励艺术、协调艺术等，激发护士的工作热情和创造力。

3．**具有开拓创新的精神，做好学科的带头人**　随着医学科学的进步和发展，新的诊疗技术和现代化仪器广泛应用于临床，护理领域也随之产生了许多新技术和新业务，迫使护理人员探索和寻求相应的护理技术和临床经验，来指导临床实践，改进护理工作，提高工作效率。护理管理者大部分是从临床一线优秀护士中选拔出来的，具有扎实的专业理论知识、娴熟的操作技能和较广泛的医学、预防保健、心理学等相关知识，积累了丰富的临床资料。因此，护理管理者要善于捕捉工作中的点滴科研信息，运用科学创新的思维发现问题、提出问题、解决问题。使临床经验上升为具有科学依据和实用价值的新技术，推动护理事业的发展。

4．**具有健康的心理和身体素质，做好身体的管理人**　在医院，护理管理者承担着病区护理质量的管理、患者的管理、物品的管理、以及科室经济收支管理等工作。同时，还扮演着领导者、联络者、调配者、计划者等诸多角色，这就要求护理管理者要具备健康的身体、旺盛的精力和良好的心态。积极支持和鼓励大家参加院方组织的各类活动，这样既可以协调人际关系，又可以增加医护人员的凝聚力，使护理工作井然有序开展。对取得优异成绩、做出突出贡献、对于工作学习走在自己前面的护士要心悦诚服，虚心学习，决不能嫉妒排挤，要敢于培养超越自己的管理者。管理者还要经常和护士沟通，与护士建立起相互信任、激励、鼓舞和支持的人际关系，使护士愿意接受管理，使管理者和护士都能从工作中获得最佳的心理效应。

小 结

1. 管理 是管理者通过计划、组织、人力资源管理、领导和控制等各项职能工作，合理有效地利用和协调组织所拥有的各种资源要素，与被管理者共同实现组织目标的过程。

2. 管理者 是对从事管理活动的人的总称，具体是指那些为实现组织目标而负责对所属资源进行计划、组织、领导和控制的人员。

3. 管理的基本职能 计划职能、组织职能、人力资源管理职能、领导职能和控制职能。

4. 护理管理 是系统地发挥护理人员的潜在能力，并系统地安排及应用其他有关人员、设备、环境及护理活动的各个环节，以提高人类健康水平的过程。

5. 护理管理的任务 护理人员素质管理、护理业务技术管理、护理质量管理、护理科研管理。

6. 护理管理者角色 行政管理角色（科室的管理者、落实制度与职责的监督者、病房的经营者、各种关系的协调者）和业务管理角色（护理质量的控制者、护理学科的带领者）。

7. 护理管理者的素质 具有良好的人格魅力，做好精神上的领路人；具有科学的管理艺术，做好护患的代言人；具有开拓创新的精神，做好学科的带头人；具有健康的心理和身体素质，做好身体的管理人。

思考题

1. 管理的基本职能有哪些？
2. 护理管理的主要任务是什么？

（侯淑肖）

第一章思考题参考答案

第二章　管理理论和基本原则

学习目标

通过本章内容的学习，学生应能够：

◎ **识记**

1. 准确复述科学管理理论、霍桑试验的主要内容。
2. 准确概括各经典管理理论的主要内容。

◎ **理解**

1. 比较经济人假说和社会人假说的联系与区别。
2. 举例说明 X 理论和 Y 理论的应用。
3. 查阅资料，概括管理理论的新发展动向。

◎ **运用**

1. 根据护理管理实践的特点，结合管理理论评价各种管理方法。
2. 结合案例总结管理过程。
3. 结合护理管理者的工作特点，提出有效管理的措施。

第一节　管理实践与管理思想

管理思想的形成与发展可以追溯到人类最初通过集体劳动来达到实践目标的时代。无论是古埃及的金字塔，还是中国的万里长城，在当时的技术条件下，都是伟大的管理实践活动，在人类管理思想发展的历史上都积累了丰富的经验。

一、中国古代主要的管理思想

（一）中国古代管理思想

中国是世界上历史最悠久的文明古国之一，远在夏商周时期，就已经形成了组织严密的国家组织，实现了从中央到地方、高度集权、等级森严的权力结构。早在公元前 200 多年，秦朝就形成了与现代中国国土相近的统一国家，在以后两千多年的漫长历史中，历代统治者都对如此辽阔的疆土和众多的人口进行着有效的控制和管理。人类历史上出现过的古希腊、古罗马帝国都创造过辉煌业绩，推动了社会文明的进步，但是随着时间的推移，只有中国自古至今基本上保持着完整的国家领土和主权。从管理学的角度，中国悠久的历史留下了很多有关管理国家、发展生产等方面丰富的经验和理论。

中国有许多世界历史上的伟大工程，早在春秋战国时期，为了防御战争，在形势险要的地方开始修筑长城，后来经过秦朝、明朝历代修缮，于明代万历年间终于形成了万里长城。要完成如此浩大的工程，在科学技术尚不发达的当时，其组织、计划、领导、控制等管理活动是现代人难以想象的。中国在漫长的历史中，所经历的战争之多、规模之大，也是世界上各国少有的，早在春秋战国时代，就经常发生投入几十万大军的大规模战役，战争给人类带来了死亡和灾难，但是战争也推动了军事思想的发展，产生了许多不朽的军事著作，总结了许多在各种复杂环境中如何取胜所采用的各种战略、策略，对处于激烈竞争中机构的管理工作，有着极其现实的参考价值。

中国儒家思想是传统文化的主流，儒家思想在中国封建社会形成长达数千年的超稳定组织的过程中起了极其重要的作用。中国历代的思想家，提出了三纲五常，作为处理个人和国家、社会、家庭以及其他人之间相互关系的行为准则。中国的儒家思想实际上不仅在中国有着深远的影响，并且至少早在 1000 多年前的唐朝就越出国界，传播到了日本、朝鲜和东南亚各国，成为世界东方文化的渊源之一。任何管理思想都是植根于一定的社会文化土壤之中，而一定的社会文化又都割不断与历史传统的联系，并且总是在继承中发展，在发展中继承。只有这样，才能形成适合本国国情特色，才能具有强大的生命力，所以，我们在研究现代管理思想的时候，不能不首先研究中国传统的管理思想。

中国传统管理思想的要点可分为宏观管理的治国学和微观管理的治生学。治国学适应中央集权的封建国家的需要，包括财政管理、人口管理、市场管理、货币管理、国家行政管理等方面。治生学则是在生产发展和经济运行的基础上积累起来，包括农业、手工业、市场等方面的学问。管理的指导思想和主要原则，可以概括为顺道、重人、人和、守信、利器、求实、对策、节俭、法治等方面。

（二）中国近现代管理思想

中国近现代管理思想在我国极其复杂的历史背景下形成。中国近代机构的管理，主要包括官僚资本机构管理和民族资本机构管理。官僚资本机构有官办、官督商办、官商合办三种形式，中国真正意义的机构从官办机构开始。民族资本主义出现在 19 世纪 70 年代，其发展曲折，大都集中于轻工业，不能形成独立的工业体系。民族资本主义机构采用了大机器生产和较科学的管理制度，尽力摆脱封建主义与帝国主义的束缚，建立了许多有中国特色的机构管理制度和方法，形成了中国机构科学管理思想的萌芽。

中国大规模的现代工业在 1949 年中华人民共和国成立后发展起来，在建国后相当长的时期内，中国的现代管理思想受到了军队管理和革命根据地供应机构管理的严重影响。1953 年开始，我国进入了大规模的、有计划的社会主义经济建设时期。这个时期的机构管理主要是全面学习前苏联的经验，在国营机构中，普遍实行计划管理，建立了生产责任制度，维持了正常的生产秩序，建立了技术工作的秩序；建立了按劳分配的等级工资制度，健全了机构的管理机构。

1976 年 10 月，十年动乱结束，我国进入了一个新的历史发展时期，工农业生产得到了较快的恢复，特别是 1978 年之后，开始将党和国家的工作重点转移到社会主义经济建设上来。具体来说，我国机构管理的改革可以分为以下几个阶段：第一阶段（1978—1986 年），以扩大机构自主权、推行经济责任制和利改税为主要内容；第二阶段为 1987 年到 1991 年，以推行各种经营责任制，实行所有权和经营权分离为主要内容；1992 年至今为第三阶段，以理顺产权关系转换机构经营机制和建立现代机构制度为主要内容。

2007 年 10 月召开了中国共产党第十七次代表大会，全面系统地总结了过去 30 年改革开放的经验，充分肯定了改革开放促进我国经济快速发展的伟大成就，同时提出了加快经济发展方式转变，推动产业结构优化升级的战略任务，指出要坚持走中国特色新型工业化道路，坚持扩大国内需求特别是消费需求的方针，促进经济增长由主要依靠投资、出口拉动向依靠第一、第二、第三产业系统带动转变，又主要依靠增加物质资源消耗向主要依靠科技进步、劳动者素质提高、管理创新转变。发展现代产业体系，大力推进信息化与工业化融合，促进工业由大变强，振兴装备制造业，淘汰落后生产能力；提升高新技术产业，发展信息、生物、新材料、航空航天、海洋等产业；发展现代服务业，提高服务业比重和水平；加强基础产业基础设施建设，加快发展现代能源产业和综合运输体系。确保生产质量和安全。鼓励发展具有国际竞争力的大机构集团。改革开放三十多年以来的实践和未来的战略任务都说明中国现代管理思想已经发生了深刻的转变，并且在今后很长时期内仍将继续这种转变趋势。

由国内管理向国际化管理转变，管理的国际化必须与管理的本土化相结合，转变成适合自己的独特模式；由科学管理向信息化管理转变，管理信息化在全国的普及需要一个较长的时间和过程，但是趋势确定无疑；由首长管理向人性化管理转变，在具体的管理工作中要尊重劳动、尊重人才、尊重知识、尊重创造，重视人力资源、人力资本的培养和使用；由政府管理向民营化管理的转变；由封闭式实体管理向开放式虚拟管理转变。

二、西方古代主要的管理思想

管理活动是一种历史范畴，与一定历史条件下人类的生产实践相联系。因此，管理思想与理论的形成和发展与时代特征密切相关。在公元前 2000 年左右，古巴比伦国王汉莫拉比颁布的汉莫拉比法典，其中对人的活动做了很多的管理规定，如百姓应遵循的行为规范、货物贸易应遵守的基本程序、臣民之间的隶属关系等，这些都属于古代管理思想的范畴。根据信息流行方式、人和物的流动方式、生产方式和国际政治经济关系，把工业化开始迄今分为工业化初期、工业化中期、工业化后期、后工业化时期（新经济初期）四个历史时代。

西方文化起源于希腊、罗马、埃及、巴比伦等文明古国，这些文明古国在文化、艺术、哲学、数学、物理学、天文学、建筑等方面都对人类做出了辉煌的贡献，在国家管理、生产管理、军事、法律等方面也都曾有过许多光辉的实践。公元 3 世纪后，在基督教圣经中所包含的伦理观念和管理思想，对以后西方封建社会的管理实践起着指导性的作用。随着资本主义的发展和工厂制度的形成，旧的基督教教义与资本主义精神发生了冲突，于是产生了基督教新教的兴起，经商和管理日益得到社会的重视，有愈来愈多的人来研究社会实践中的经济与管理问题，其中，最早对经济管理思想进行系统论述的学者，是英国经济学家亚当·斯密，出版了《国民财富论》书，系统地阐述了劳动价值论及劳动分工论。另外，在他之后，英国的查理·巴贝奇，发展了亚当·斯密的观点，提出了许多关于生产组织机构和经济学方面的带有启发性的问题。另外还有英国的空想社会主义思想家罗伯特·欧文，他经过一系列的试验，首先提出了在工厂生产中要重视人的因素，要缩短工人的工作时间，提高工资，改善工人住宅，他的改革实验证实，重视人的作用和尊重人的地位，也可以使工厂获得更多的利润。上述管理思想都是随着生产力的发展向前发展，适应了当时的工厂制度发展的需要而产生。这些管理思想虽然都表示很系统、全面，没有形成专门的管理理论和学派，但是对于促进生产及以后科学管理理论产生和发展有积极的影响。

第二节　古典管理理论

19 世纪末 20 世纪初，管理科学成为一门独立学科之后，管理学的发展经历了三个阶段：古典管理理论阶段、新古典管理理论阶段和现代管理学派和理论阶段。早期管理思想实际上是管理理论的萌芽，管理理论比较系统的建立是 19 世纪末 20 世纪初。这个阶段所形成的管理理论成为古典管理理论或科学管理理论，其代表性的理论有泰勒的"科学管理"理论，法约尔的"管理过程"理论以及韦伯的"行政组织体系"理论等。

一、泰勒的科学管理理论的基本内容

（一）泰勒科学管理理论的基本内容

科学管理理论的创始人是美国的管理学家弗雷德里克·泰勒（Frederick W. Taylor），1856年泰勒出身于美国费城的一个富有的律师家庭，中学毕业后考入哈佛大学法律系，由于眼疾无法继续深造而被迫辍学。他从18岁开始从一名学徒工，在技术水平、管理能力上得到锻炼，后来被提拔为小组长、工长、中层管理人员，最后到总工程师，泰勒的经历使他对生产现场很熟悉，对基层生产很了解。他认为单凭经验进行管理的方法不科学，必须加以改变，于是泰勒从1898年起，着手进行了一系列著名的科学试验，开始研究科学管理思想，具体试验的内容包括：

1．搬运铁块试验 钢铁厂的生铁块由75名装卸工负责将其装运到货车车厢，搬运距离为30米。由于工作效率不高，每人每天平均只能搬运12.5吨。泰勒通过观察分析，挑选了一名工人进行试验。通过改进操作方法和作息时间，使班组每人每天的劳动量提高了3倍，工人的工资也由当时每天的1.15美元提高到了1.85美元。

2．铁锹试验 泰勒对伯利恒钢铁厂堆料场工人使用的铁锹进行了系统研究，并重新进行了设计，使每种铁锹承担的重量都能达到21磅左右。同时训练工人使用新的操作方法，结果使堆料场的劳动力从400～600人减少到了140人，平均每人每天的工作量从16吨提高到59吨，每个工人的工资也由每日1.15美元增至1.88美元。

3．金属切削试验 泰勒从米德瓦尔工厂工作开始，先后对金属切削进行了长达26年之久的各种试验，试验次数共达3万次以上，耗费80万磅钢材，耗资15万美元，试验结果发明了能大大提高金属切削加工产量的高速钢，并且取到了各种车场适当转速和进刀量的完整资料。

1903年，泰勒开始把自己的实践经验和研究成果上升到理论高度，其代表作是1911年出版的《科学管理原理》，其主要内容有：①操作方法标准化，即动作研究——通过分析研究工人的操作程序，选用最合适的劳动工具，省去多余的不合理操作动作，制订出各种工作的标准操作方法；②时间研究，即通过对工作工时消耗的研究，规定完成各项操作的标准时间制订出劳动的时间定额；③实行有差别的计件工资制，按照工人在工作中的实际表现来支付工资，对于按照标准做法在规定时间定额内完成工作任务的工人，以较高的工资率计发工资，而未完成者则以较低的工资率计发工资；④按标准操作方法对工人进行培训，运用科学的手段挑选和系统培训工人，使他们掌握和合理运用操作方法和工具，成为一流的工人；⑤技术职能和执行职能的分离，将管理工作进一步细化，所有的管理者只承担一种职能，而工人只负责具体作业，管理者和劳动者分工合作各负其责。科学管理的根本目的是谋求最高工作效率。泰勒认为，最高的工作效率是工场主和工人共同达到富裕的基础，它能使较高的工资与较低的劳动成本统一起来，从而使工厂主得到较多的利润，使工人得到较高的工资。所以，提高生产效率是科学管理理论的基本出发点，是科学管理原理和方法的基础。泰勒认为管理是一门科学，达到最高工作效率的重要手段，就是使用科学管理方法代替旧的经验管理。泰勒在管理实践中，建立各种明确的规定、条例、标准，使一切科学化、制度化，是提高管理效能的关键。实施科学管理的核心问题，是要求管理人员和工人双方在精神上和思想上来一个彻底变革。泰勒强调指出，科学管理是一场重大的精神变革。他要求工厂的工人树立对工作、对同伴、对雇主负责任的观念，同时也要求管理人员改变对一切日常问题的态度，增强责任观念。科学管理理论的基本组成部分现在看来似乎是非常平常的早已为人们所熟悉的常识，在当时却是重大的变革。实践证明，这种改革收到了很好的效果，生产效率得到了普遍的提高，出现了高效率、低成本、高工资、高利润的新局面。

（三）泰勒科学管理理论的主要贡献

泰勒的理论是管理工作的一场革命，对当时机构管理走向科学化的道路起到了重要作用。他所推行的一套制度和方法被称为"泰勒制"。泰勒本身也被奉为科学管理理论之父。

他冲破了百多年沿袭下来的传统落后的经验管理方法，将科学引进了管理领域，并且创立了一套具体的科学管理方法来代替单凭个人经验进行作业和管理的旧方法，这是管理理论上的创新，也是管理实践开辟了新局面。由于采用了科学的管理方法和科学的操作程序，使生产效率提高了两三倍，推动了生产的发展，适应了资本主义经济在这个时期发展的需要。由于管理职能与执行职能的分离，机构中开始有一些人专门从事管理工作。这就使管理理论的创立和发展有了实践基础。但是，泰勒的科学管理思想也存在局限性。泰勒把工人看成是会说话的机器，只能按照管理人员的决定、指示、命令进行劳动，在体力和技能上受最大限度的压榨。泰勒的标准作业方法、标准作业时间、标准工作量都是以身体最强壮、技术最熟练的工人进行最紧张的劳动时所测定的时间定额压榨工人血汗的手段。他把人看作是纯粹的经济人，认为人的活动仅出于个人的经济动机，忽视机构成员之间交往及工人的感情、态度等社会因素对生产效率的影响。泰勒认为，工人的集体行为会降低生产效率，只有使每个工人个别化才能达到最高效率。

泰勒制是适应历史发展的需要而产生，同时也受到历史条件和倡导者个人经历的限制。当时，要增加机构的利润，关键是提高工人的劳动效率。泰勒本人长时间从事现场的生产和管理工作，故泰勒的一系列主张，主要是解决工人的操作问题，生产现场的监督和控制问题，管理的范围比较小，管理的内容也比较窄。机构的供应、财务、销售、人事等方面的活动，基本没有涉及。

（四）科学管理理论在护理管理中的应用

护理管理者运用科学管理理论的观点，在长期的护理工作中，为了提高护理服务工作效率，节约护理人力，逐步形成了工作内容分工为基础的功能制护理模式，按照护理工作内容分配护理人员工作，发挥每位护士的特长，分工明确，工作效率大大提高。同时，在护理服务中护理管理者制订护理技术的操作标准和规范，并对护理人员进行操作培训和监督，也通过提高护理人员护理技术操作的标准化，提高护理工作效率。

二、法约尔的管理过程理论

泰勒制在科学管理中的局限性，主要是由法国的亨利·法约尔加以补充。德国的马克斯·韦伯等也为此做出过重要贡献。他们的工作奠定了古典组织理论的基础。亨利·法约尔（H. Fayol）1841 年出身于法国的富裕家庭，受过良好的教育，法国的亨利·法约尔和泰勒虽是同时代人，但个人经历不同。法约尔一生从事高级的管理工作，在管理过程理论的研究方面有重要贡献，后人称为"管理过程理论之父"。

（一）管理过程理论的主要内容

继泰勒制之后所形成的组织理论，所研究的中心问题是组织结构和管理原理的合理化，管理人员职责分工和合理化。法约尔曾在较长时间内担任法国一个大煤矿机构的领导工作和总经理职务，积累了中高层管理的经验。与此同时，他还在法国军事大学任过管理教授，对社会上其他行业的管理进行过广泛的调查。在他退休后，还创办了管理研究所。他的管理理论发表在 1916 年法国工业协会的刊物上。他的代表作为 1925 年出版的《工业管理与一般管理》。

法约尔认为，要经营好一个机构，不仅要改善生产现场的管理，而且应当注意改善有关机构经营的六个方面的职能，即技术职能（具体包括生产制造），经营职能（具体包括采购销售与交换），财务职能（具体包括资金的筹措、运用与控制），安全职能（具体包括设备维修和人员、货物的安全），会计职能（具体包括成本核算、统计与盘点），管理职能。其中，管理职能最为重要，具体包括计划、组织、指挥、协调和控制，计划就是探索未来和制订行动方案；组织就是建立机构的物质和社会的双重结构；指挥就是使其人员发挥作用；协调就是连接、联合、调和所有的活动和力量；控制就是注意一切是否按已制订的规章和下达的命令进行工作。法约尔不但阐述了管理各项职能的作用和相互管理，而且还特别强调了管理的五项职能是组织的管理者和全体成员共同的职责。法约尔对管理职能的研究为管理学体系的形成打下了重要的基础。其中，管理的五项职能，是其管理过程理论的基础。

另外，法约尔还提出了管理者解决问题时应遵循的十四条原则，具体包括：

1. **劳动分工** 劳动专业化分工可以提高效率，这种分工同时适用于技术工作和管理工作，专业化分工要适度，并非越细越好。

2. **权力与责任** 所谓权力就是指挥他人的"权"和要求别人服从"力"。法约尔将管理人员的权力分为职位权力和个人权力。职位权力由上级组织赋予，而个人权力则是由个人的智慧、知识、品德和能力等个性因素所组成，一个优秀的管理者，必须要以个人权力补充职位权力，才能更有效地工作。

3. **纪律** 强调纪律对实现组织目标的重要性，他认为，严明的纪律是任何组织都不可缺少的要素。因此，高层领导者应和下属一样，必须接受纪律的约束。

4. **统一指挥** 统一指挥就是无论什么行动，每个职工只应接受一个领导人的命令，这是一条普遍和永恒的原则。破坏了统一指挥原则，组织将会出现混乱和一事无成。

5. **统一领导** 对于同一目标的全部活动，只应有一个领导者和一项计划，只有这样，资源的应用与协调才能指向实现同一目标。

6. **个人利益服从集体利益** 个人利益不能置于整体利益之上，但应注意集体目标应包含员工的个人目标。

7. **合理的报酬** 法约尔指出报酬制度应当公平，与工作成绩和绩效挂钩。

8. **适度的集权和分权** 组织的集权程度是由管理层和员工的素质以及机构所处的环境和条件所决定。因此，领导者要根据本组织的实际情况，适时改变集权与分权的程度。

9. **跳板原则** 打破各种沟通都要按照组织的等级和层次逐级进行的常规，允许部门之间进行相应的信息交流和沟通，由此减少"文件旅行"，提高组织工作效率。

10. **秩序** 要求组织的每一要素（包括人、财、物等）都应在它应有的位置上，即凡事各就各位。

11. **公平** 在如何对待下属人员的问题上，领导者要特别注意他们要求平等和公平的愿望，既要使这种愿望得到满足，同时又不忽视和违反组织的总体利益。

12. **人员的稳定** 人员不必要的流动是机构管理不善的结果。任何组织都应鼓励职工从事长期的服务并且不断地补充新的员工。

13. **首创精神** 管理人员不仅要自己有首创精神，而且还要尽可能地鼓励和发展职工的首创精神。

14. **团结** 法约尔指出，一个机构内集体精神的强弱取决于机构内部职工之间的和谐和团结，团结是组织发展的重要力量。

（二）法约尔管理过程理论的主要贡献

法约尔的贡献是在管理的范畴、管理的组织理论、管理的原则方面提出了崭新的观点，为以后管理理论的发展奠定了基础。在此之后，德国的社会学家马克斯·韦伯、美国的机构家詹姆斯·穆尼以及英国的林德尔·厄威克在组织体系及组织原则方面又提出了若干新的理论。

（三）管理过程理论在护理管理中的应用

根据管理过程学派理论的主要观点，强调护理管理者必须承担管理活动中的计划、组织、协调和控制等各种事宜，同时，在医院设立的正式护理管理组织系统中，应明确不同层级管理者各自的主要职责、权利与职责对等，分工与责权利相结合；此外，管理活动中护理管理者还应该注意要有统一的领导、统一的指挥、严明的纪律、奖惩分明、个人利益服从集体利益等，才能达到良好的管理效果。

三、韦伯的行政组织理论

马克斯·韦伯（Max Weber）是德国著名的管理学者，他在管理理论上的重要贡献是提出了理想的"行政组织机构模式"，是古典的组织理论的重要代表人物。

（一）韦伯的行政组织理论的主要内容

韦伯认为，合理的组织结构应是层峰结构，并具有以下特点——明确的分工，即人员按职业专业化进行分工；由上而下的等级系统，组织内的各种职位，按照等级的原则进行安排；人员的任用，按照职务本身的要求，通过考试和必要的培训进行任命；管理人员的专职化，即向管理人员支付固定的薪金和明文规定的升迁制度，成为名副其实的职业管理人员，遵守规则和纪律，组织中人员的关系完全以理性准则为指导，这种关系不受任何个人感情的影响。总之，韦伯认为高度集中的、正式的、非人格化的理想的行政组织体系是达成组织目标、提高组织绩效的有效形式，适用于一切组织，韦伯的这一理论也是对泰勒、法约尔理论的一种重要补充，是古典管理理论的重要组成部分，他被后人尊称为"组织管理理论之父"。

（二）韦伯的行政组织理论的主要贡献

韦伯之前组织管理凭借个人力量协调组织状况，韦伯界定了权力和个人的关系，组织管理在分权体系下，使得个人能够借助组织管理发挥最大绩效。韦伯对行政组织模式的阐述，指明了制度化的组织准则，是该理论在管理思想上的最大贡献。行政组织理论以科学、确定、法定的制度规范，作为组织协作行为的基本约束机制，依靠外在合理合法的理性权威实施管理，合法权利是有效维系组织和确保目标实现的基础。韦伯的思想指出行政组织的基本特征，提供了社会发展高效、理性的管理体制。韦伯行政组织理论的另一个创新之处在于挖掘出官僚体制的连续性、纪律性、验证性和可靠性的特征。韦伯的行政管理理论经过时间的验证，成为现代管理体制的基础，也奠定了其在古典组织理论中不可动摇的地位。

（三）行政组织理论在护理管理学中的应用

结合行政组织理论，在临床护理管理中，根据医院的规模，要建立不同层级的护理管理组织结构，三级医院多采用护理部主任、科护士长、护士长的三级管理，二级医院多采用总护士长、护士长的二级管理，不同的管理层级结构中，每一层次分工明确，职责与权力对应，形成自上而下的护理管理等级系统。在这个护理管理的等级系统中，涉及护理人员任用、晋升、薪酬和培训等各方面的管理，同时组织中还要制订明文惩处规定和执行的程序，做到奖罚分明；晋升中除了考虑学历、经历，还要参考护士的工作表现和奖惩记录等，使得在这样的正式组织中护士个人才能借助组织的管理，实现和发挥个人和组织的最大绩效。

第三节　行为科学理论

第二次世界大战前后，特别是1950年代至1970年代，世界的经济、政治发生了极大地变化。同时，职工队伍的结构、文化程度都有了变化。科学技术的发展，生产过程的机械化、自动化程度的提高，管理工作的细化使技术人员、管理人员在职工中的比重增加，而操作工人的比重相对下降，另外一个明显的变化是职工队伍的文化水平普遍提高。随着古典管理理论在实践中的应用，逐渐暴露出各种缺陷，尤其是忽视人的因素，忽视社会、心理因素对管理组织中人的影响等，制约了管理的发展。现代社会对机构管理提出了新的要求：突出机构经营决策问题，仅仅着眼于机构生产效率提升的科学管理理论显然已经不能满足客观经济发展的要求。经营规模的扩大、生产技术的迅速发展，生产过程的高度复杂化以及需要迅速、及时地进行战略决策，要求管理工具也要现代化，以便迅速、准确地提供管理信息，及时、正确地进行决策，要求管理理论和经营方法能充分调动人的积极性。这一阶段，不少管理学家和机构家从事现代管理理论的研究，他们思想非常活跃，研究侧重点也互不相同，呈现出管理学派林立的局面。以梅奥及其霍桑试验为代表的人际关系学说于 20 世纪 20—30 年代初问世，开创了行为科学理论的形成与发展，管理理论进入了行为科学理论阶段。

一、梅奥的人际关系学说

随着古典管理理论在实践中的应用，逐渐暴露出来了他的各种缺陷，尤其是忽视人的因素、社会心理因素对于管理效率的影响，制约了管理的发展。以梅奥及其霍桑试验为代表的人际关系学说的出现，标志着管理理论进入了行为科学理论阶段。

（一）人际关系学说的主要观点

梅奥（G. E. Mayo）是原籍澳大利亚的美国行为科学家。1924—1932 年，美国国家研究委员会和西方电气机构合作，由梅奥负责进行了著名的霍桑试验，即在西方电器机构所属的霍桑工厂为了测定各种有关要素对生产效率的影响程度而进行的一系列试验，试验分为四个阶段，分别为照明试验、福利试验（继电器装配室试验），访谈试验（大规模的访问与调查）和群体试验（接线板接线工作室试验）。霍桑试验的目的是要找出工作条件对生产效率的影响，以寻求提高劳动生产率的途径。试验首先从变换工作现场的照明强度着手。研究人员将参加试验的工人分为两组，一组为试验组，一组为控制组。控制组一直在平常的照明强度下工作，而对试验组则给予不同的照明强度。当试验组的照明强度逐渐增大时，试验组的生产增长比例与控制组大致相同；当试验组的照明强度逐渐降低时，试验组的产量才明显下降。试验表明，照明度的一般改变，不是影响生产率的决定因素。后来又继续进行改变其他条件的试验，第二次试验是在电话继电器装配实验室分别按照不同工作条件进行实验。实验开始后，先是逐步增加休息次数，延长休息时间，缩短每日工作时间，供应茶点，实行五日工作制等；接着，又逐步取消这些待遇，恢复原来的工作条件，结果发现，不论工作条件如何变化，生产量都是增加的，而且工人的劳动热情还有所提高，缺勤率减少了 80%。后来又选择了工资支付方式作为试验内容，即将整体奖励制度改为个人奖励制度。试验结果又发现了工资支付方式的改变也不能明显影响工人的工作效率。研究小组认为，可能是出于工人对试验的关心和兴趣提升了产量，工人们则认为，生产上升的原因是因为没有工头的监督，工人可以自由地工作。试验中比较尊重工人，试验计划的制订，工作条件的变化事先都倾听过工人的意见，因而工人与研究小组的人员建立了良好的感情。工人之间由于增加了接触，也滋生了一种团结互助的感情。在试验的过程中，研究小组的人员感到工人中似乎存在一种非正式组织。为此，又对 14 名男工的生产小组进行了观察试验，这个小组是根据集体产量计算工资，根据组内人员的情况，完全有可能超过他们原来实际的产量，可是进行了 5 个月的统计，小组产量总是维持在一定的水平上。经过观察，发现组内存在着一种默契，往往不到下班，大家已经停下，当有人超过日产量时，旁人就会暗示他停止工作放慢工作速度。大家都按照这个集体的平均标准进行工作，谁也不做超额生产的拔尖人物，谁也不偷懒。他们当中，还存在着自然领袖人物。这就证实了非正式组织的存在，而这个组织对工人的行为有着约束力，甚至超过了经济上的刺激。在进行试验的同时，研究小组还广泛同工人进行了交谈，以了解工人对工作和工作环境、监工和机构当局的看法，以及持有这种看法对生产的影响。他们前后共与两万多名在职工进行了交谈，取得了大量的材料。

通过四个阶段的霍桑试验，梅奥等人意识到，人们的生产效率不仅受到生理方面、物理方面等因素的影响，更重要的是受社会环境、社会心理等方面的影响。这个结论对与科学管理理论中忽视人的心理因素和社会因素对工作效率影响的观点是极大的补充和进步。

根据霍桑试验，梅奥于1933年出版了《工业文明中人的问题》一书，提出了与古典管理理论不同的新观点，主要归纳为：①工人是社会人，而不是单纯追求金钱收入的经济人。作为复杂社会系统的成员，金钱并非是刺激积极性的唯一动力，他们还有社会、心理等方面的需求，因此社会和心理因素等方面所形成的动力，对效率有更大的影响；②机构中除了正式组织之外，还存在着非正式组织。这种无形组织有它特殊的规范，影响左右着成员的行为，对生产效率的提高有很大的影响；③新型的领导在于通过职工满足度来提高工人的士气，从而达到提高效率的目的。梅奥等人的人际关系学说的问世，开辟了管理和管理理论的一个新领域，并且弥补了古典管理理论的不足，为以后行为科学的发展奠定了基础。

（二）人际关系学说的主要贡献

人际关系学说是现代行为科学的基础。人际关系学说修正了古典管理理论的缺陷，开辟了管理理论研究的新领域，为现代行为科学奠定了基础。霍桑试验中发现了霍桑效应，霍桑效应提示管理者善意的谎言和夸奖可以造就一个人，应重视员工受到额外关注而引起绩效或努力上升的现象，选择适当的管理方法和手段。

人际关系学说认为，人才是组织发展的原动力。梅奥用实证方法揭示了作为管理主体和客体的人在组织中的重要地位和作用，指出了人的需要、思想感情、行为方式等对于提高生产效率的重要作用，为管理学的研究拓展了新领域，也为行为科学学科的形成奠定了坚实的理论基础。有效沟通是管理的重要方法。在霍桑试验的访谈试验中，梅奥发现有效沟通不仅有助于营造和谐的工作气氛，还可以提高员工的满意度，使其努力地为实现组织目标而努力。

组织文化是组织发展的重要因素。梅奥人际关系理论的重要贡献是发现了非正式组织，管理者应重视非正式组织对员工的影响，只有个人和组织利益均衡时，才能最大限度地发挥个人的潜能。培养共同的价值观，创造积极向上的组织文化是协调好组织内部各利益群体关系，发挥组织协同效应和增加组织凝聚力最有效的途径。

（三）人际关系学说在护理管理学中的应用

泰勒的科学管理理论把人看作活的机器、机器的附件、经济人等，而行为科学认为人不但是经济人，还是社会人，即影响工人生产效率的因素除了物质条件外，还有人的工作情绪。人的工作情绪又受人所在的社会及本人心理因素的影响。行为科学是一门研究人类行为规律的科学，试图通过掌握人们行为的规律，找出对待工人、职员的新手法和提高工效的新途径。梅奥人际关系理论对护理管理者的启示是多方面的，霍桑效应提示在护理管理中，可以通过试点、总结经验再进一步推广的模式，是护理管理中的创新或改革工作得以顺利推进的重要手段。重视医院护理组织中的各种非正式组织的存在，采用积极引导的方式；还要重视护士的作用，采取积极措施调动护士的积极性和主动性，高效地完成组织目标；同时护理管理者要重视护理组织文化建设，协调好护理组织内部各方面的利益和关系，发挥组织内部的协同作用，激发护理人员强大的凝聚力，确保组织目标更好地实现。

二、麦格雷戈的人性管理理论

X理论和Y理论是管理学中关于人们工作原动力的理论，由美国心理学家道格拉斯·麦格雷戈（Douglas McGregor）1960年在其所著《机构中人的方面》一书中提出来。这是一对完全基于两种完全相反假设的理论，X理论认为人们有消极的工作原动力，而Y理论则认为人们有积极的工作原动力。

（一）人性管理理论的主要观点

X 理论是麦格雷戈对把人的工作动机视为获得经济报酬的"经济人"的人性假设理论的命名。主要观点是：①人类本性懒惰，厌恶工作，尽可能逃避；②绝大多数人没有雄心壮志，怕负责任，宁可被领导骂；③多数人必须用强制办法乃至惩罚、威胁，使他为达到组织目标而努力；④激励只在生理和安全需要层次上起作用；⑤绝大多数人只有极少的创造力。因此机构管理的唯一激励办法，就是以经济报酬来激励生产，只要增加金钱奖励，便能取得更高的产量。所以这种理论特别重视满足职工生理及安全的需要，同时也很重视惩罚，认为惩罚是最有效的管理工具。

麦格雷戈以批评的态度对待 X 理论，指出传统的管理理论脱离现代化的政治、社会与经济来看人，是极为片面的。这种软硬兼施的管理办法，其后果是导致职工的敌视与反抗。他针对 X 理论的错误假设，提出了相反的 Y 理论。Y 理论指将个人目标与组织目标融合的观点，与 X 理论相对立。Y 理论的主要观点是：①一般人本性不是厌恶工作，如果给予适当机会，人们喜欢工作，并渴望发挥其才能；②多数人愿意对工作负责，寻求发挥能力的机会；③能力的限制和惩罚不是使人去为组织目标而努力的唯一办法；④激励在需要的各个层次上都起作用；⑤想象力和创造力是人类广泛具有的。因此激励的办法是扩大工作范围；尽可能把职工工作安排得富有意义，并具挑战性；工作之后引起自豪，满足其自尊和自我实现的需要；使职工达到自我激励。

（二）人性管理理论的主要贡献

X 理论把人的行为视为机器，需要外力作用才能产生，Y 理论把人视为一个有机的系统，其行为不但受外力影响，而且也受内力影响。在选择管理方式时，需要了解员工所处的人性假说。麦格雷戈的人性管理理论阐述了人性假设与管理理论的内在关系，将管理理论的运用和实践以人性假设的变化作为前提，为现代管理理论的发展奠定了基础。

（三）人性管理理论在护理学中的应用

护理管理的本质在于通过对护士人性的正确认识而采取适宜的组织行为，以提高护理组织绩效。护士是构成护理组织的核心要素，是影响组织绩效的决定性因素。护士的行为依存于其选择、动机、价值观、态度、效用评价、行为准则、理想等，要了解护理组织中护士的行为，需要对管理活动中护士的观念和需要进行深入细致的分析。人性管理理论成为护理管理绩效的人性论基础，不同人性假设对提高管理绩效具有不同意义。X 理论强调员工对待工作是消极的，而 Y 理论认为员工是积极对待工作的，Y 理论的假设更实际、更有效，建议组织员工参与决策，为员工提供富有挑战性和责任感的工作，建立良好的群体关系，有助于组织目标的实现。因此，护理管理者应掌握和了解人性假设对提高管理绩效的意义，结合护士不同的人性特点，采取有针对性的激励手段，从而调动护士的工作积极性、能动性和创造性，提高护理组织绩效。

第四节 现代管理理论

现代管理学派和理论包括两个时期，第一个时期是 20 世纪 60 年代出现的管理理论丛林阶段；第二个时期是 20 世纪 80 年代后针对知识经济和创新管理的知识管理阶段。

一、代表性的管理学派

（一）管理过程学派

管理过程学派，又叫管理职能学派、经营管理学派。当代管理理论的主要流派之一，主要致力于研究和说明"管理人员做些什么和如何做好这些工作",侧重说明管理工作实务。管理过程学派的开创者是法约尔,当代最著名的代表人物是哈罗德·孔茨。管理过程学派的研究对象就是管理的过程和职能。他们认为,管理就是在组织中通过别人或同别人一起完成工作的过程。

哈罗德·孔茨把管理过程揭示为通过别人使事情做成的各项职能,管理的各项职能划分为计划、组织、人事、指挥和控制五项。管理过程学派的主要特点是将管理理论同管理人员所执行的管理职能,也就是管理人员所从事的工作联系起来。管理过程学派认为,无论组织的性质多么不同(如经济组织、政府组织、宗教组织和军事组织等),组织所处的环境有多么不同,管理人员所从事的管理职能却是相同的,管理活动的过程就是管理职能逐步展开和实现的过程。因此,管理过程学派把管理的职能作为研究的对象,他们先把管理的工作划分为若干职能,然后对这些职能进行研究,阐明每项职能的性质、特点和重要性,论述实现这些职能的原则和方法。管理过程学派认为,应用这种方法就可以把管理工作的主要方面加以理论概括并有助于建立起系统的管理理论,用以指导管理的实践。管理过程学派相对于其他学派而言是最为系统的学派。首先从确定管理人员的管理职能入手,将管理职能作为理论的核心结构。该学派对后世影响很大,许多管理学原理教科书都按照管理职能来撰写。管理过程学派确定的管理职能和管理原则,为管理人员的培训提供了基础。把管理的任务和非管理的任务(如财务、生产以及市场交易)加以明显地区分,能使经理集中于经理人员的基本工作上。管理过程学派认为,管理存在着可以运用科学方法发现的原则。

(二)决策理论学派

决策理论学派是在第二次世界大战之后发展起来的一门新兴的管理学派。决策理论学派是以社会系统论为基础,吸收了行为科学、系统论的观点,运用电子计算机技术和统筹学的方法而发展起来的一种理论。

决策理论学派第二次世界大战后,随着现代生产和科学技术的高度分化与高度综合,机构的规模越来越大,特别是跨国机构不断地发展,这种机构不仅经济规模庞大,而且管理十分复杂。同时,这些大机构的经营活动范围超越了国界,使机构的外部环境发生了很大的变化,面临着更加动荡不安和难以预料的政治、经济、文化和社会环境。在这种情况下,对机构整体的活动进行统一管理就显得格外重要了。决策理论学派的主要代表人物是曾获 1978 年度诺贝尔经济学奖的赫伯特·西蒙。西蒙虽然是决策学派的代表人物,但他的许多思想是从巴纳德中吸取来的,他发展了巴纳德的社会系统学派,并提出了决策理论,建立了决策理论学派,形成了一门有关决策过程、准则、类型及方法的较完整的理论体系,主要著作有《管理行为》《组织》《管理决策的新科学》等。西蒙指出组织中经理人员的重要职能就是做决策。他认为,任何作业开始之前都要先做决策,制订计划就是决策,组织、领导和控制也都离不开决策。西蒙对决策的程序、准则、程序化决策和非程序化决策的异同及其决策技术等做了分析。西蒙提出决策过程包括 4 个阶段:搜集情况阶段,拟定计划阶段,选定计划阶段,评价计划阶段。这四个阶段中的每一个阶段本身就是一个复杂的决策过程。在决策标准上,用"令人满意"的准则代替"最优化"准则。以往的管理学家往往把人看成是以"绝对的理性"为指导,按最优化准则行动的理性人。西蒙认为事实上这是做不到的,应该用"管理人"假设代替"理性人"假设,"管理人"不考虑一切可能的复杂情况,只考虑与问题有关的情况,采用"令人满意"的决策准则,从而可以做出令人满意的决策。一个组织的决策根据其活动是否反复出现可分为程序化决策和非程序决策。经常性的活动的决策应程序化以降低决策过程的成本,只有非经常性的活动,才需要进行非程序化的决策。

(三)经验主义学派

最早提出这一见解的是美国的彼得·德鲁克等人。他们认为应该从机构管理的实际出发,以大机构的管理经验为主要研究对象，通过研究各种各样的成功和失败的管理案例来了解管理，强调用比较的方法来研究和概括管理经验，对实践经验的高度总结是经验主义学派的主要特点。但是由于经验主义学派主张通过分析经验（通常是一些案例）研究管理问题，过度强调经验，无法形成有效的原则和原理以及统一的管理学理论。

（四）社会系统学派

美国的切斯特·巴纳德是这一学派的创始人。该学派是从社会科学的角度来分析各类组织，特点是将组织看作是一种社会系统，是一种人的相互关系的协作体系，是社会大系统中的一部分，受到社会环境各方面因素的影响。社会系统理论学派的主要内容包括组织是一个协作系统；任何组织都包括协作意愿、共同目标、信息沟通三个基本因素；管理者的权威需要从系统中来，而不是管理者自封的。要解决管理问题只分析社会协作系统是不够的，还必须研究技术系统对社会的影响，以及对个人的心理影响。他们认为管理的绩效，以至于组织的绩效，不仅取决于人们的行为态度及其相互影响，而且也取决于人们工作所处的技术环境。

（五）权变理论学派

权变理论是指 20 世纪 60 年代末 70 年代初在经验主义学派基础上进一步发展起来的管理理论。是西方组织管理学中以具体情况及具体对策的应变思想为基础而形成的一种管理理论。权变理论认为，每个组织的内在要素和外在环境条件都各不相同，因而在管理活动中不存在适用于任何情景的原则和方法，即：在管理实践中要根据组织所处的环境和内部条件的发展变化随机应变，没有什么一成不变的、普适的管理方法。成功管理的关键在于对组织内外状况的充分了解和有效的应变策略。权变理论的理论核心就是通过组织的各子系统内部和各子系统之间的相互联系，以及组织和它所处的环境之间的联系，来确定各种变数的关系类型和结构类型。它强调在管理中要根据组织所处的内外部条件随机应变，针对不同的具体条件寻求不同的最合适的管理模式、方案或方法。权变理论指出，组织是一个开放系统，应当进行"有机"管理，以便满足和平衡内部需要并适应环境状况；在不确定和动荡环境中运营的组织需要有更高程度的内部差异性，同时组织需要适当整合，将这些差异部门维系起来。权变理论的核心是使组织适应环境，即当环境复杂、市场进一步细分，机构需要专业的团队深入触及新的业务领域，以掌握市场动态、发现需求、开发提供新的合适的服务。

（六）管理科学学派

管理科学学派，也称计量管理学派、数量学派。该学派正式成立始于 1939 年由美国曼切斯特大学教授布莱克特领导的运筹学小组。这个学派认为，解决复杂系统的管理决策问题，可以用电子计算机作为工具，寻求最佳计划方案，以达到机构的目标。管理科学其实就是管理中的一种数量分析方法。它主要用于解决能以数量表现的管理问题。其作用在于通过管理科学的方法，减少决策中的风险，提高决策的质量，保证投入的资源发挥最大的经济效益。由于现代科学技术的发展，一系列的科学理论和方法被引进到管理领域。管理科学的实质是泰勒的科学管理的继续与发展，力图抛弃凭经验、凭主观判断来进行管理，提倡采用科学的方法，探求最有效的工作方法或最优方案，以达到最高的工作效率，以最短的时间，最小的支出，得到最大的效果。不同的是，管理科学的研究，已经突破了操作方法、作业研究的范围，而向整个组织的所有活动方面扩展，要求进行整体性的管理。现在管理科学也有向组织更高层次发展的趋势，但目前完全采用管理科学的定量方法来解决复杂环境下的组织问题还面临着许多实际困难。

（七）系统理论学派

系统管理学派侧重以系统观点考察组织结构及管理基本职能，代表人物是美国的弗理蒙特·卡斯特（F. E. Kast）、罗森茨威克（J. E. Rosenzweig）。系统理论学派认为，以往的管理理论都只侧重于管理的某一个方面，它们或者侧重于生产技术过程的管理，或者侧重于人际关系，或者侧重一般的组织结构问题，系统理论学派的产生就是为了解决组织整体的效率问题。一般系统论认为，系统是由相互联系、相互作用的若干要素结合而成的、具有特定功能的有机整体。组织是一个由许多子系统组成的，组织作为一个开放的社会技术系统，是由 5 个不同的分系统构成的整体，这五个分系统包括：目标与价值分系统、技术分系统、社会心理分系统、组织结构分系统、管理分系统。这五个分系统之间既相互独立又相互作用，不可分割，从而构成一个整体。

（八）人际关系行为学派

人际关系行为学派的学者大多数都受过心理学方面的训练，他们注重个人、注重人的行为和动机，把行为的动机看成是一种社会心理学现象。不少人着重研究行为和动机之间的关系，以及有关的激励和领导问题。如马斯洛的需求层次论，赫兹伯格的双因素理论，布莱克和穆顿的管理方格理论等。

二、管理理论的新进展

（一）核心能力理论

核心能力理论是 1990 年 C. K. Prahalad 和 Gary Hamel 在 1990 年发表的在《哈佛商业评论》中的"机构的核心能力"一文中首次提出，他们认为，核心能力是组织中的积累性学识，是机构与同行比较中其有独特竞争力的前提，不能够被模仿，也很难被替代，是机构通往未来市场之门的关键。核心能力理论的研究成果都一致认为，机构整体战略的重要意义首先在于其拥有的特殊资产——资源和能力。

（二）竞争合作理论

该理论的代表人物是耶鲁大学管理学教授拜瑞·内勒巴夫（Barry J. Nalebuff）和哈佛大学的机构管理学教授亚当·布兰登伯格（Adam M. Brandenburger），代表作是两位合编的著作《合作竞争》。竞争合作是一种高层次的竞争和合作，他们从机构自身发展的角度和社会资源优化配置的角度出发促使机构间的关系发生了新的调整，从单纯的对抗竞争走向一定程度的合作。

（三）团队管理理论

团队管理指在一个组织中，依成员工作性质、能力组成各种小组，参与组织各项决定和解决问题等事务，以提高组织生产力和达成组织目标。基本上小组是组织的基本单位，小组形成过程中成员能力的互补效果会更佳。

（四）情境管理理论

情境管理理论由行为学家保罗·赫塞（Paul Hersey）提出，认为管理者应该随着组织环境及个体变换而改变领导风格及管理方式。按照领导的支持性行为和指导性行为的多少，可分为四种领导风格，即知道性行为多、支持性行为少的告知型领导风格；指导性行为多、支持性行为多的推销型领导风格；支持性行为多、指导性行为少的参与型领导风格以及指导性行为少、支持性行为少的授权型领导风格。

（五）流程再造理论

流程再造由美国的 Michael Hammer 和 Jame Champy 提出，在 20 世纪 90 年代达到了全盛时期的一种管理思想。流程再造是一种机构活动，内容为从根本重新而彻底地去分析与设计机构程序，并管理相关的机构变革，以追求绩效，并使机构达到戏剧性的成长。机构再造的重点在于选定对机构经营极为重要的机构程序加以重新规划，以提高营运效果，改进机构成本、产品、服务质量和效率等。

第五节 管理的基本原理和原则

原理是指对某种客观事物的实质及其客观规律的表述。管理原理是指在管理领域内具有普遍意义的基本规律。它以大量的管理实践为基础，能够指导管理的理论研究和实践，反映管理行为具有规律性、实质性的内容。管理原理是对显示管理现象的抽象表述，是对各项管理制度和管理方法的高度综合和概括，因而对一切管理活动具有普遍的指导意义。原则一般指说话或者行事所依据的法规或者标准，不一定是普遍存在的规律，而是指在某些特定条件下处理问题的准则，原则对指导实践的作用更为具体。

管理的原理的主要特征：①客观性，管理原理是对管理的实质和客观规律的表述，违背了原理必然会遭到客观规律的惩罚，承担严重的后果；②概括性，管理原理所反映的事物很广泛，具有普遍的指导意义，是经过高度综合和概括而得出的具有普遍性和规律性的结论；③稳定性，管理原理不随着社会经济和科学技术的发展而不断变化，但也是相对稳定的、能够被人们正确认识和利用；④系统性，管理要素和对象是一个相互联系相互影响的整体，管理活动本身就是具有高度系统性的有机整体。掌握管理原理有助于提高管理工作的科学性，避免盲目性；有助于掌握管理的基本规律；有助于迅速找到解决管理问题的途径和手段。

一、管理的基本原理

（一）系统原理

系统是由相互作用、相互依赖的若干组成部分结合而成的具有特定功能的有机整体，自然界和人类社会有着各种各样的系统，如人体的消化系统、呼吸系统等；医院是一个有特定整体功能的系统，医院内护理系统是其中一个分系统，与医疗、后勤等系统之间有着密切的联系，存在着相互依存又相互制约的关系。系统的基本特征有：①整体性：每个系统都是一个相互独立的整体，是由若干子系统构成的统一体，各个要素之间相互联系、相互作用。整体性的特点要求立足全局，对各个要素进行科学组合，形成合力的结构，使各局部性能融合为全局性能从而发挥系统的最佳整体效应；②层次性：构成系统多层次的子系统不但有相互有机联系的一面，又有各自的地位和作用，整体的统一，需要依赖多层次子系统的分工协作来完成；③目的性：凡是系统都有自己特定的目的，即系统目标，在系统中发挥导向、激励、聚集和衡量的作用；④集合性：管理同世界上一切事物一样都呈现着系统形态，又称为复合体；⑤环境适应性：一个系统要生存，必须不断地与外界环境进行物质、能量、信息的交换，不断适应外界环境的变化。系统的功能只有在对环境的适应过程中才能得以充分体现。

系统原理不仅为认识管理的本质和方法提供了新的视角，而且他所提供的观点和方法广泛渗透到管理的其他原理中去，从某种程度上来说，在管理原理的有机体系中起着统帅作用。系统原理是管理中的首要原则，是运用系统论思想和分析方法来指导管理实践活动，解决和处理管理实际问题的原理。

（二）人本原理

人本原理就是以人为本的管理原理，强调管理活动中的一切都离不开人，人是管理系统中最具有灵活性的要素。人本原理的观点认为，在管理中应当把人看作是最重要的资源，一切管理活动都必须围绕调动人的工作积极性、主动性和创造性；应使被管理者在明确整体组织目标、明确个人职责的基础上，为他们创造自我价值实现的各种机会；要注意真正做到人尽其才、才尽其用；应积极开发人才资源，提高管理水平和管理价值。人本原理分为感情沟通管理、员工参与管理、员工自我管理、人才开发管理和机构文化管理5个层次。

（三）动态原理

动态原理又称权变原理，指有效地管理是根据组织的内外因素，灵活应用各种管理方法，解决觉悟过程中的问题，基本观点是组织处于动态变化的社会大系统中，管理主体、管理对象是动态的，管理活动是动态的，一切都在不断运动和变化着，由此要求管理者的管理方式和方法随机应变。动态原理强调对目标、计划的内容，对组织、指挥、督导、控制的方法要及时不断地做出调节，以保证管理系统正常运转并发挥整体功能。

（四）效益原理

效益是有效产出与投入之间的一种比例关系，可从社会和经济这两个不同角度去考察，即社会效益和经济效益，两者既有联系又有区别。经济效益是讲求社会效益的基础，而讲求社会效益又是促进经济效益提高的重要条件。管理既要追求经济效益又要追求社会效益，通过技术创新或管理创新，通常可以把两者完全统一起来，机构中变废为宝的实例不胜枚举。效益的评价可由不同主题从多个不同角度去进行，因此没有一个绝对的标准。不同的评价标准和方法，得出的结论也会不同甚至相反。有效的管理者首先要求对效益的评价尽可能公正和客观，因为评价的结果直接影响组织对效益的追求和获得。效益是管理的根本目的。管理就是对效益的不断追求，这种追求有规律可循。在实际工作中，管理效益的直接形态是通过经济效益而得到表现；影响管理效益的因素很多，其中主体管理思想正确与否占有相当重要的地位；追求局部效益必须与追求全局效益协调一致，机构应追求长期稳定的高效益；确立管理活动的效益观。追求效益要学会自觉地应用客观规律，如必须学会运用经济规律，随时掌握市场情况，制订灵活的经营方针，灵活地适应复杂多变的竞争环境，抓住商机满足社会需求。

二、管理的基本原则

（一）整分合原则

整分合原则是强调整体把握、科学分解、组织综合。即对整体有充分了解，在整体规划下合理分工，又在分工的基础上进行强有力的组织综合，使系统中的结构要素围绕总体目标，同步和谐平衡的发展。

（二）能级原则

任何其他要素的作用一样有大小和等级之分，并会随着一定条件的变化而变化。核心是在组织系统中建立一定的管理层次，设置与各管理层次相应的管理职责与工作要求，然后根据人员的优势和特点与岗位要求有机结合做到能力和层级对应，实施过程中强调知人善任、调动各种积极因素，把人的能力尽可能大地发挥到与管理活动相适应的岗位上。

（三）反馈原则

任何组织就其与外部环境而言都有输入和输出的关系，是一个开放的系统；内部又是一个各要素相互约束、相互促进，各个环节相互衔接的封闭系统。反馈是由控制系统将信息输送出去，再把作用结果返送回来，并对信息的再输出起到控制的作用，以达到预期的目的。反馈原则要求组织在信息传输之中、管理者和被管理者之间建立联系的桥梁，使管理者经常、及时、准确地掌握反馈信息，不断调控管理过程，获得理想的管理效能，如护理部下达任务之后，需要制订正确有效的反馈方案，通过定期检查各个科室执行的效果，及时发现存在的问题，进行执行反馈才能及时纠正和改进，确保任务完成，达到有效管理的目的。

（四）弹性原则

由于管理的要素、管理过程和环境具有复杂多变的特点，为了保证组织在外界环境不断变化的情况下，还能继续有效地维持自身的稳定与发展，管理者应该遵循弹性原则，使管理工作更有灵活性。弹性原则是指管理者必须要有很强的适应性和灵活性，用以适应系统外部环境和内部条件千变万化的形式，实现灵活管理。由于管理所面临的问题是多因素的，之间存在着复杂的变化的联系，事先很难做出精确的估计，因此，管理的计划方案及管理的方法都应当有一定弹性。局部弹性是指在重要的关键环节要保持足够的余地；而整体弹性是指对各个层次的管理系统都应具有适应情况变化的应变能力，如在抢救患者的过程中，要考虑到疾病变化随时可能出现的多种情况和风险因素，多准备几套抢救备用方案，一旦发生紧急状态时，就能主动应对，积极挽救患者的生命。

思 考 题

1. 古典管理理论和人际关系学说在对管理的认识上，关注的个侧重点，有哪些不同？
2. 怎样做才能提高管理中的有效性？

（王桂云 李红敏）

第二章思考题参考答案

第三章 计 划

学习目标

通过本章内容的学习，学生应能够：

◎ **识记**

1. 计划的概念、原则以及编制计划的步骤；
2. 目标管理的概念及特点。

◎ **理解**

1. 时间管理的方法和过程；
2. 管理决策的原则、分类及影响因素。

◎ **运用**

目标管理、时间管理、项目管理以及预算管理在护理管理中的应用。

第一节 计划的概述

"计划"一词有名词和动词两种词性。名词"计划"是指预先制订的行动方案，是指计划工作的结果和产物，反映了组织在未来一段时间内的目标和实现目标途径的策划与安排，包括对组织所拥有的和可能拥有的人力、财力、物力等资源所进行的设计和谋划的结果；动词"计划"是指为实现组织目标而对未来的行动进行设计的活动过程，即常说的"计划工作"。

一、计划的概念

计划（plan）有广义和狭义之分。广义的计划是指制订、实施、检查及评价计划三个阶段的工作过程；狭义的计划是指制订计划，即通过一定的科学方法，为决策目标的实现做出具体的安排。管理职能中所指的计划通常是指狭义的计划。从本质上讲，制订计划的过程就是决策的过程，决策是计划的灵魂，计划是决策的具体化和落实。

计划的核心内容可概括为六个方面，即通常所说的"六何分析法"（5W1H）：①论证为什么做（why）：明确组织的宗旨、目标和战略。②确定做什么（what）：明确具体的工作任务和要求。③确定什么时间做（when）：明确各项工作开始的时间、进度及最后完成期限。④确定在哪里做（where）：了解计划实施的环境条件，规定计划实施的地点和场所。⑤确定谁来做（who）：明确执行者、监督者。⑥制订如何做（how）：制订计划实施的步骤、流程以及规则等。

（一）计划的特性

1. 目的性 任何组织和个人制订计划的目的就是实现未来一段时间内的目标和宗旨。因此，目的性是计划的最基本特性。计划的一个重要功能就是把今后制订的一切制度，采取的一切措施、一切行动都集中在目标上，朝着组织或个人的目标迈进。因此，计划要紧紧围绕着组织的目标，所有的工作都要围绕这个目标进行。

2．指导性 计划是最基本的管理职能。一项工作，先要有计划做指导，才会有后续的组织、领导、控制、人员管理。计划是其他管理工作的基础，只有在计划确定了目标以后，管理的其他职能才能进行，即其他职能需要在计划的指导下开展。

3．普遍性 计划的普遍性有三层含义，第一，计划无处不在，渗透在工作、生活的方方面面。社会各部门、各单位、各岗位、各环节为有效实现管理目标，都必须具有相应的计划。上至国家，下至班组、个人，无不如此；第二，计划存在于各项管理工作之中。在管理工作中，不管是组织工作、领导工作、控制工作，都要根据已制订的决策安排具体的计划；第三，所有管理者，从最高管理人员到第一线的基层管理人员，都必须从事计划工作。尽管各级管理人员在组织中的职责范围不同，但计划是任何管理人员的一个基本职能，所以计划具有普遍性。

4．原则性与灵活性 计划是组织目标的展开和具体化，计划制订后，要在工作中起指导和控制作用，以保证执行者卓有成效地遵循计划开展工作，达成目标。因此，计划应尽可能地保持稳定，不能随意更改和破坏，是计划的原则性。另外，计划并不是僵化的、一成不变的。组织所处的外部环境、内部条件等都是发展变化的，计划也面临多种可能性。因此，制订计划时要留有余地，要有一定的弹性。此外，在执行计划的过程当中，由于制订计划时候的一些相关因素发生了变化，也要实事求是地对计划进行修正和调整，是计划的灵活性。

5．效率性 计划的效率是指实现目标所获得的所有利益与制订、执行计划过程中所有消耗之和的比例，也就是制订和执行计划时所有的产出与投入之比。计划的投入与产出既包括经济方面的损耗与利益，也包括非经济方面的损耗和利益。制订计划时，在完成组织目标的前提下，在多份计划中，要选择高效低耗型的，以最少的成本投入获得最大的收益产出。

（二）计划的种类

1．以计划的时间为划分依据 计划按照时间的长短可以分为长期计划、中期计划和短期计划。

（1）长期计划：长期计划一般是指10年以上的计划，由组织的决策层制订，具有战略性和纲领性，是组织在较长时间内的发展目标和方向。长期计划的期限较长，不确定性因素较多，需要在充分论证、计划、研究的基础上进行，如医院发展总体规划、护理人员队伍建设的长期规划。

（2）中期计划：中期计划一般是指5年左右的计划，由组织的执行层根据长期计划制订，具有战役性。它既赋予长期计划具体内容，又为短期计划的编制提供了基本框架，具有衔接长期计划和短期计划的作用，如护理人员培养计划。

（3）短期计划：短期计划一般是指1年或1年以下的计划，由基层管理者制订，具有战术性。短期计划的内容具体明确，是对执行计划的人、财、物等资源的具体分配，保障了中期计划、长期计划的落实，如护士长年度计划、月计划等。

2．以计划的约束力为划分依据 计划按照对执行者的约束力大小可以分为指令性计划和指导性计划。

（1）指令性计划：指令性计划是指由上级部门下达的具有行政约束力的计划，具有强制性和权威性，如卫生行政部门制订的政策、法规等。

（2）指导性计划：指导性计划是指由上级主管部门下达的起导向作用的计划，具有参考性和灵活性。指导性计划一般只规定完成任务的目标和方向，由执行者根据自己的实际情况，确定执行计划的方式，如护理部制订的专科护士培训计划。

3．以计划的对象为划分依据 计划按照对象的不同可以分为综合计划、局部计划和项目计划。

（1）综合计划：综合计划是指关联组织整体，涉及多目标、多内容的计划。综合计划牵涉范围广，制订时要分清主要目标和次要目标的关系，分清各项工作任务的轻重缓急，为局部计划和项目计划的编制提供标准，如护理部年度工作计划。

（2）局部计划：局部计划是指限于指定范围的计划，一般是综合计划的子计划，其目标一般是综合计划整体目标的子目标。由于综合计划中包括多个局部计划，各局部计划之间要协调好相互之间的关系，如护理部年度工作计划之下的护理质量管理计划。

（3）项目计划：项目计划是指为完成某一特定任务而制订的计划。项目计划的内容专业性较强，目标较明确，如为提升护理质量制订的品管圈管理推行计划。

4. 以表现形式为划分依据　计划按照表现形式不同可以分为目的或宗旨、目标、战略、政策、程序、规则、规划以及预算。

（1）目的或宗旨：是社会赋予组织的基本职能，用以回答组织"是干什么的"以及"应该干什么"这类问题，如医院的宗旨是治病救人，护理的宗旨是"保持健康、预防疾病、减轻痛苦、促进康复"。

（2）目标：是指在目的的指导下，整个组织活动所要达到的最终成果。组织的目的一般比较抽象，需要进一步具体地为组织制订一定时期的目标和各部门的目标。组织的使命支配着组织各个时期的目标和各个部门的目标。目标具有具体、可测量和可评价的特性，是管理活动要达到的结果的表述，如危重患者护理合格率达到100%，护理文书书写合格率达到98%，每个护理单元每年至少发表学术论文5篇等。

（3）策略：是指为实现组织目标而采取的对策，是实现目标的指导和行动方针。策略是利用资源的总计划，确定人、财、物、时间、信息的分配原则，如针对医院加强护理科研的计划，制订研究经费、护理研究人员、研究设施等的分配策略。

（4）政策：是指组织在决策或处理问题时指导和沟通思想活动的方针和一般规定。政策规定了组织成员行动的方向和界限，是组织为了达到目标而制订的一种限定活动范围的计划。政策比较宏观，具有指导性的特点，在保持其整体性和一致性的基础上，允许对某些事情有酌情处理的自由。在管理活动中，政策可以表现为成文的形式或不成文的形式，如护理人员人事代理政策、护士长竞聘上岗政策等。

（5）程序：是指为了实现组织目标，按照时间序列确定的活动步骤。程序是行动指南，而不是指导思想，是计划的具体实施方法。一般把反复出现的工作或活动，按照最合理的顺序编成程序，为执行者提供行动指导。合理的程序有利于规范操作、提高效率，如护理不良事件上报程序、突发事件应急程序等。

（6）规则：是指根据具体情况对是否采取某种特定行为的规定。简而言之，规则就是告诉组织成员能做什么，不能做什么。它不同于政策，在应用中不具有自由处置权，如护理技术操作常规。规则也不同于程序，因为规则指导行动，但不说明时间顺序，如护理岗位技能比赛规则。

（7）规划：是一个综合的计划，是指为实现既定方针所必需的目标、政策、程序、规则、任务分配、要采取的步骤、要使用的资源以及为完成既定行动方针所需要的其他因素的复合体。一项规划可能很大，也可能很小。通常情况下，一个主要规划可能需要很多支持计划，如《中国护理事业发展规划纲要》中包含了护士人力资源、专科护士队伍、护理管理人员、护理质量管理等多个方面的计划。

（8）预算：是"数字化"的计划，是文字计划实施的支持与保障，使计划更加科学和精确。预算是使组织的各级计划协调统一的重要手段，也是控制组织活动不可缺少的内容，如研究经费预算、护理技能大赛预算等。

二、护理计划的目的和意义

（一）有利于实现组织目标

计划的实质是确定目标并规定达到目标的途径和方法。护理工作纷繁复杂，如何使每一项具体工作都能朝着组织的目标前进，最终实现组织目标，这无疑要依靠计划。在管理活动中，计划是一切行为的准则，指导不同空间、不同时间、不同岗位上的成员，围绕一个总目标，按照明确的指示去做，秩序井然地去实现各自的分目标，最终实现组织目标。

（二）预测变化，减少不确定性

计划面向未来，必然带有不确定性和变化性。计划的一大功能就是通过科学细致的预测，预测组织可能面对的变化趋势及可能产生的影响，并制订相应的应对策略，减少变化给组织带来的损失，或者利用变化带来的机遇更好地实现组织目标。计划可以减少不确定性，但不能消除变化，所以计划就是要变"意料之外的变化"为"意料之内的变化"。

（三）合理利用资源，提高组织效率

任何组织的资源都是有限的，如何把有限的资源投入工作，最大限度地为组织目标服务，这就是计划要解决的问题。计划对组织所拥有的和可能拥有的人、财、物、信息等资源进行合理分配使用，减少了重复、浪费和不合理性，把有限的资源集中投入到必要之处，降低了投入，提高了产出，提高了组织的运行效率。例如，合理的护理人员排班计划有利于人与人、人与岗位的合理搭配，提高护理质量和工作效率。

（四）提供考核和控制的依据

计划不仅是组织、指挥、协调的前提和准则，更是控制的基础。计划为各种复杂的管理活动确定了数据、尺度和标准。它不仅为控制指明了方向，而且还为控制活动提供了标准和依据。未经计划的活动是无法控制的，也无所谓控制。通过控制，可以纠正计划的偏差，使管理活动与目标的要求保持一致。

（五）有利于保障患者安全，保证护理质量

医院、护理部、护理单元制订的计划保证了护理工作正常有序的进行。医务人员岗位职责，护理工作制度，各项护理常规、程序都是计划的表现形式，这些计划使护理工作者在工作中有章可循，有利于保证患者和护理工作的安全，提高护理质量。

三、护理计划制订的步骤

（一）计划制订原则

计划是一项科学性、指导性、预见性较强的管理职能，尽管不同计划的工作性质不同，内容各异，但制定计划时有一些必须遵循的基本原则。

1．目标导向原则 计划的目的是保证组织目标的实现，计划都是紧紧围绕组织目标制订的，计划必须自始至终坚持以正确的目标为导向。俗话说，计划不如变化快，随着时间的变化，计划会面临一些新的问题。因此，计划制订出来以后，要定期检查计划的实施，要确保计划始终朝着实现组织目标的方向前进。

2．系统性原则 系统性原则是指制订计划时要全面考虑组织机构各个组成部分及其相互关系，考虑计划与系统、子系统之间的关系，进行统一筹划。计划的优势在于通过系统整体的最优化配置和决策实现组织目标，而系统整体的优化在于系统内部结构的有序性和合理性，在于对象的内部关系与外部关系的协调性。因此，对计划进行系统统筹规划，有利于实现组织目标的综合、整体、有效推进。

3．关键因素原则 关键因素原则是指在系统性原则的基础上，须分清计划的主要方面和次要方面及轻重缓急，抓住计划的关键性问题、关键因素及计划执行的关键环节。关键因素原

则也被形象地比喻为"木桶原则"，其含义是木桶能盛多少水，取决于桶壁上最短的那块木板条。因此，能否处理好系统性原则和关键因素原则的关系，关系到计划的效率和计划的成败。在制订计划时，要突出重点，抓住关键性因素，着力解决好影响全局的问题。

4．**弹性原则** 弹性原则是指制订计划时要留有余地，能够根据客观环境的发展变化做出相应的调整和变动。任何计划都离不开一定的客观环境，执行过程中会出现某些无法事先预料或控制的事件。因此，制订计划时，要对执行过程中可能出现的各种情形和问题进行充分的估计，并制订应对措施，保留一定的机动人力、物力和财力，以应付未来情况的变化，从而确保计划尽可能顺利地实施。

5．**连续性原则** 连续性原则是指为完成某一决策目标而编制的各项计划，当其有依次递进关系时，彼此之间要前后衔接、相互配套。围绕着一个组织的整体目标，通常要制订整体计划、多项具体计划及派生计划。这些计划承担的任务不同，完成任务的时间期限也不一样，凸显了连续性原则的重要性。要确保计划按照时间序列依次推进，依次深入，避免计划出现前后矛盾、相互摩擦的情况，使组织成员能够前后一致、齐心协力，为完成整体目标而奋斗。

（二）**计划制订的步骤和方法**

任何计划的制订都要遵循一定的程序或步骤（图3-1）。管理人员在制订计划时，其工作步骤都是相似的，主要包括分析形势、确定目标、确定前提、拟订备选方案、评估方案、选定方案、制订派生计划、编制预算八个步骤。

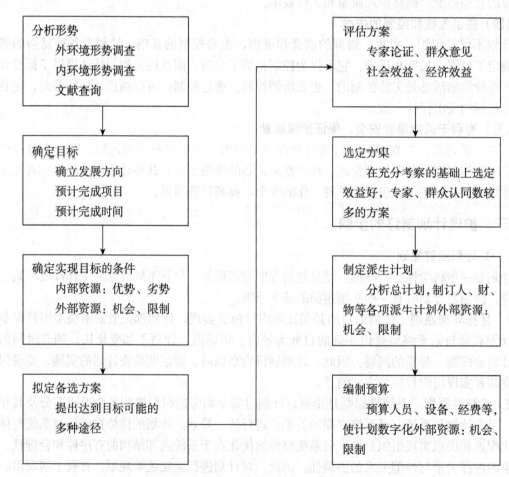

图 3-1 制订计划的步骤

1．**分析形势** 分析形势是计划工作的起点。通过社会调查、预测、分析掌握组织的现状及相关背景资料，是制订计划的前提和基础。分析时常采用 SWOT 分析法："S"代表 strength

(优势)，"W"代表 weakness（劣势），"O"代表 opportunity（机会），"T"代表 threat（威胁）。其中，优势、劣势可以是相对组织目标而言的，也可以是相对竞争对手而言的，是内部因素；组织面临的机会与威胁可能来自于与竞争无关的环境因素的变化，也可能来自于竞争对手力量与因素的变化，或二者兼有，是外部因素。例如，护理部计划开设家庭护理服务项目，经评估：S——人力资源可得到保证，有一批经验丰富的护理人员；W——家庭护理中心场所的落实有一定难度；O——可向上一级部门申请一定的经费支持；T——医院所处城市开展家庭护理的机构比较多。

在分析形势过程中要综合考虑这四类因素，预测未来可能出现的变化，清晰而完整地认识到组织发展的机会。搞清了组织的优势、劣势及所处的地位，认识到组织利用机会的能力，意识到不确定因素对组织可能发生的影响程度后，就可以进入计划的下一步骤。

2. 确定目标 在分析形势的基础上，为整个组织及其所属的下级单位确定目标。目标是指期望达到的成果，它为组织整体、各部门和组织成员指明了方向，描绘了组织未来的状况，并且作为标准可用来衡量实际的绩效。明确的目标应包括时间、空间、数量3要素。一般来说，确定组织目标后，组织中各部门按照总目标拟定各部门的分目标，层层控制，最后再根据分目标制订个人目标。确定目标要注意以下几点：①目标的内容和顺序：目标是组织的价值观和宗旨的体现，因此，要根据组织的性质、面临的主要问题和当前要解决的主要问题确定目标的内容。同时，目标可能包含多个内容，要根据外部环境和资源条件确定目标的顺序；②目标的时间界限：要对目标的实现提出一个明确的时间界限，这既是考核的依据，也是对组织活动的承诺；③明确的科学指标：指标要准确反映组织活动的成果，一般以客观、量化的形式出现。

3. 确定实现目标的条件 计划工作的前提是指计划工作的假设条件，即计划实施时的预期环境。对计划工作的前提了解得愈细愈透彻，并能始终如一地运用它，则计划工作做得越协调。在确定前提的过程中，应重点考虑那些对计划工作具有关键性、有战略意义、对计划执行情况影响力较大的因素。

按照组织的内外环境，可以将计划工作的前提条件分为外部前提条件和内部前提条件。按照计划工作的可控程度，可以将前提条件分为不可控的、部分可控的和可控的三种。外部前提条件大多为不可控的和部分可控的，而内部前提条件大多是可控的。不可控的前提条件越多，不肯定性越大，就越需要通过预测工作确定其发生的概率和影响程度的大小。

4. 拟定备选方案 拟订备选方案是编制计划的第四个步骤。根据资源评估和调查的结果，寻求、拟订出多个行动方案。"条条道路通罗马"，说明了实现某一目标的方案途径是多条的，只有挖掘多种方案，才有可能选出最优方案。因此，开阔思路、集思广益、大胆创新十分重要。但并不是方案越多越好，要对所有可行的方案进行对比、分析，需要花费时间、人力，把主要精力集中在有希望的少数方案，就要对备选方案的数量加以限制，如要提升护理管理队伍的能力，备选方案可能包括护理专家讲课、拓展训练、护理管理案例分析、国外医院短期培训等。

5. 评估方案 在找出了各种可供选择的方案，检查了各个方案的优、缺点后，下一步就是根据前提和目标，权衡轻重优劣，对备选方案进行评估。由于所采用的评价标准不同，对各个标准所赋予的权重不同，评估过程有一定的复杂性。要考虑备选方案的科学性、实用性、可行性、可接受性和经济性五个方面。该方案是否符合科学的规律，在具体工作中是否适用，是否具有可操作性，组织成员及服务对象是否可以接受，需投入的资源与产出等。在评估过程中，要始终考虑组织的目的和目标，当这几个方面相互矛盾时，能够根据目标做出一个相对合理的判断。因为在多数情况下存在很多可供选择的方案，而且有很多应该考虑的可变因素和限制条件，所以评估可能会极其困难。

评估可备选方案时，还要注意以下几点：①要认真考察每一个方案的制约因素和隐患；

②要有系统观，从组织的宗旨和根本利益衡量计划；③要有动态观，不仅要考虑计划执行所带来的近期利益和导致的损失，还要考虑远期的、潜在的利益和损失；④评估方案时要重视无形的、不能用数量表示的因素，如社会效益等。

6. 选定方案 选定方案是计划工作的关键步骤，也是决策的实质性阶段——抉择阶段。选定方案是在前五步工作的基础上，从各个备选方案中选择一个或几个较优方案。有时，评估方案的过程表明有两个或更多的方案合适，这时可以选择多份方案；有时没有最优的方案，管理人员可以在现有基础上重新提出方案，或者将不同的方案结合形成新的方案。

7. 制订派生计划 为了保证总体计划的落实，应将计划逐级分解到各个部门、下级组织甚至个人，形成一系列派生计划。派生计划一般由下级各层次和职能部门制订，如护理部制订护理人员继续教育计划时，应相应制订课程计划、考核计划、设备购买计划、经费预算等。

8. 编制预算 编制预算是计划工作的最后一步，是指把计划转变成预算，使计划数字化。编制预算，一方面是为了计划的指标体系更加明确，另一方面是使组织更易于对计划执行进行控制。如果编制预算做得好，则可以成为汇总各种计划的一种手段，也可以成为衡量计划完成进度的重要指标。

四、护理计划的调整

由于未来有一定的不确定性，加之护理管理工作面临问题的复杂性及随机性，在计划执行过程中难免会出现变化和不协调的情况，因此计划要留有余地，要有一定的弹性。根据以上 8 个步骤制订的计划工作，也并非是一成不变的。要求管理人员要按照计划要求执行方案，但在实际应用过程中遇到问题时还要根据情况调整护理计划。同时，在计划执行过程中要定期进行检查，对已经发生和可能发生的问题要进行分析，必要时对计划进行修改。

第二节 目标管理

目标管理（management by objective，MBO）是一种系统管理方法，1954 年由美国著名机构管理学家彼得·德鲁克（Peter Drucker）在其名著《管理的实践》中最先提出，经由部分学者发展，逐步成为西方许多国家普遍采用的一种系统地制订目标、实现目标并进行管理的方法。我国机构于 20 世纪 80 年代初开始引进目标管理，现在目标管理已成为世界上比较流行的一种机构管理制度。

一、目标管理的概念

（一）概念

目标管理是指由组织中的管理者和员工共同制订目标，在工作中由员工实行自我控制并努力完成工作目标的管理过程。它是以目标为导向，以人为中心，促使组织和个人取得最佳业绩的现代管理思想和方法。目标管理以 Y 理论为指导思想，认为如果目标明确，人们能够对自己的行为负责。

目标管理与传统管理的共同要素是明确目标、参与决策、规定期限、反馈绩效。因此，目标管理的精髓在于将自上而下的目标分解和自下而上的目标期望相结合，使组织计划的贯彻执行建立在员工的主动性、积极性的基础上，把员工吸引到组织管理活动中来。

（二）目标管理的特征

1. 重视管理者和被管理者的共同参与 目标管理要求组织中的上级和下级共同协商，根据组织的目的和宗旨确定一定时期内组织的总目标，由此逐级决定上下级的责任和分目标，并把这些目标作为评价和考核标准。因此，目标管理是一种参与的、民主的管理制度，组织员工共同参与、共同决策是目标管理的基础，也正是通过这种参与，才能极大地调动员工的积极性和创造性。

2．**重视自我管理与评价** 目标管理把个人需求与组织目标结合起来，在管理中营造出平等、尊重、依赖、支持的上下级关系。逐级制订目标后，下级在承诺目标和被授权之后是自觉、自主和自治的，员工对工作过程进行自我管理，对目标完成情况进行自我评价，并采取进一步的行动，即德鲁克提出的"自我控制"。

3．**重视层层相扣的目标体系** 目标管理将组织的整体目标逐级分解，转换为各部门、各员工的分目标，从组织目标到部门目标，最后到个人目标。在目标分解过程中，各层所拥有的权、责、利已经明确，而且相互对称。这些目标方向一致，环环相扣，相互配合，形成协调统一的目标链条和体系。只有每个员工、部门完成了分目标，组织的总目标才能完成。

4．**重视成果** 目标管理的终点就是对目标完成情况进行考核。工作成果是评定目标完成程度的标准，是评价管理工作绩效的标准。换而言之，在目标管理中，管理者对于完成目标的具体过程、途径和方法并不过多地干预或者监督，而是通过目标体系加强对工作成果的控制。

二、目标管理的过程

目标管理分为三个阶段：第一阶段为目标体系的制订，第二阶段为实现目标过程的管理，第三阶段为测定与评价取得的成果。

（一）目标体系的制订

实行目标管理，首先要建立一套完整的目标体系。这是目标管理的第一步，也是最重要的阶段。这一阶段可以分为四个步骤：

1．**高层管理者制订总目标** 高层管理者必须根据组织的使命和长远战略，充分评价客观环境带来的机会和挑战，以及组织的优势和劣势，初步形成组织的总目标，再同下级讨论商议，并最终确定；也可以由下级提出，上级批准。

2．**审议组织结构和职责分工** 目标体系应与组织结构相吻合，从而使每个部门都有明确的目标，每个目标都有人明确负责。因此，制订总目标之后，需要审查现有组织结构，根据新的目标要求重新明确目标责任者及相互关系。

3．**制订下级目标及个人目标** 在总目标指导下制订下级目标及个人目标。上下级的目标之间通常是一种"目的 - 手段"的关系，即某一级的目标，需要用一定的手段来实现，这些手段就成为下一级的次目标，逐级推理，直到个人目标，从而构成一种锁链式的目标体系。制订分目标时要注意：①分清轻重缓急，以免顾此失彼；②既有挑战性，又有实现可能；③具体量化，便于考核。个人和部门的分目标要支持组织目标，并与其他的分目标协调一致。

4．**形成目标责任** 上级和下级就实现各项目标所需的条件以及实现目标后的奖惩事宜达成协议。分目标制订后，要授予下级相应的资源配置的权力，实现责、权、利的统一。双方达成一致后，由下级写成书面协议，编制目标记录卡片。

（二）实现目标过程的管理

目标管理重视结果，强调自主、自治和自觉实现目标，但并不等于上级在确定目标后就可以放手不管了。相反，由于形成了目标体系，一个环节失误，就会牵动全局。因此，领导在目标实施过程中要定期督导检查、指导协助，同时要定期通报进度，便于互相协调，还要帮助下级创造良好的工作环境，解决工作中出现的困难、问题等。

（三）测定与评价取得的成果

对各级目标的完成情况，要事先规定出期限，定期进行检查及反馈。在达到预定的最终期限后，要及时进行终末评估，下级要首先进行自我评估，提交书面报告，然后上下级一起考核目标完成情况，做出总结。形成评价结果后，管理者与被管理者要进行沟通，就预先制订的评价和奖惩协议达成共识，并依此实施。进一步总结本轮目标管理中的经验和教训，发现不足，制订新的目标，目标管理进入下一轮循环。

三、目标管理在护理管理中的应用

（一）目标在管理中的作用

目标是计划工作乃至一切管理活动的基础，决定着管理组织的结构、管理活动的内容、管理方法的选择以及人员的配备等。目标在管理中的作用主要体现在以下几个方面。

1．导向作用 美国加州大学洛杉矶分校哈罗德·孔茨（Harold Hoontz）指出，"管理就是设计和保持一种良好环境，使人在群体里高效率地完成既定目标"。因此，管理就是一个达到组织目标的过程，如果不是为了达到一定的目标，就不需要管理。目标的首要作用是为组织指明前进的方向，决定各项管理活动的内容。如果一个组织没有明确的目标，所有的管理活动就会失去正确的方向，偏离正确的轨道，无法取得预期的效果。因此，每一个组织都应该设立科学而明确的目标，对管理工作进行主导和指向。

2．激励作用 目标的激励作用对于目标的实现具有重要的意义。当目标充分体现组织和个人的利益并使二者有机地结合时，能够极大地激发组织成员的责任感、积极性和创造性。要使目标具有激励作用，除了目标符合组织成员的根本利益和需要外，目标能够实现和具有挑战性也很重要。如果目标设定得太高，员工认为自己无论怎样努力都不能达到目标，就没有了激励作用。相反，如果目标设定得太低，不利于激发员工的个人潜能，也就不能更好地实现组织目标。

3．协调作用 目标规定了组织成员的具体任务及责任范围，对组织成员的思想和行动具有统一和协调作用，提高了组织的工作效率。组织对成员协调作用的大小受到多种因素的影响，其中的一个因素就是组织目标。目标体现组织的宗旨及成员的利益，通过规定具体的内容，使各个单位、部门、个人的管理活动协调一致，步调一致地朝向组织目标迈进。

4．标准作用 管理的目的是促进组织成员取得工作绩效，而工作绩效是否完成是以目标达到的程度为标准衡量的。因此，目标是评价组织以及员工工作结果的衡量尺度，具有标准作用。同时，评价结果的反馈能够帮助组织成员进一步明确方向，更好地实现组织目标。这就是在目标的可考核性中提到的，要求目标尽可能明确、具体，才能起到标准作用。

（二）确定目标的要素

目标的层次性、多样性和网络性决定了目标的确定是一个极其复杂的过程。组织内各部门和成员由于条件、利益不同，观察和分析问题的视野、观点、角度不同，追求的目标也不同。因此，高效正确的目标必须满足一定的条件和要求，主要包括以下几个方面。

1．目标应具体 对目标要达到的内容应表达得清楚、具体，叙述出可供观察的行为，便于组织成员准确理解目标的含义和要求，从而便于采取行动。一般组织目标的通病是叙述太笼统或太含糊，如加强基础护理工作就是一个模糊的目标，而"病房基础护理合格率达到99%"就是明确清楚的表达。

2．目标应可测量 组织目标是否达到，绩效是否完成，是以目标达到的程度为标准加以衡量的。因此，目标的具体标准是否明确和具有可衡量性十分重要。可测量的目标有两个优点：①便于组织成员对目标的理解，并基于此采取行动；②是实际绩效和预期成果对照的标准。因此，要求应尽可能使目标定量化。对于一些非定量的指标也要尽量转化成可测量的指标，如将"护理人员对工作的满意程度"转化为量表的形式，就成为可测量的指标了。

3．目标应有时间限定 目标应有具体期限，规定实现目标的最后期限以及时间进度表。只有规定时间期限的目标才是有意义的，也才能促进组织成员在一段时间跨度内努力地实现组织目标。

4.目标的难度应适当 目标的难度应适当，既要切实可行，又要具有挑战性。期望理论表明，如果目标定得太高而不切实际，无论组织成员怎样努力，都无法达成，这样的目标不仅不可行，而且还会使员工丧失达成目标的信心和勇气。反之，如果目标定得过低，毫不费力就能达成，这样的目标不仅缺乏激励作用，而且不利于提高组织效率。因此，目标的难度应适当，让员工的目标都达到正常的"紧张"和"费力"程度，即"不跳够不到"、"跳一跳够得到"的合理程度，这样的目标才能给员工带来满足感和成就感。

5.目标应有前提条件 制订目标时，应根据环境条件和组织的宗旨与任务，确定实现目标的范围和基本前提条件，以确保追逐目标的过程没有背离组织的基本目的和宗旨，如在提高护理质量的前提下，一年内床位周转率提高10%。

（三）目标管理的优缺点

目标管理的最大特点就是通过诱导启发员工自觉地工作，激发员工的潜能，提高员工的工作效率，促进组织总体目标的实现。然而，任何事物都具有两面性，目标管理与传统管理方法相比有许多优点，但也有一定的局限性。因此，要充分了解、认识其优缺点，扬长避短，才能更好地发挥目标管理的作用。

1.目标管理的优点

（1）提高管理效率：目标管理最大的优点就是能提高组织的管理效率以及领导的管理水平。目标管理以最终结果为导向，要求管理者和员工全面考虑实施目标的人、财、物、信息等资源的合理调配，从而提高管理过程的协调性和科学性。在管理过程中，包括员工在内的各级管理人员必然要深思熟虑实现目标的方法和途径，并进行具体地、深入地讨论和协调，这对于下一步高效率的实施有积极的作用。同时，一些管理者认为，有一套目标体系及评价标准，就激励和控制来讲，本身就是一种有效的管理。

（2）优化结构，明确责任：目标管理促使管理人员根据目标确定组织任务，优化组织结构。制订目标体系后，明确了各部门、个人的分目标和任务，组织结构及岗位职责就要按照实现目标的要求进行调整。因此，目标管理不仅是实现组织目标的过程，也是促使组织结构更趋合理与有效的过程，更是组织任务和岗位责任更加明确的过程。

（3）充分调动员工积极性：在制订目标体系、组织实施以及评价总结的过程中，各级管理人员和员工主动承担实现目标、完成任务、自我评价的责任，从而让员工不是被动地执行任务和等待指导，而是主动地成为专心致志于自己目标的人，成为管理活动的主体。这个过程充分地调动了员工的积极性、主动性，激发了员工的工作自觉性和自控性，使员工自觉自愿地朝着组织的整体目标努力。

（4）有效控制：目标管理的考核标准在制订目标体系时就明确了，因此，控制就有了依据，会使控制活动更有效。控制是采取措施纠正计划在实施中出现的与目标的偏离，确保任务完成的过程。事实上，在目标管理的过程中，管理者和员工定期进行检查、反馈和纠正偏差，控制是目标管理的一个环节。

2.目标管理的局限性 目标管理不是一种完美的管理模式，尽管有很多优点，但在现实的运作过程中也存在一些问题，主要表现在以下几个方面。

（1）目标制订有难度：目标制订是否合理是目标管理能否取得成效的关键。目标应具体、可测量，难度应适当且有前提条件。一方面，在具体工作中，能反映组织的目的和宗旨，且符合上述要求的目标是很难确定的；另一方面，目标体系是根据组织的总目标逐级逐层制订的，要让部门的分目标和各级管理人员的分目标相互协调一致，支持组织目标，也是非常困难的。

因此，目标制订前要开展细致、全面的调查工作，掌握组织的实际情况和员工的主观态度与工作能力，根据先进性、可行性、可量化、可考核等要求确定目标体系。同时，重视目标制订过程本身对目标管理的推动作用，加强管理者和员工之间的沟通，最大限度地发挥目标的激励作用。

（2）目标短期化：与组织的宗旨相比，目标一般是短期的。管理实践表明，几乎所有实行目标管理的组织中，确定的目标一般都是较短期的，这是由目标管理自身的特点决定的。因为越是短期的目标，越能发挥目标管理的优越性，越是便于实施和考核。但是，短期目标会导致短期行为，以损害长期利益为代价换取短期目标的实现。因此，管理者要从组织的长远利益出发制订各级管理目标，并对可能出现的短期行为做出某种限制性规定。

（3）目标缺乏灵活性：目标一旦制订，就必须保持其明确性和肯定性，不宜经常变动，否则，目标管理无法有效实施，员工也会感到无所适从。但是，如果在目标管理过程中，环境发生了重大变化，或者上级部门的政策发生了变化，那么目标的前提条件就发生了变化，原来的目标体系很可能就不适用了，这时就需要修订甚至重新制订目标。然而，制订目标体系要经过管理者和员工多次协商，需要花费大量的精力和时间，修订目标的成本和重新制订目标相当，结果很可能就是不得不中途停止目标管理的进程。

（四）实施目标管理的注意事项

实施目标管理的注意事项主要有：①要对各层管理者和员工进行培训，要让所有人了解什么是目标管理，为什么要实行目标管理，怎样实施目标管理，理解、掌握目标管理的核心原理和方法。否则，实施目标管理是一件不可能的事；②管理者必须明确组织宗旨和任务是什么，总目标是什么，因为目标管理的所有活动都是围绕组织的宗旨进行的。明确了总目标，各层管理者以及员工所设置的目标才能符合组织的长远利益，才能体现出科学性和合理性；③在目标管理的过程中，管理者应随时跟踪每一个目标的进展，发现问题及时协商、处理，采取正确的补救措施，确保目标运行方向正确、进展顺利。目标完成后，要进行严格的考核、评估与总结，并进行奖励和处罚，达到表彰先进、鞭策落后的目的；④目标管理要注重成本控制。目标管理的运作模式容易让目标责任人重视目标的实现，轻视成本的核算，导致实现目标的成本不断上升。因此，必须对运行成本进行严格控制，既要保证目标的顺利实现，又要把成本控制在合理的范围内。

第三节 项目管理

项目管理起源于美国，是第二次世界大战后期发展起来的新的管理技术之一，后由华罗庚教授于 20 世纪 50 年代引进中国。项目管理成为一门专业学科的历史并不长，从 1965 年第一个专业性国际组织——国际项目管理协会（International Project Management Association，IPMA）开始至今不足 50 年，但项目管理实践的历史可追溯到几千年前。

一、项目管理的概念

不同的组织和学者给项目管理从不同的角度下了不同的定义。美国项目管理协会认为，项目管理（project management，PM/management by projects，MBP）是将知识、工具和技能应用于项目的各项活动中，以实现项目利益相关者的要求。有效的项目管理是指在规定用来实现具体目标和指标的时间内，对组织机构及资源进行计划、引导和控制工作。

国内外不同的项目管理书籍也给项目管理给出了不同的定义。但不管哪种定义，其基本内容都是一致的，即它是一种管理方法，这种管理方法靠人来实现，可以从以下几个方面来理解项目管理的定义：①主体——项目管理人，即项目经理或者项目小组组长。项目管理人受项目发起人的委托，在规定的时间和资源条件下完成项目目标，此二者通过协议或合同联系在一起。项目管理人具有独立地进行计划、资源分配、协调和控制的权利，从而使项目团队成为一个工作配合默契、具有积极性和责任心的高效群体；②客体——项目。项目是创造性产生产品或成果、提供服务、改变流程的一次性工作任务。项目管理就是针对项目的这一特点而形成的一种管理方式，项目目标一次性完成，不可复制，如某医院为了方便患者预约挂号，要建立手机 APP 挂号导诊系统，这就是一个专题项目；③目的——实现项目的目标。目标是项目的预期结果，是对质量、时间、利润等的最终结果的描述，是项目实施结果的基本要求，如上述的APP 挂号导诊项目，其目标就是要建立一个使用便捷、患者可以用手机预约挂号、网上缴费并实时进行导诊的软件，并推广给一定范围的患者群体使用；④保障——实现项目的资源。资源包括人力、材料、资金、信息等方面，是项目实施的最根本保证。仍如上例项目，需要的资源包括开发 APP 的软件团队、计算机资源、一定量的开发资金、政策支撑等。

二、项目管理的过程

项目由多个工作过程构成，而工作过程是"产生结果的一系列行为"。对于一个项目的工作过程来说，都需要有一个相对应的项目管理过程。因此，一个大的项目可能包含若干个子项目。美国项目管理学会将项目管理知识体系分为九大知识领域，主要包括项目整合管理、项目范围管理、项目时间管理、项目成本管理、项目质量管理、项目人力资源管理、项目沟通管理、项目风险管理和项目采购管理。这九大知识领域总共包含了四十二个项目管理过程，但这些管理过程均可以归纳为启动过程、计划过程、实施（执行）过程、控制过程和结束过程 5 个项目管理过程组。每个管理过程组可以包含一个或多个项目管理过程。

（一）启动过程

确定项目之前，应对项目进行分析和需求调查。通过前期调查、收集整理相关资料，了解项目相关的需求量，并进行项目的必要性、可行性分析，明确项目的意义，如 APP 挂号导诊项目，患者群体预约挂号量大，门诊窗口挂号已难满足要求，且该群体普遍使用手机等，促动医院萌生了项目构思，促成了项目的启动。

（二）计划过程

类似于管理的计划，是确保实现项目目标的过程。一般计划过程应制订《任务书》，包括拟定、编制和修订一个项目或项目阶段的工作目标、工作计划方案、资源供应计划、成本预算、计划应急措施，并需确立时间进度表。

（三）实施过程

包括协调人力资源和其他资源来执行项目计划，并产生项目产品或者项目可交付成果的相关活动。项目实施阶段是占用大量资源的阶段，必须按照《任务书》的要求采取必要的活动，完成计划阶段制订的任务。在实施阶段中，主要是项目管理人按照管理的组织职能，推进项目，完成任务的过程。

（四）控制过程

包括按照项目计划测量项目进度，并在需要时采取纠正措施来确保项目目标能被满足的相关活动。应按照《任务书》中规定的项目内容、进度、质量标准等进行适时控制，保障项目顺利执行。

（五）评价过程

取得项目阶段性成果的正式认可，并且有序地结束该项目或阶段，包括阶段或者项目最终能被接受的相关活动。正式的项目协议或合同，应提交《完工报告》《项目决算》等，以供评价审议。

三、项目管理在护理管理中的应用

在护理管理系统中，有很多流程管理和服务，所以项目管理的思路和方法应用于护理管理理，能够提供全新的管理思路和具体的管理方法，因此非常实用。护理管理者在运用项目管理时需要注意以下几点：

（一）以患者的需求为中心

护理项目的产生、启动与实施，都与患者密不可分。充分与患者沟通，全面、细致地评价患者的需求，在项目启动、计划、实施、控制、评价中，将护理服务对象作为一个合作伙伴，使其积极参与到整个项目过程中，始终以他们为中心，则能更好地推动护理项目的成功。

（二）争取政策层面的支持

项目管理是在原有组织职能不变的情况下，打破传统管理结构中的条块分割局面，重新建立临时性工作小组进行工作；项目的实施既需要原有各部门的权力和资源，又需要相关部门协助和配合，也可能对部门的职能权利进行再分配，所以政策层面及医院领导的支持和理解是确保项目成功的关键。

（三）给项目管理人充分授权

在护理系统内部进行项目管理时，需调动的资源往往主要在系统内部，护理管理者应按照项目的目标和内容选择最佳负责人，并给予充分授权，包括人力、财务等权限，才能保证项目的顺利实施。同时，在需要护理系统外部层面的沟通协调时，护理管理者亦可在另一层面进行沟通协调。

第四节　时间管理

时间就是生命，对于与护理工作息息相关的时间管理来说，它具有非同寻常的意义。"一寸光阴一寸金，寸金难买寸光阴"，说明了时间管理的重要性。时间是生命、是力量、是速度、是效益、是金钱，时间是人的生命活动中最宝贵的资源，在激烈竞争和飞速发展的信息时代，时间管理对于管理者来说是一项很重要的管理内容。

一、时间管理的概念

（一）概念

时间管理（time management）是指在同样的时间消耗情况下，为提高时间的利用率和有效性而进行的一系列活动。时间管理包括对时间进行计划和分配，以保证重要工作顺利完成，意外事件及时处理。时间是一种无形资源，具有客观性、方向性和无储存性的特点。

（二）时间管理的作用

1．提高工作效率，防止工作拖延　通过研究时间消耗的规律，认识时间的特征，管理者可以探索科学地安排和使用时间的方法，从而对时间资源进行合理的分配，提高工作效率，保证重要工作任务的如期完成。

2．有序处理问题，高效利用时间　通过学会有效管理时间的方法，可以帮助管理者在有效的时间内，使管理者控制时间，而不被时间所支配，主宰工作而不被工作所奴役。通过将工作任务按照轻重缓急的主次顺序安排，达到用最小的资源投入获得最大效益的效果，提高了时间的使用率，做到事半功倍。

3．激发事业心和成就感　时间管理是发展生产力的需要，也是实现个人价值和成就感的需要。在同样时限内，进行时间管理，有效地利用时间，可以使管理者和员工获得更多的成功和业绩，从而激发人的事业心和成就感，满足自我实现的需要，进一步调动了工作的积极性。

二、时间管理的过程

要进行充分而有效的时间管理，首先应该了解自己时间的消耗及浪费情况，认识个人最佳工作时间，然后采用最佳的时间管理方法。

（一）评估时间使用情况

了解自己时间的具体使用情况是有效管理时间的第一步。首先，管理者可以用日志或记事本，按照时间顺序记录一个工作日所进行的活动及消耗的时间。其次，评估浪费时间的因素并分析原因，通过时间记录，可以使管理者发现自己时间浪费的原因。再次，评估个人最佳工作时间，这是提高工作效率的基础。根据生物钟学说，每个个体的身体功能具有周期性，应充分了解自己何时精力最充沛，何时处于低潮，以此来安排工作内容。

（二）时间管理的基本过程

时间管理要求管理者明确自己要实现的目标和为实现目标要进行的活动，以及每种活动的重要性与急迫性。有效的时间管理的基本过程如下：

1. **设定目标** 为自己和所管理的部门设定预期目标，如每日、每周、每月的护理工作目标，如目标管理一节中所述，目标的制订要具体清楚、切实可行；目标不清楚或目标制订过高将难以完成，目标过低会造成时间浪费和工作效率低下。

2. **按照轻重缓急的原则排出目标的次序** 并不是所有的目标都是同等重要的。在有限的时间内，要确保对最重要的目标给以最高的优先权。为了充分利用时间，要根据目标确定自己的关键性和优先性活动。关键性活动是指对目标实现最有价值的活动，优先性活动是指需要首先处理的紧急问题。对关键性活动要拟订详细的时间进度表，如月计划、周计划或日计划，以确保这些活动有充分的时间进行。

3. **列出为实现目标所必需进行的具体活动** 根据所列的目标，确定应该开展哪些活动，并将这些活动也相应列出来。

4. **为实现每个目标所需进行的活动排出先后顺序** 根据以上步骤，确定哪些活动是必须做和优先做的；哪些是有空时将要做的；哪些是可授权别人去做的。

5. **按照事件的优先顺序排出活动日程** 制订每日工作计划。可在每天工作开始前或前一天下班前列出最重要的、必须做的工作，按照重要性与紧急性程度列出各项活动的次序。

三、时间管理在护理管理中的应用

由于护理工作纷繁复杂，护理工作的排班制度也决定了护理管理者不能像一般管理者那样有固定的上下班时间，而是要随时做好应对突发事件的准备；因此，护理管理人员需要有更强的时间管理意识，更高的时间管理技巧，才能胜任管理工作，这些因素充分说明了护理管理人员时间管理的必要性。因此，现代护理管理者应掌握时间管理的概念、过程以及时间管理在护理管理中的应用，这样才能管理有限的时间，提高时间的利用率，使管理工作更有效。更好地利用时间，护理管理者除了按照上述方法，熟练掌握并灵活运用时间管理的技巧，还要学会授权。授权是一门艺术。首先，要从培养护理人员的角度，而不是从推卸责任的角度授权。要明确告诉被授权者工作的职责是什么，权力的范围有多大，要承担什么责任。一般来讲，下属在管理者的授权下开展工作，领导应当承担由此产生的后果。也就是说，如果工作做好了，要表扬下属付出的努力和获得的成绩；如果结果不好，要勇于承担后果，而不是推卸责任。其次，中国有句古话：用人不疑，疑人不用。授权前要充分考虑，授权后要大胆放手，半信半疑最不利于下属放手开展工作。这样，管理者授权他人分担了自己的工作，就有时间和精力做更重要和长远的工作。

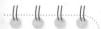

第五节 管理决策

管理决策在管理活动中具有重要的地位和作用，是管理活动得以发挥的核心，整个管理过程都围绕着管理决策的制订和组织实施而展开。管理学家约翰逊认为"一个管理者的整体效率与他们决策的有效性直接相关"。管理者在进行重要决策时，要面对复杂多变的环境及各方面信息的影响，他们需要熟悉有关专业技术、相关知识与沟通技巧，和同事间充分的默契与合作。因此，学习理解管理决策就十分重要。医院护理管理者不管在制订计划、管理病房，还是建立制度或标准等活动中，正确决策都是最重要的核心问题。

一、管理决策的概念

管理决策（management decision）是指为了达到一定的目标，针对需要解决的问题，运用科学的理论和方法，系统地分清主、客观条件，提出各种可行方案并从中选择最佳方案的分析判断过程。决策是内心自主的意识形态活动，这种意识形态活动是基于认知的直觉反映在潜意识中的一种行为过程。管理决策是一种判断，是从若干可行方案中做出选择。如果决策正确，效率就高，效果就好。反之，则难以实施。决策是科学管理的前提和成功的保证。正确的决策需要科学知识，也需要判断力和实践经验，如医院护理部要在医院开展某项护理研究，其中首先在哪个病区试点、何时开始、怎样开展等均离不开决策。

二、管理决策的原则、分类和影响因素

（一）管理决策的原则

科学的管理决策必须遵循的一定原则，才能保证决策的正确性。

1. **科学性原则** 决策必须遵循客观规律，依照科学，实事求是。掌握和运用科学的分析方法和现代科技手段，并进行科学合理的归纳、整理、比较、选择，才能做出科学的决策。

2. **可行性原则** 可行性原则是衡量决策正确性的标志。管理者应从实际出发，分析现有的人力、物力以及财力等主客观条件，预测决策实施后各方面可能产生的影响，以保证决策可行。

3. **时效性原则** 管理决策必须果断，有些管理只在一定时期内有效。但是，并不意味着仓促决策、盲目上马，科学与合理是时效原则的前提。

4. **对比择优原则** 正确的决策，必须建立在多种备选方案的对比之上。只有充分进行比较，权衡各自的利弊，才能从中择优选择。因此，应制订两种以上的方案，以便从其中选出一个最佳方案。

5. **集体决策原则** 决策是一项对能力、知识水平要求很高的管理活动。管理者在决策时要克服个人在知识和经验方面的局限性，必须集思广议，充分发挥集体的智慧，调动他人的积极性。但集体决策并不排斥个人在决策中的重要作用。现代医院护理服务内容庞杂，是一个复杂的系统，管理者做决策时一定要听取多方意见，积极采取集体决策，保证决策正确。

（二）管理决策的分类

一般可按不同的标准或分类原则，把决策划分为下列几种。

1. **按照重复程度可将决策分为程序化决策和非程序化决策** 程序化决策适用于可按照既定的程序模式和标准解决一般性问题的决策，如护理核心制度执行程序、规范化病房设置等。非程序化决策适用于解决一次性的、偶然性的问题所做的决策，如护士节庆祝活动的方案决策，紧急突发事件中的护理人力调配决策。

2. **按照重要性可将决策分为战略决策、战术决策及业务决策** 战略决策是针对组织战略

目标的大事进行的决策活动，如医药卫生体制改革决策。战术决策是针对局部的、短期的、具体的行动方案的决策，如护理岗位管理决策。业务决策是针对组织中的一般管理和工作的具体决策活动。如护理服务质量的调查与收集决策、病区护理设备维护和保养决策。

3. 按决策的方式可分为群体决策和个人决策 群体决策适用于所有的决策活动，尤其是对组织能够产生重大的关键性问题的决策，如医院护理工作5年规划、护理绩效改革方案。个人决策多用于日常事务性决策或程序性决策，可以明显地提高决策效率，但决策的效果根据决策者的能力水平等有所不同，应选择性使用。

（三）管理决策的影响因素

1. 决策的情境因素 主要是管理决策时的外部因素及时间因素，在不同情况下，护理管理决策的立足点不同。如某地发生重大突发事件，为了保证完成抢救任务，医院护理部应将主要精力投入抢救中所需护理人力、物力等资源的决策中，决策的着力点在于圆满完成抢救任务。这时的决策和日常护理管理工作中的决策，投入的精力和着力的水平是不同的。

2. 决策的环境因素 决策者对要达到目标的环境影响，必须有清楚的了解。环境包括限制目标的条件和一般环境及其对决策过程的影响程度。人们不可能超出客观可能条件，做出合理决策。如某项护理改革计划在领导支持，人力、物力、财力能够保证到位的情况下，管理决策者决定采用"方案甲"；在领导虽然支持，但人力、物力、财力不能保证到位的情况下，管理决策者决定采用"方案乙"。因此，在不同的环境下，管理决策的过程和方法也不同。

3. 决策者因素 决策者个人的行为特征对决策具有重要影响。表现为护理管理决策者对问题的感知能力、处理信息资料的能力、个人价值观的差异等，均会影响决策。如同样是护士长，在情境、环境因素相同的情况下，由于护理管理决策者对问题的感知方式、个人性格等的差异，对同一问题的决策效果是不同的。优秀的管理决策者应有的决策能力包括：①预测能力；②启发与创新能力；③协调能力；④判断能力；⑤组织能力；⑥应变能力。因此，护理管理者应注重提高个人专业基础知识以及各方面的能力素质等，不断提高科学决策的水平，注重各种因素对决策的影响，科学合理地进行决策。

三、管理决策的程序

科学的管理决策应该按照一定的步骤进行，必须程序化。管理决策的程序如下：

（一）发现问题

由于客观事物的复杂性及主观认识的差异，存在的问题并不容易发现，但是只有准确地找出问题及问题产生的原因、性质，才能确定目标，进行决策，如某医院护理质量一度下降，护理差错率上升，护理部就必须分析质量下降的原因，是技术性问题还是责任心问题？或是护理人力资源配备不足所造成？只有找出原因才能发现问题的实质，确定解决问题的层次。

（二）确立目标

合理的目标是有效决策的前提，确定合理的目标要经过调查和研究的过程。决策目标必须具体明确，有明确的时间要求，以便于考核成效；目标数量不宜过多，应当列出重要的目标，如护理部在去年护理质量达标的基础上，确立今年护理质量标准，其中护理技术操作合格率的目标不低于95%。

（三）价值准则

确定管理决策目标后，还需要依靠价值准则对目标进行判定。通常价值指标分为三类，即学术价值、经济价值和社会价值。决策时应综合考虑以上3方面的要求，确定主、次、缓、急以及在相互发生矛盾时的取舍原则。

（四）拟定方案

现代管理决策的主要特点之一就是要在多方案中选择较好的方案，做出科学决策。拟定的多个方案要有原则性区别，而不是细节上的某些差异，以备比较选择。拟定方案时应广泛采用各种智慧、技术，尽可能地开发创造性思维的方法。拟定的备选方案应尽可能详尽无遗，方案的数量越多、质量越好，选择的余地就会越大。

（五）分析评价

对拟定的各备选方案进行分析和评价，并根据要解决问题的性质，从定量分析和定性分析的角度，对备选方案各自的优劣进行综合评价，并初步确定备选方案优劣的排序。定量分析主要是将各种方案转化为数学模型，求得各模型的解，从而对各方案做出比较科学的评价。定性分析主要是利用人们的知识、经验和能力，根据现有资料和已知情况，对决策方案做出相应的评价。定性分析常主观成分较强、论证不够严密，常需要用定量分析法进行补充，使方案的相互比较成为可能，有利于方案的抉择和优化。

（六）方案选优

方案选优就是从各种拟定的备选方案中权衡利弊做出决断。最后选定的方案并不一定各项指标都最优，但往往是主要指标较好，又能兼顾其他指标。决策者从备选方案中选择一个合理方案，通常采用三种方法，即靠经验、做实验、研究分析。

（七）方案实施

方案实施中的重点是对方案的可靠性加以验证，严格地按决策的方案要求去实施。

（八）追踪决策

决策方案执行以后，应该检查执行实施的结果，检查是否达到预期的目标，并为今后的决策提供信息和积累经验。

以上决策的 8 个步骤为科学决策的一般程序提供了准则，但在实际应用中应当根据具体情况加以适当的调整。

四、管理决策在护理管理中的应用

管理决策贯穿于管理的全过程，也体现在护理管理工作的方方面面，在护理管理中的应用要注意以下几点。

（一）决策是护理管理工作的核心

管理决策的实质就是对未来的行动方向、路线等进行正确的选择。护理管理者，特别是护理部的管理者统筹医院的护理单元设置、护士配备、岗位管理、绩效考核等，这些都是需要决策的重大问题。正确的决策能够指导护理系统朝向正确的方向和合理的路线行动，推动护理专业的发展和护士队伍的整体发展，甚至关系到护理事业的兴衰成败；因此，要充分认识决策在护理管理中的核心作用，采用科学的决策方法进行管理。

（二）决策是增加护理团队凝聚力的保证

一方面，决策明确了组织目标、发展方向和行动配合要求等，因而能使各护理单元、护士的思想和行动有效地协调起来；另一方面，决策的过程充分了解需求和分析原因，也是统一护士思想的过程，这些都能充分调动大家的积极性，增加凝聚力，使有限的资源发挥最大的运转效益。

（三）决策是行为的准则

决策不仅确定了行动方案及具体的行动过程，而且指引整个行动过程，减少盲目性，增加自觉性，同时在实施过程中针对实际情况不断进行调整，力求以最小的成本，获得最大的收益。对于护士这样一支执行力强的队伍，科学的决策无疑于前进的灯塔，为实现预期的护理管理总目标和总任务指明方向。

第六节 预算管理

一、预算的概念

预算（budget）是组织在一定期限内将所预期的收入和所计划的支出，用数据形式表示出来的报告书，从而使有限的经济资源适当地分配给预期和计划的各项活动。有限的经济资源指金钱、物品和人员。预算是计划的数量说明，是经营决策的具体化，代表了管理者的目标、期望，全面而系统体现着经营决策的经济效果。预算的功能是规划和控制成本，但预算只是控制成本的工具之一，受到人的评估、判断、理解能力的影响。预算在行政管理中属于计划职能的一部分，事先规划、做好预算是医院经营成功的关键。同时，要实现成功的成本控制，预算十分重要。

二、预算管理的目的

预算管理的目的主要包括三个方面：

（一）有效地运用资源

预算主要是控制成本而非减少成本，其关键点是有效地利用有限的财务及非财务资源，明确控制收入和支出，避免失控。

（二）明确目标

编制预算就是制订目标，编制预算的过程也是制订和明确目标的过程；因此，预算实质上是反映管理部门和职工的期望。通过预算平衡，可以把各个部门的工作有机地结合起来，统一于一个共同的奋斗目标中，从而有目的、有计划地安排好各项工作。

（三）进行控制

控制就是用确定的工作标准，对行动进行度量和纠正偏差。预算的本质是以数量化的方式说明管理工作的标准。预算是管理过程的控制，通过协调、限制差异的行动，保证预期目标的实现，鉴别偏差，纠正不利的影响。

三、护理成本控制

（一）成本及护理成本的概念

卫生服务成本（health service cost）是指服务机构在服务过程中所消耗的物化劳动和活劳动价值的货币表现。其中，物化劳动包括房屋、设备设施折旧、材料消耗以及业务活动所开支的各项管理费用；活劳动包括工作人员（专业人员和管理人员）脑力和体力消耗所创造的价值。

成本核算的过程就是追踪和汇总在一项工作上所消耗相关资源的过程，在该项工作上所有的花费都应该计入成本，包括直接成本和间接成本。直接成本指在服务过程中消耗的可依据凭证直接计入成本的费用；间接成本指无法直接计入服务项目而需要经过合理分摊进行分配的成本，如行政管理、后勤部门等消耗的费用。工作总成本 = 直接成本 + 所分摊的间接成本。

护理成本（nursing cost）是指提供护理服务过程中所消耗的护理资源，即为人群提供护理服务的过程中的物化劳动和活劳动所消耗的货币价值。护理成本可分为直接成本和间接成本。护理直接成本是指为开展某项护理服务而消耗的费用，而且所提供护理服务项目的费用可以直接计入，如护理人力成本、护理材料、低值易耗品的消耗等护理费用。间接成本是指无法计入到护理服务项目，而是采取分摊的部分费用，如管理成本、教学研究费用等。

（二）护理成本核算

护理项目成本核算具体包括五个方面：①劳务费；②业务费；③固定资产及设备折旧及维

修；④护理材料和其他材料消耗；⑤管理、教学、研究费。

1. 劳务费 即护理人力成本，是在护理服务过程中所消耗的人力资源价值，是护理人员提供服务的活劳动方面的补偿。除此以外，管理人员的工资和非直接参与提供护理服务人员的工资也应通过成本转移向提供护理服务的护理单元或个人进行人力成本分摊。

2. 业务费 是指在提供护理服务过程中所需的消耗性费用开支，其形态在活动中一次性消耗，其价值全部一次转入服务成本，包括水费、电费、燃料费、清洁洗涤费、小修理费、职工培训费、科研费和其他不易归类的各种业务费。

3. 固定资产及设备折旧及维修 固定资产折旧是指固定资产在一定时期内转移到卫生服务中的价值的货币表现，固定资产具体包括房屋建筑、仪器设备、家具及各种电器价值总和。

4. 护理材料和其他材料消耗 是提供护理服务过程中一次性消耗的材料，包括医用卫生材料和其他材料。护理材料 = 材料含税单价 × 实际消耗量。

5. 管理、教学、研究费 主要是指护理人员开展管理、教学研究、培训等过程中的费用。

除此之外，护理成本核算还应分摊间接成本。进行间接成本的分摊要选择合适的分摊方法和适当的分摊原则，此处不再赘述。

（三）护理成本控制

护理成本控制是指预先制订合理目标，按照目标执行，将执行结果与目标比较，列出差异的项目，再给予分析、检讨、改正，以使成本降至最低。护理成本控制是医院经济管理的重要手段，是医院增加经济效益的最佳途径。护理成本控制的基本程序包括：

1. 制订成本控制标准 成本控制标准是用来判断和评价工作完成效果与效率的尺度，以此作为检查、衡量、评价实际成本水平的成本目标。成本控制标准的制订是运用一定的技术经济方法，预测未来成本水平及其变动趋势，在预测、分析多个成本方案的基础上，选择最佳的成本方案。

2. 执行成本控制标准 在实施成本控制的过程中，要根据成本形成的不同特点，根据成本计划确定的目标成本，审核费用开支和资源的耗用，监督成本的发生和形成。

3. 修正成本差异 将根据成本计划预定的目标成本，作为成本控制的标准尺度，与实际发生的费用进行分析比较来计算成本差异。

4. 评估成本控制绩效 在一定的成本计划期间，根据成本计划预定的成本目标，以及执行过程中成本差异的修正情况，对成本控制的绩效进行综合考核，评估执行的效果，总结成功的经验，研究改进方法，为下一周期的成本控制提供可靠的数据资料。

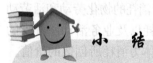

小　结

1. 计划是管理的首要职能，具有目的性、指导性、普遍性、效率性、原则性与灵活性的特性。其目的主要是为了预测变化，减少不确定性，以便更合理地利用资源，提高组织效率，提供考核和控制的依据，实现组织目标，保障患者安全，保证护理质量。

2. 目标管理是指由组织中的管理者和员工共同制订目标，在工作中由员工实行自我控制并努力完成工作目标的管理过程。它主要包括制订目标、目标分解，目标实施，检查实施结果及奖惩、信息反馈及处理五个流程。目标管理在管理中具有导向作用、激励作用、协调作用以及标准作用。

3. 项目管理是指项目管理者为了完成一个既定的目标在有限的资源约束时间范围内，通过有效的计划、组织、领导、管理与控制，对项目涉及的全部工作进行项目管理，

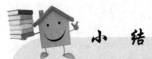 小　结

包括计划、组织、管理三个基本过程。项目管理包括启动过程、计划过程、实施过程、控制过程和结束过程五个过程。

4. 时间管理是指在同样的时间消耗情况下，为提高时间的利用率和有效性而进行的一系列活动。时间管理过程包括设定目标、按照轻重缓急的原则排出目标的次序、列出为实现目标所必需进行的具体活动、为实现每个目标所需进行的活动排出先后顺序、按照事件的优先顺序排出活动日程。

5. 管理决策在管理活动中具有重要的地位和作用，它是管理活动得以发挥的核心，也是科学管理的前提和成功的保证。管理决策通过发现问题、确立目标、价值准则、拟定方案、分析评价、方案选优、方案实施、追踪决策 8 个程序进行。

6. 预算（budget）是组织在一定期限内将所预期的收入和所计划的支出，用数据形式表示出来的报告书，以便使有限的经济资源适当地分配给预期和计划的各项活动。预算管理的目的之一是控制护理成本，护理成本核算包括五个方面：①劳务费；②业务费；③固定资产及设备折旧及维修；④护理材料和其他材料消耗；⑤管理、教学、研究费。

 思考题

1. 什么是计划，计划的核心内容有哪些？

2. 什么是目标管理，目标管理在护理管理工作中的作用有哪些？你认为在护理管理中应用目标管理会面临哪些困难？

3. 什么是时间管理，时间管理的过程和意义有哪些？

4. 管理决策的基本原则是什么？

5. 护理成本控制的基本程序包括哪些？

（韩　琳）

第三章思考题参考答案

第四章 组 织

学习目标

通过本章内容的学习，学生应能够：
◎ **识记**
1. 描述组织的定义和类型。
2. 描述组织结构的定义和基本形式。
3. 描述工作团队的定义、构成和类型。
◎ **理解**
1. 说明组织设计的原则、高绩效团队的特征。
2. 说明组织变革的模式。
◎ **运用**
1. 运用组织设计的相关知识进行组织设计。
2. 运用护理管理组织框架的相关理论合理设计组织框架。
3. 运用相关知识进行护理组织变革和流程再造。
4. 运用相关知识进行护理组织文化的建设。

组织是一个"确定所要完成任务、由谁来完成任务以及如何管理和协调这些任务的过程"。组织职能实质上是要设计和维持一套职位系统，使人们在从事集体活动中合理分工合作，以实现共同目标。在现代社会生活中，组织是人们按照一定的目的、任务和形式编制起来的社会集团，组织不仅是社会的细胞、社会的基本单元，而且可以说是社会的基础。组织职能最重要的工作是根据组织的战略目标和经营目标进行组织结构的设计、岗位设计、人员配备、组织变革发展和文化等。

第一节 组织的概述

一、组织的概念

（一）组织的含义

从广义上说，组织（organizations）是指由诸多要素按照一定方式相互联系起来的系统。从狭义上说，组织就是指人们为实现一定的目标，互相协作结合而成的集体或团体，如党团组织、工会组织、机构、军事组织等。狭义的组织专门指人群而言，运用于社会管理之中。

（二）组织的类型

1. 直线制 直线制是一种最简单的集权式组织结构形式，又称军队式结构。其领导关系按垂直系统建立，不设立专门的职能机构，自上而下形同直线。优点：①结构简单、指挥系统清晰、统一；②责权关系明确；③横向联系少，内部协调容易；④信息沟通迅速，解决问题及时，管理效率比较高。缺点是缺乏专业化的管理分工，经营管理事务依赖于少数几个人，要求机构领导人必须是全才。当机构规模扩大时，管理工作会超过个人能力所限，不利于集中精力研究机构管理的重大问题。适用范围是规模较小或业务活动简单、稳定的机构。

2．直线职能制 直线职能制是一种以直线制结构为基础，在院长领导下设置相应的职能部门，实行院长统一指挥与职能部门参谋、指导相结合的组织结构形式。直线职能制是一种集权与分权相结合的组织结构形式。院长对业务和职能部门均实行垂直式领导，各级直线管理人员在职权范围内对直接下属有指挥和命令的权力，并对此承担全部责任。职能管理部门是院长的参谋和助手，没有直接指挥权，它与业务部门的关系只是一种指导关系，而非领导关系。优点是既能保证统一指挥，又可以发挥职能管理部门的参谋、指导作用，弥补不足。缺点：①横向联系、协作困难；②请示，汇报，无大问题。适用范围是规模中等的机构。随着规模的进一步扩大，将倾向于更多的分权。

3．事业部制 事业部制也称分权制结构，是一种在直线职能制基础上演变而成的现代机构组织结构。事业部制结构遵循"集中决策，分散经营"的总原则，实行集中决策指导下的分散经营，按产品、地区和顾客等标志将机构划分为若干相对独立的经营单位，分别组成事业部。各事业部可根据需要设置相应的职能部门。优点：①权力下放，有利于管理高层人员从日常行政事务中摆脱出来，集中精力考虑重大战略问题；②各事业部主管拥有很大的自主权，有助于增强其责任感，发挥主动性和创造性，提高机构经营适应能力；③各事业部集中从事某一方面的经营活动，实现高度专业化，整个机构可以容纳若干经营特点有很大差别的事业部，形成大型联合机构，各事业部经营责任和权限明确，物质利益与经营状况紧密挂钩。缺点：①容易造成机构重叠，管理人员膨胀；②各事业部独立性强，考虑问题时容易忽视机构整体利益。适用范围是规模大、业务多样化、市场环境差异大、要求具有较强适应性的机构。

4．分权化组织结构 分权化组织包括联邦分权化结构与模拟分权化结构两种类似的组织结构形式。联邦分权化组织是在机构之下有一群独立的经营单位，每一单位都自行负责本身的绩效、成果以及对机构的贡献；每一单位具有自身的管理层；联邦分权化组织的业务虽然是独立的，但机构的行政管理却是集权化的。模拟分权化组织是指组织结构中的组成单位并不是真正的事业部门，而组织在管理上却将其视之为一个独立的事业部；这些"事业部"具有较大的自主权，相互之间存在有供销关系等联系。优点：①可以降低集权化程度，弱化直线制组织结构的不利影响；②提高下属部门管理者的责任心，促进权责的结合，提高组织的绩效；③减少高层管理者的管理决策工作，提高高层管理者的管理效率。缺点：①由于各事业部利益的独立性，容易各自为政，忽视长远发展和整体利益，影响各部门间的协调；②在机构总部与事业部内部都要设置职能机构，容易造成组织机构重叠，管理人员膨胀，成本上升；③在对事业部授权的权限尚难以把握，不是过于集权就是有些松散，权限的划分成为各机构最复杂、最棘手的管理难题。适用范围：①不稳定、不确定的环境；②大型组织；③以产品专门化和创新为目标的组织。

5．矩阵制 矩阵制是由职能部门系列和为完成某一临时任务而组建的项目小组系列组成，最大特点在于具有双道命令系统。这种组织打破了"一人一个老板"的命令统一原则，使一个员工同时接受两个方面的领导，即这一结构中的执行人员既受纵向各职能部门领导，又同时接收水平项目小组的领导。优点：①将机构横向、纵向进行了很好的联合；②能在不增加人员的前提下，将不同部门专业人员集中起来；③较好地解决了组织结构相对稳定和管理任务多变之间的矛盾；④实现了机构综合管理与专业管理的结合。缺点：①组织关系比较复杂，可能造成多重领导，导致无效冲突和短期管理危机；②人员容易产生临时工作心理，造成工作不细不深入；③项目与部门间的协调成本可能大幅提高；④员工分配到多个部门，可能产生困惑、压力和焦虑。适用范围：①因技术发展迅速、产品品种多而创新性强、管理复杂，机构外界环境具有较大的复杂性和不确定性的协作项目；②需要组织关注产品和专业技能整体的项目；需要资源共享的项目。

二、组织设计

（一）组织设计的含义

组织设计（organizations designing）是一个动态的工作过程，包含了众多的工作内容。科学的进行组织设计，要根据组织设计的内在规律性有步骤地进行，才能取得良好效果。组织设计可能三种情况：①新建的机构需要进行组织结构设计；②原有组织结构出现较大的问题或机构的目标发生变化，原有组织结构需要进行重新评价和设计；③组织结构需要进行局部的调整和完善。

（二）组织设计的原则

设计组织结构要从垂直分工和水平分工的合理性、组织的统一性和灵活性以及效率效益几方面出发，遵循以下一般原则：

1．精简原则 精简原则是指组织结构的设计与组织目标任务相适应，根据任务设置机构，包括管理层次和部门设置的合理性。这一原则要求：①管理层次要与垂直分工的精细程度相适应，考虑管理等级之间的沟通和联络；②部门划分精细适当，要有明确的职责和足够的工作量；③每个部门的规模（即人员配备）与其任务相适应，无人浮于事的现象。一个组织整体只有结构合理，其内部比例恰当，机构精悍十分重要，这样才能有效率。如果机构重叠、臃肿，必然会人浮于事、权责不清，难以达到有效沟通和联络。精简的重点应该突出"精"，以精求简、精干高效。简而不精、势单力薄，既不符合组织建设的目的，也不利于完成组织任务。

2．权责对等原则 权力和责任是同一事物的两个方面。权责对等原则是指组织中确定的职权和职责必须对等，即每一管理层次上的各个职位既要赋予其具体的职位权限，又要规定对该职位职权相对应的职责范围。这一原则要求职权与职位职责相对应，职责与职位职权相对应，不允许职权程度大于或小于职责程度；职责职权要形成规范，使各职位之间的权力责任关系清晰，指挥明确，以减少组织中的重复、抵消、推诿、扯皮、争权、卸责等权责不清的现象，提高组织的工作效率。

3．统一指挥原则 统一指挥原则是指组织设计必须使组织的各分系统和个人在完成任务的过程中必须服从一个上级的命令和指挥，以达到协调统一。统一指挥原则要求指挥命令系统明确，即上下级之间的权力、责任和联系渠道必须明确，一个下级只接受来自一个上级的决策和命令，不得政出多门，上级对下级不得越级指挥。"多头领导"和"政出多门"是造成权责不清、管理混乱的主要根源，因此一定要杜绝。

4．灵活性原则 结构设计应该使组织内部的部门和机构最大限度地发挥其主观能动性，同时可以根据内外条件的变化，自行调整一部分部门范围内的组织工作，而并不牵动整体结构的变化，增强整体结构稳定条件下的内部灵活性。这一原则要求集中统一管理必须与各管理层次和各部门的分权相结合，分工与协作要紧密结合，使相对静态的组织结构与动态环境变化相适应。

5．效率效益原则 效率效益是设置组织结构的最根本的准则。效率是组织结构合理协调的标志，效益则是设置组织结构的目的，规定了组织活动必须达到一个什么样的目标。这一原则要求所设计的组织结构必须能实现效率运转，而组织活动的结果必须有一定的效益。

6．管理宽度原则 管理宽度原则是指宽度的有限性决定了管理宽度的确定要因不同的组织与管理者及被管理者的具体情况而定。这一原则要求确定管理宽度必须分析影响宽度的直接

因素与间接因素，以使主管人员能确定一个适合自己的宽度，避免主管人员的能力过剩和能力不足

7．目标明确和分工协作原则

（1）目标原则：任何一个组织，都有其特定的目标，组织结构为实现组织的目标而设置。组织结构的调整、合并、增加、减少都应以是否对其实现目标有利为衡量标准，而不能有其他标准。在设计组织结构时，一定要首先明确组织目标是什么，每个分支机构的分目标是什么，以及每个人的工作是什么，根据目标来设置相应的机构，即因事设机构、设职务、配人员，而不能因人设职务、因职"找"事，即先把人调进来。然后再"找"事安排职务，设立机构。"无事可做"的组织机构取消不了；出现"有人无事干"，"有事无人干"的怪现象。这是一种"先请菩萨后搭庙"的做法。这种做法就会产生机构臃肿，人浮于事之类的问题。

（2）分工协作原则：组织目标的实现，要靠组织全体成员共同的努力。这就要求组织必须坚持分工协作原则，把组织目标分解并落实到各个部门各层次和各个成员，这就是分工。分工规定各个部门、各层次和各成员的工作内容，工作范围，即明确干什么的问题。有分工还必须有协作。为了确保组织目标的完成，组织内各部门、各岗位都必须进行协作。协作就是要规定各个部门、各层次和各岗位相互之间的关系，协调配合的方法。如果组织内各部门、各岗位不协调一致，相互间的力量就会削弱和抵消，组织的职能将受到严重削弱。

8．弹性原则 组织结构要富有弹性，要根据客观情况的变化实行动态管理。组织是整个社会环境的一部分，组织与社会环境的密切关系，它受社会的政治、经济、文化等因素的制约。组织内的各个方面因素也在不断地变化着。组织结构既要有相对的稳定性，不要轻易变动，又必须随组织内部和外部条件的变化，根据长远目标做出相应的调整，使组织结构具有弹性。墨守成规，长期不变的管理结构，不符合组织结构设计的弹性原则，它抑制职工的积极性与创造性。组织结构的弹性原则要求组织定期分析社会环境、组织内的人的因素及技术因素等的变化，对管理进行适当的调整与改进，这样才能使组织适应情况的变化。

（三）组织设计的步骤

1．设计原则的确定 根据机构的目标和特点，确定组织设计的方针、原则和主要参数。

2．职能分析和设计 确定管理职能及其结构，层层分解到各项管理业务和工作中，进行管理业务的总设计。

3．结构框架的设计 设计各个管理层次、部门、岗位及其责任、权力，具体表现为确定机构的组织系统图。

4．联系方式的设计 进行控制、信息交流、综合、协调等方式和制度的设计。

5．管理规范的设计 主要设计管理工作程序、管理工作标准和管理工作方法，作为管理人员的行为规范。

6．人员培训和配备 根据结构设计，定质、定量地配备各级管理人员。

7．运行制度的设计 设计管理部门和人员绩效考核制度，设计精神鼓励和工资奖励制度，设计管理人员培训制度。

8．反馈和修正 将运行过程中的信息反馈回去，定期或不定期地对上述各项设计进行必要的修正。

三、组织结构

（一）组织结构的含义

组织结构（organizational structure）是表明组织各部分排列顺序、空间位置、聚散状态、联系方式以及各要素之间相互关系的一种模式，是整个管理系统的"框架"。组织结构是组织的全体成员为实现组织目标，在管理工作中进行分工协作，在职务范围、责任、权利方面所形

成的结构体系，其本质是为实现组织战略目标而采取的一种分工协作体系，组织结构必须随着组织的重大战略调整而调整。

（二）组织结构的基本形式

1．职能结构 是指实现组织目标所需的各项业务工作以及比例和关系，其维度包括职能交叉（重叠）、职能冗余、职能缺失、职能割裂（或衔接不足）、职能分散、职能分工过细、职能错位、职能弱化等方面。

2．层次结构 是指管理层次的构成及管理者所管理的人数（纵向结构），其维度包括管理人员分管职能的相似性、管理幅度、授权范围、决策复杂性、指导与控制的工作量、下属专业分工的相近性等。

3．部门结构 是指各管理部门的构成（横向结构），其维度主要是一些关键部门是否缺失或优化。从组织总体形态，各部门一、二级结构进行分析。

4．职权结构 是指各层次、各部门在权力和责任方面的分工及相互关系。主要涉及部门、岗位之间权责关系是否对等。

第二节 医疗卫生组织

一、我国的卫生组织

（一）我国的卫生行政组织

卫生行政组织是指各级政府中负责医疗卫生行政工作的部门，在卫生工作方面行使政权的国家权力机关，如国家卫生和计划生育委员会和各省、自治区卫生和计划生育委员会、各市、县卫生和计划生育委员会。卫生行政组织是贯彻执行党和政府的卫生工作方针政策、领导全国和地方卫生工作、制订卫生事业发展规划、制订医药卫生法规和督促检查的机构系统。各级卫生行政系统的主要任务是贯彻党和国家的方针、政策和各项规章制度；根据实际情况制订卫生事业发展规划，并监督检查；总结、推广、交流好的经验；调查了解实际情况等。卫生行政组织具有权威性、服务性、系统性、科学性、法律性五个特征。卫生行政组织是国家政权在卫生工作方面的代表，它凭借国家赋予的权利执行卫生行政公务。

（二）我国的卫生事业组织

卫生事业组织也叫卫生业务组织，是开展业务的各类专业机构，负责具体的执法、业务工作等的实施，卫生事业组织包括负责行政执法的卫生监督局（所），负责传染病、慢性病预防控制的疾病预防控制中心，负责妇幼卫生的妇幼保健院，负责药品、生物制品、卫生材料的生产、供销及管理、检定的药品检定所，生物制品研究所，还有医学院校、医学科研机构、各级医院、乡镇卫生院等。

（三）我国的群众性卫生组织

群众性卫生组织是由专业或非专业人员在行政部门的领导下，按不同任务所设置的机构，可分为三类，第一类是由国家机关和人民团体的代表组成的群众卫生组织，其主要任务是协调有关方面的力量，推进卫生防病的群众性卫生组织，如爱国卫生运动委员会；第二类是由卫生专业人员组成的学术团体，如中华医学会、中华护理学会等；第三类是由广大群众卫生积极分子组成的基层群众卫生组织，如红十字会，其主要任务是发动群众开展卫生工作，宣传卫生知识，组织自救互救活动，开展社会服务活动和福利救济工作等。

二、医院组织

（一）医院的概念

医院（hospital）是指以向人提供医疗护理服务为主要目的的医疗机构，备有一定数量的病床设施、医疗设备和医务人员等，运用医学科学理论和技术，通过医务人员的集体协作，对个人或特定人群进行防病治病的场所，其服务对象不仅包括患者和伤员，也包括处于特定生理状态的健康人（如孕妇、产妇、新生儿）以及完全健康的人（如来医院进行体格检查或口腔清洁的人）。医院一词是来自于拉丁文原意为"客人"，最初设立时，是供人避难的场所，还备有娱乐节目，使来者舒适，有招待意图。后来，才逐渐成为收容和治疗患者的专门机构。医院有以下三种分类方法：①按收治范围分为综合医院和专科医院；②按分级管理分为一级医院（甲、乙、丙等）、二级医院（甲、乙、丙等）、三级医院（特、甲、乙、丙等）三级十等；③按经营目的分为非营利和营利性医院。

（二）医院的基本功能

1. 医疗 医院的主要功能。医院医疗工作是以诊治和护理两大业务为主体，并与医院医技部门密切配合形成医疗整体为患者服务。医院医疗分为门诊医疗、住院医疗、急救医疗和康复医疗。门诊急诊诊疗是第一线；住院诊疗是针对疑难、复杂、危重的患者进行；康复医疗是运用物理、心理等方法，纠正因疾病引起的功能障碍或心理失衡，达到预期效果。

2. 教学 任何医院都有这种功能。医学教育的特点是每个不同专业不同层次的卫生技术人员，经过学校教育后，必须进行临床实践教育和实习阶段。即使毕业后在职人员也需不断进行继续教育，更新知识和技术训练，才能熟练掌握各种医疗技能和提高医疗质量，以适应医学科技发展的需要。医学教育任务的比重，可根据医院性质做决定。

3. 科学研究 是医院另一个基本任务。医院是医疗实践的场所，许多临床上的问题是科学研究的课题，通过研究解决了医疗中的难点，又能推动医疗教学的发展，医学科学的发展需要医院的参与。

4. 预防和社区卫生服务 医院不仅诊治患者，更要进行预防保健工作，成为人民群众健康保健的服务中心。在人人享有卫生保健的全球目标中，各级医院要发挥预防保健功能，开展社区医疗和家庭服务；进行健康教育和普及卫生知识；指导基层做好计划生育工作、健康咨询和疾病普查工作；提倡健康的生活行为和加强自我保健意识；延长寿命和提高生活质量等，使医院向社区提供全面的医疗卫生保健服务。

（三）医院的组织结构

医院组织结构是医院为实现组织整体目标而进行分工协作，在职务范围、责任和权利等方面进行划分所形成的结构体系。医院组织结构模式的选择主要受医院任务目标、医院内外环境、技术和医院本身的特性影响，大的综合性医院与小医院的组织结构有差异，综合医院和专科医院的结构也有差异。医院组织结构在根本上决定着医院的性质和功能，决定着医院内部信息沟通的方式和权利责任关系。医院就是在这个基础上，通过各组织要素的互动，最终实现组织的目标。医院常见的组织结构有：

1. 党群组织 包括党组织书记、党委办公室、工会、共青团、妇女、宣传、纪检、监察等。

2. 行政管理组织 包括院长、院长办公室、医务、护理、科研、教学、防保、设备、信息、财务、后勤、门诊等。

3. 临床业务组织 包括内、外、妇、儿、五官、皮肤、麻醉、中医、风湿、传染病等。

4. 护理组织 包括门急诊、病房、供应室、手术室、护理服务中心、医技科室等护理岗位。

5. 医技组织 包括药剂、检验、影像、理疗、心电、中心实验室等。

三、护理组织

（一）卫生行政部门的护理管理组织

我国的卫生行政部门所属的护理管理系统是国务院卫生部下设的医政司护理处，是卫生部主管护理工作的职能机构，负责制订全国城乡医疗机构有关护理工作的政策法规、规划、管理条例、工作制度、职责、技术质量标准、人员编制等；配合教育人事部门对护理教育和人事等进行管理；并通过"卫生部护理中心"进行护理质量控制、专业骨干培训、技术指导和国际交流。

（二）医院的护理管理组织

我国医院内护理管理组织多次变更，20 世纪 50 年代初，医院护理工作实行科主任负责制，未设护理部。50 年代末 60 年代初陆续建立护理部，是负责全院护士的管理机构。卫生部于 1978 年发布《关于加强护理工作的意见》后，整顿了医院护理秩序，开始逐步完善护理管理组织。1986 年，在全国首届护理工作会议上，卫生部提出《关于加强护理工作领导 理顺管理体制的意见》中要求大医院设护理副院长。卫生部公布的医院工作人员职责中也明确规定了护理部主任对各科护士长进行直接领导的管理体制。护理部从医务部中独立出来，成为医院重要的职能部门。护理管理组织框架的基本要求如下：① 300 张病床以上的医院设护理部，实行护理部主任、科护士长、病房护士长三级负责制；② 300 张床以下的医院实行总护士长、病房护士长二级负责制；③ 100 张床以上或 3 个护理单元以上的大科，以及任务繁重的急诊科、手术室、门诊部设科护士长一名；④病房管理实行护士长负责制，病房护士长在科护士长领导下和病房主治医师配合做好病房管理工作。

第三节　工作团队

一、工作团队的概念

（一）工作团队的含义

工作团队（work team）是指由两个或者以上具备互补知识与技能的人员组成，具有共同目标及具体的、可衡量的绩效目标的正式群体。现实中高效的工作团队对提高机构绩效、员工满意度等方面有重要作用，是机构的主力军。

（二）工作团队的构成

1. 目标（purpose） 团队应该有一个既定的目标，团队失去目标后，团队成员就不知道上何处去，这个团队存在的价值可能就要打折扣，没有目标的团队是没有存在价值的。此外，团队的目标必须与组织的目标一致，还可以把大目标分成小目标，具体分到各个团队成员身上，大家合力实现这个共同的目标。同时，目标还应该有效地向大众传播，让团队内外的成员都知道这些目标，以此激励所有的人为这个目标去工作。

2. 人（people） 在一个团队中可能需要各种不同的人通过分工来共同完成团队的目标，有人出主意，有人订计划，有人实施，有人协调不同的人一起去工作，还有人去监督团队工作的进展，评价团队最终的贡献。人是构成团队最核心的力量，人员的选择是团队中非常重要的一个部分。在人员选择方面要考虑人员的个性特点，能力如何，技能是否互补，人员的经验等。

3. 定位（place） 团队的定位包含两层意思，一是团队作为整体的定位，如团队在机构中处于什么位置，由谁选择和决定团队的成员，团队最终应对谁负责，团队采取什么方式激励下属等；二是个体在团队中的定位，如作为团队成员在团队中扮演什么角色，具体承担哪些工作和任务等。

4．**权限（power）** 团队当中领导人的权力大小跟团队的发展阶段相关。一般来说，越趋于成熟的团队，其领导者所拥有的权力相应越小，在团队发展的初期阶段，领导权会相对比较集中。团队权限关系主要表现在以下两个方面，一是决定权，即整个团队在组织中拥有的决定权，如财务决定权、人事决定权、信息决定权等；二是组织特征，如组织的规模，团队的数量，组织对于团队的授权有多大，团队的业务类型等。

5．**计划（plan）** 计划有两个层面的含义，一是目标最终的实现，需要一系列具体的行动方案，可以把计划理解成目标的具体工作的程序；二是提前按计划进行可以保证团队的顺利进度。只有在计划的操作下，团队才会一步一步地贴近目标，从而最终实现目标。

（三）工作团队的基本特征

1．**明确的目标** 团队成员清楚地了解所要达到的目标，以及目标所包含的重大现实意义。

2．**相关的技能** 团队成员具备实现目标所需要的基本技能，并能够良好合作。

3．**相互间信任** 每个人对团队内其他人的品行和能力都确信不疑。

4．**共同的诺言** 这是团队成员对完成目标的奉献精神。

5．**良好的沟通** 团队成员间拥有畅通的信息交流。

6．**谈判的技能** 高效的团队内部成员间角色是经常发生变化，要求团队成员具有充分的谈判技能。

7．**合适的领导** 高效团队的领导往往担任的是教练或后盾的作用，他们对团队提供指导和支持，而不是试图去控制下属。

8．**内部与外部的支持** 既包括内部合理的基础结构，也包括外部给予必要的资源条件。

9．**团队需要执行力，更需要有效战斗力** 任何一个团队领导都要认识到，执行力不等于战斗力，战斗力也不等于有效战斗力。

二、工作团队的类型

（一）按目标和自主权划分

根据团队存在的目的和拥有自主权的大小可将团队分成四种类型：

1．**问题解决型团队** 问题解决型团队的核心点是提高生产质量、提高生产效率、改善机构工作环境等。在这样的团队中成员就如何改变工作程序和工作方法相互交流，提出一些建议。成员几乎没有什么实际权利来根据建议采取行动。一般由同一部门的员工组成，围绕工作中的某一个问题，每周花一定的时间聚集在一起，对问题进行调查、分析并提出意见和建议，一般没有权力或足够的权力付诸行动，如20世纪80年代的"质量圈（QCC）"。

2．**自我管理型团队** 具有更强的纵向一体化特征，拥有更大的自主权。给自我管理工作团队确定了要完成的目标以后，它就有权自主地决定工作分派、工间休息和质量检验方法等。这些团队甚至常可以挑选自己的成员，并让成员相互评价工作成绩，其结果是团队主管的职位变得很不重要，甚至有时被取消。

3．**多功能型团队** 一系列的任务被分派给一个小组，小组然后决定给每个成员分派什么具体的任务，并在任务需要时负责在成员之间轮换工作。

4．**虚拟型团队** 虚拟团队是一个人员群体，虽然他们分散于不同的时间、空间和组织边界，但他们一起工作完成任务。虚拟团队由一些跨地区、跨组织的、通过通讯和信息技术的联结、试图完成组织共同任务的成员组成；虚拟团队可视为以下几方面的结合体：①现代通讯技术；②有效的信任和协同教育；③雇佣最合适的人选进行合作的需要，人员是最为重要的因素。

（二）按职能划分

根据团队的职能，可以将团队分为生产服务团队、项目开发团队、建设决策团队和谈判团队。

1. 生产服务团队 生产服务团队组成人数通常比较多，主要由从事具体生产和服务工作的人员组成。团队成员的组织纪律性要求相对较高，团队的工作大多是从事重复性或程序性的操作，如销售团队、生产大队。

2. 项目开发团队 项目开发团队是由来自不同领域的专家组成的一个混合体，共同完成相关任务。项目开发团队以完成项目为重点，通常有特定的生命周期。团队成员的增减和轮换较为灵活，组成的成员来自组织的的不同部门或不同技术领域，共同承担项目目标责任，如考察团队、项目开发团队。

3. 建议决策团队 建议决策团队是通过团队成员共同分析、探讨、争论，最终做出决策。由于建议决策团队在决策时通常采用投票表决方式，故团队成员的组成人数一般选择单数。团队成员一般比较稳定，团队周期可长可短，如董事会、评定小组。

4. 谈判团队 谈判团队通常由专家和项目负责人组成。团队成员主要从事各种场合的谈判工作，所以团队成员的选择条件要具备较为全面的知识和较强的沟通能力、判断能力和随机应变能力，如采购谈判小组。

三、高绩效团队的特征

（一）清晰的目标

高效的团队对要达到的目标有清楚的理解，并坚信这一目标包含重大的意义和价值。这种目标的重要性还激励着团队成员把个人目标升华到群体目标。在有效的团队中，成员愿意为团队目标做出承诺，清楚地知道希望他们做什么工作，以及他们怎样共同工作并实现目标。

（二）相关技能

高效的团队由一群有能力的成员组成。他们具备实现目标所必须的技术和能力，而且相互之间有良好合作的个人质量，从而能出色完成任务。后者尤为重要，但却常被人们忽视。有精湛技术能力的人并不一定就有处理群体内关系的高超技巧，而高效团队的成员则往往兼而有之。

（三）相互信任的氛围

成员间相互信任是有效团队的显著特征，也就是说，每个成员对其他人的品行和能力都确信不疑。我们在日常的人际关系中都能够体会到，信任这种东西是相当脆弱的。它需要花大量的时间去培养而又很容易被破坏。只有信任他人才能换来被他人的信任，不信任只能导致不被信任。维持群体内的相互信任，还需要引起管理层足够的重视。

（四）一致的承诺

高效的团队成员对团队表现出高度的忠诚和承诺，为了能使群体获得成功，他们愿意去做任何事情，我们把这种忠诚和奉献称为一致承诺。对成功团队的研究发现，团队成员对他们的群体具有认同感，他们把自己属于该群体的身份看作是自我的一个重要方面。承诺一致的特征表现为对群体目标的奉献精神，愿意为实现这一目标而调动和发挥自己的最大潜能。

（五）良好的沟通

毋庸置疑，这是高效团队一个必不可少的特点。群体成员通过畅通的渠道交流信息，包括各种言语和非言语交流，此外，管理层与团队成员之间健康的信息反馈也是良好沟通的重要特征，它有助于管理者指导团队成员的行动，消除误解。就像一对已经共同生活多年、感情深厚的夫妇那样，高效团队中的成员能迅速而准确地了解彼此的想法和情感。

（六）不断探索和调整

以个体为基础进行工作设计时，员工的角色有工作说明、工作纪律、工作程序及其他一些正式或非正式文件明确规定。但对高效的团队来说，其成员角色具有灵活多变性，总在不断进行调整。这就需要成员具备充分的谈判技能。由于团队中的问题和关系时常变换，成员必须能面对和应付这种情况。

（七）恰当的领导

有效的领导者能够让团队跟随自己共同度过最艰难的时期，因为他能为团队指明前途所在，他们向成员阐明变革的可能性，鼓舞团队成员的自信心，帮助他们更充分地了解自己的潜力。优秀的领导者不一定非得指示或控制，高效团队的领导者往往担任的是教练和后盾的角色，他们对团队提供指导和支持，但并不试图去控制它。这不仅适用于自我管理团队，当授权给小组成员时，也适用于任务小组、交叉职能型的团队。对于那些习惯于传统方式的管理者来说，这种从上司到后盾的角色变换，即从发号施令到为团队服务实在是一种困难的转变。当前很多管理者已开始发现这种新型的权力共享方式的好处，或通过领导培训逐渐意识到它的益处。但现实中仍然有些脑筋死板、习惯于专制方式的管理者无法接受这种新观念，这些人应当尽快转换自己的老观念，否则就将被取而代之。

（八）内、外部支持

要成为高效团队的最后一个必需条件就是它的支持环境。从内部条件来看，团队应拥有一个合理的基础结构。这包括适当的培训、一套易于理解的并用以评估员工总体绩效的测量系统、以及一个起支持作用的人力资源系统。恰当的基础结构应能够支持并强化成员行为以取得高绩效水平。从外部条件来看，管理层应给团队提供完成工作所必须的各种资源。

四、有效工作团队的建立与维护

（一）有效工作团队的建立

要建立有效的工作团队，必须具备以下四个条件：①成员们必须理解并赞同团队的目标与使命；②团队成员必须明白并接受他们各自的角色，这些角色包括提合理化建议、支持正确决定、组织预算和工作计划及开拓新思路。如团队成员要就谁将负责收集信息并与其他成员共享信息达成共识；③各成员要对如何完成工作取得一致意见；④团队成员要具有很强的处理人际关系的技巧，如沟通和解决冲突的技巧。为达成上述四个条件，成功地创建有效、团结的工作团队，必须注意以下方面：

1. **清晰的团队目标** 一个有效的团队必须要有一个奋斗目标。团队成员对其所要达到的目标必须有一个清楚的了解，理解这一目标所包含的重大意义，以及对于团队和个人的价值。团队成员要把个人目标与团队目标紧密地结合在一起，通过实现团队目标，体现个人的价值。在有效的团队中，成员愿意为团队目标做出承诺，并付诸于行动。

2. **共同的信念** 一个成功团队的每位成员对其团队都怀有强烈的认同感，他们拥有实现团队目标的共同信念，他们把自己属于该群体的身份看作是自我价值实现的一个重要方面，因而对团队表现出高度的忠诚。有效团队能够调动和发挥团队成员的最大潜能，使每一位成员愿意尽最大努力完成工作。这种共同的信念使团队具有极强的凝聚力和协作力。

3. **成员之间的信任** 成员之间的相互信任是有效团队的必要条件和显著特征，团队中只有每个成员对其他人的品行和能力都确信不疑，团队才有可能协同发挥作用。在日常工作中，人们都意识到人与人之间的信任是很微妙且脆弱的，需要花费大量的时间去培养。每个人只有学会信任他人，才能换来他人的信任，不信任只能导致隔阂。所以，团队中的成员必须要相互信任，否则很难发挥团队的作用。

4. **良好的沟通** 一个有效的团队必不可少的特点之一就是良好的沟通。通过交流信息、看法和经验，能够促进成员的共同进步。管理层与团队成员之间建立良好的信息反馈渠道，也是良好沟通的重要特征，有助于管理者指导团队成员的行动，消除误解。团队中的成员也能迅速、准确地了解彼此的想法和意见。

5. 必要的相关技能 一个优秀的团队必然是高素质的团队，由一群有能力的成员组成。他们具备实现团队目标所必需的技能和素质，相互之间能够很好地合作，从而出色完成任务。团队中的成员必须具备完成团队要求的工作能力和处理群体内部关系的高超技巧。团队中的成员还应具备自我调整的心态和技能，并能随着团队环境的变换，而不断进行自我能力提升和心态的调整，以适应团队工作的需要。

6. 团队领导者的领导能力 任何一个团队，都需要一个强有力的领导者带领团队开展活动。在一个有效运转的团队中，领导者的作用是至关重要的。有效的领导者能够带领团队成员共同度过艰难的时期，为团队指明发展方向，向成员阐明变革的可能性，鼓舞团队成员的自信心，帮助他们更充分地了解自己的潜力。

7. 良好的团队环境 良好的团队环境包括四方面：①团队应拥有一个合理的基础组织结构；②团队应拥有一套易于理解的、用于评估员工总体绩效的测量系统；③团队应有一个利于团队学习的交互平台和终身职业培训体系；④作为一个团队应当具有优秀的文化氛围。如果一个机构的机构文化是积极上进的，崇尚开放、包容、团结协作的作风，并且培养员工的参与意识和自主性，其工作成效往往较高。

（二）有效工作团队的维护

1. 明确一致的目标 管理者与团队成员共同建立目标，融团队目标与个人目标于一体，使个人目标与团队目标高度一致，可以大大提高团队的生产效率。有效目标的建立一般有如下原则：①目标的具体化、可测量化；②清楚地确定时间限制。良好的目标应该是适时的，它不仅需要确定时间限制，而且还要对完成任务的时间进行合理的规定；③运用中等难度的目标。除了上述三个方面以外，定期检查目标进展情况；运用过程目标、表现目标以及成绩目标的组合；利用短期的目标实现长期的目标；设立团队与个人的表现目标等都有利于团队的维护。

2. 良好的团队内部管理

（1）领导：在领导方式上，应较多地采取民主型领导方式，在团队决策上应共商共议，力求最大限度反映民意，切忌独断专行，这样可以使成员之间更友爱，成员相互之间情感更积极，思想更活跃，凝聚力更强。

（2）沟通：在团队内部应有保证足够的沟通时间、适宜的空间或渠道、良好的沟通氛围：①在沟通时间上，可以根据任务的需要安排每天或每周的某个固定时间或其他适宜时间，各成员汇报最近的任务进展情况、新的想法、新发现的问题等，以便能及时调整，避免不必要的人力、物力浪费；②要保证有沟通的空间与渠道，沟通的场所可以选择在办公室、会议室、休息室、餐厅等，渠道可以由面对面交流、电话、网络等，场所与渠道的多样性与优质性可以方便成员间进行快捷、有效的沟通，保证信息在团队内部的畅通以及知识和信息的共享；③营造良好的沟通氛围就是要让各成员敢于表达、愿意表达、能够表达自己的思想，来集思广益。营造良好沟通氛围应注意成员之间应相互信任（信任的四个要素，即获得成效、一致性、诚实和表现关注）、相互尊重彼此的想法、把交流的中心集中在任务上，对事不对人，避免伤及他人感情，团队中的领导或权威人物对成员发言进行评价时要慎重，避免伤害发言者或欲发言者的积极性，为了让成员打开思路，可以对其发言进行追问，不要急于评定其想法的优劣，另外，也可考虑延迟评价。

（3）制订有效的团队规范：团队规范是团队成员认可的并普遍接受的规章和行为模式，可以具体化为团队成员对某种特定行为的认同或反对，区分出某种行为是有益的或是有害的，以此来规范团队成员的行为，鼓励有益的行为，纠正有害的行为，帮助成员了解什么是被期望的行为，提高团队的自我管理、自我控制的能力，促进团队的凝聚力的成长。另外，根据成员的需要不同，合理、恰当地应用激励方式可以增强团队凝聚力；多开展一些积极的团队竞赛活动，通过参与竞争来增强团队凝聚力；搞一些团队拓展培训，使成员在团队活动中体会到团队的重要性而增强团队凝聚力。

第四节　组织变革与流程再造

一、组织变革的概述

（一）组织变革的含义

组织变革（organizational change）是指运用行为科学和相关管理方法，对组织的权利结构、组织规模、沟通渠道、角色设定、组织与其他组织之间的关系，以及对组织成员的观念、态度和行为，成员之间的合作精神等进行有目的的、系统的调整和革新，以适应组织所处的内外环境、技术特征和组织任务等方面的变化，提高组织效能。

（二）组织变革的模式

对于组织变革的必要性，有这样一种流行的认识：要么实施变革，要么就会灭亡。然而事实并非总是如此，有些组织进行了变革，反而加快了灭亡。这里将介绍两种典型的组织变革模式：激进式变革和渐进式变革。激进式变革力求在短时间内，对组织进行大幅度的全面调整，以求彻底打破初态组织模式并迅速建立目的态组织模式。渐进式变革则是通过对组织进行小幅度的局部调整，力求通过一个渐进的过程，实现初态组织模式向目的态组织模式的转变。

1. **激进式**　激进式变革能够以较快的速度达到目的，因为这种变革模式对组织进行的调整是大幅度、全面的，所以变革过程就会较快，会导致组织的平稳性差，严重的时候会导致组织崩溃。这就是为什么许多组织变革反而加速了机构灭亡的原因。与之相反，渐进式变革依靠持续的、小幅度变革来达到目的，波动次数多，变革持续的时间长，这样有利于维持组织的稳定性。两种模式各有利弊，也都有着丰富的实践，应当根据组织的承受能力来选择组织变革模式。激进式变革的一个典型实践是"全员下岗、竞争上岗"。改革开放以来，适应市场经济的要求，许多国内机构进行了大量的管理创新和组织创新。"全员下岗、竞争上岗"的实践即是其中之一。为了克服组织保守，一些机构在组织实践中采取全员下岗，继而再竞争上岗的变革方式。这种方式有些极端，但其中体现了深刻的系统思维。稳定性对于组织至关重要，但是当机构由于领导超前意识差、员工安于现状而陷于超稳定结构时，组织将趋于僵化、保守，会影响组织的发展。小扰动不足以打破初态的稳定性，也就很难达到目的态。"不过正不足以矫枉"，只有通过全员下岗，粉碎长期形成的关系网和利益格局，摆脱原有的吸引子，才能彻底打破初态的稳定性。进一步再通过竞争上岗，激发机构员工的工作热情和对机构的关心，只要竞争是公平、公正、公开的，就有助于形成新的吸引子，把组织引向新的稳定态。此类变革如能成功，其成果具有彻底性。在这个过程中关键是建立新的吸引子，如新的经营目标、新的市场定位、新的激励约束机制等。如果打破原有组织的稳定性之后，不能尽快建立新的吸引子，那么组织将限于混乱甚至毁灭。而且应当意识到变革只是手段，提高组织效能才是目的。如果为了变革而变革，那么会影响组织功能的正常发挥。

2. **渐进式**　渐进式变革是通过局部的修补和调整来实现。美国一家飞机制造机构原有产品仅包括四种类型的直升机。每一种直升机有专门的用途。从技术上来看，没有任何两架飞机是完全相同的，即产品间的差异化程度大，标准化程度低。在激烈的市场竞争条件下，这种生产方式不利于实现规模经济。为了赢得竞争优势，该机构决定变革组织模式。其具体措施是对各部门进行调整组合。首先，由原来各种机型的设计人员共同设计一种基本机型，使之能够与各种附件，如枪、炸弹发射器、电子控制装置等灵活组合，以满足不同客户的需求。然后将各分厂拥有批量生产经验的员工集中起来从事基本机型的生产。原来从事各类机型特殊部件生产的员工，根据新的设计仍旧进行各种附件的专业化生产。这样，通过内部调整，既有利于实现大批量生产，也能够满足市场的多样化需求。这种方式的变革对组织产生的震动较小，而且可以经常性地、局部地进行调整，直至达到目的态。这种变革方式的不利之处在于容易产生路径依赖，导致机构组织长期不能摆脱旧机制的束缚。

（三）组织发展

组织发展是一个利用行为科学的技术和理论，在组织中进行的有计划的变革过程。组织发展指的是在外部或内部的行为科学顾问，或有时被称为变革推动者的帮助下，为提高一个组织解决问题的能力及其外部环境中的变革能力而做的长期努力。组织发展也指的是一个有计划的、涵盖整个组织范围的、同时有高层管理者控制的努力过程，它以提高组织效率和活力为目的，该过程利用行为科学知识，通过在组织的"进程"中实施有计划的干预而进行。

二、组织变革的影响因素

（一）内部因素

1．技术条件的变化 如机构实行技术改造，引进新的设备要求技术服务部门的加强以及技术、生产、营销等部门的调整。

2．人员条件的变化 如人员结构和人员素质的提高等。

3．管理条件的变化 如实行计算机辅助管理，实行优化组合等。

4．组织规模和成长阶段 伴随着组织的发展，组织活动的内容会日趋复杂，人数会逐渐增多，活动的规模和范围会越来越大。组织结构也必须随之调整，才能适应成长后的组织的新情况。组织变革伴随着机构成长的各个时期，不同成长阶段要求不同的组织模式与之相适应。管理者如果不能在组织步入新的发展阶段之际及时地、有针对性变革其组织设计，那就容易引发组织发展的危机。这种危机的有效解决，必须依靠组织结构的变更。

（二）外部因素

1．战略 组织在发展过程中需要不断地对其战略的形式和内容做出不断的调整。新的战略一旦形成，组织结构就应该进行调整、变革，以适应新战略实施的需要。结构追随战略，战略的变化必然带来组织结构的更新。组织战略可以在两个层次上影响组织结构，一是不同的战略要求开展不同的业务和管理活动，由此就影响到管理职务和部门的设计；二是战略重点的改变会引起组织业务活动重心的转移和核心职能的改变，从而使各部门、各职务在组织中的相对位置变化，相应地就要求对各管理职务以及部门之间的关系做出调整。

2．环境 环境变化是导致组织结构变革的一个主要影响力量。外部环境因素可作用于组织，对其管理活动及生产经营活动产生影响，同时，组织还可以作用于环境，可以改变甚至创造适应组织发展所需要的新环境。环境之所以会对组织的结构产生重大的影响，是因为任何组织都或多或少是个开放的系统。组织作为整个社会经济大系统的一个组成部分，与外部的其他社会经济子系统之间存在着各种各样的联系，外部环境的发展和变化必然会对组织结构的设计产生重要的影响。

三、护理的组织变革和流程再造

（一）护理组织变革和流程再造的过程和步骤

成功的组织变革应该遵循以下三个步骤：解冻现状、移动到新状态、重新冻结新变革。按照这一模型，现状可以看做是一种平衡状态，要打破这一平衡状态，解冻是必要的。解冻可以通过增强驱动力使行为脱离现有状态和减弱妨碍脱离现有平衡状态的力量，或这两种方法混合使用。解冻一旦完成，就可以推行本身的变革。但仅引入变革并不能确保它的持久，新的状态

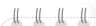

需要加以再冻结。再冻结的目的就是通过平衡驱动力和制约力，使新的状态稳定下来。组织变革的系统模型主要可以分为输入、改革的目标因素、输出三大部分。

　　1．输入　主要输入内部信息和外部信息。内部信息主要包括组织的长处和短处，外部信息主要包括外部的机会与威胁。输入应该与组织的战略相一致。

　　2．改革的目标因素　改革的目标因素有人员、目标、组织安排、社会因素和方法。五个因素以人员为核心，相互影响。人员主要是指人的知识、能力、态度、动机和行为。目标主要包括要达到最终结果、优先考虑的事项、标准、资源、贯穿整个组织的联系。组织安排主要包括政策、程序、角色、结构、奖励和物资条件。社会因素主要包括组织文化、群体过程、人际关系、沟通和领导。方法主要包括：工序、工作流程、工作设计和技术。

　　3．输出　输出代表了一次变革的最终结果。

　　（二）护理组织变革和流程再造的阻力和对策

　　1．阻力　组织变革就是要改变那些不能适应组织的内外环境，阻碍组织可持续发展的各种因素如组织的管理制度、组织文化、员工的工作方式、工作习惯等。这种变革必然会涉及组织的各个层面，引起组织内部个人和部门利益的重新分配。必然会遭到来自组织各个方面的阻力。

　　（1）个人层面：人们对待组织变革的态度与其个性有十分密切的关系。那些敢于接受挑战、乐于创新、具有全局观念，有较强适应能力的人通常变革的意识较为强烈。而那些有强烈成就欲望的人，或是一些因循守旧、心胸狭窄、崇尚稳定的人对变革的容忍度较低，变革的抵触情绪较大。一些依赖性较强，没有主见的组织成员常在变革中不知所措而依附于组织中群体的态度倾向。除此之外，由于变革会打破现状，破坏已有的均衡，必然会损害一部分人的既得利益，这类人常是组织变革的最大抵触者，他们常散布谣言，制造混乱，甚至采取强硬措施抵制变革。个人层面的阻力主要是来源于组织成员的个性心理和经济利益的驱使，变革阻力的力度较小，但却是构成组织变革阻力的基本单元。

　　（2）组织层面：在组织层面上产生变革阻力的因素有很多，既包括了组织结构、规章制度等显性阻力，还包括了组织文化、氛围、组织成员的工作习惯等隐性阻力，由于组织变革会对组织内部各部门、各个群体的利益进行重新分配，那些原本在组织中权利较大、地位较高的部门和群体必然会将变革视为一种威胁。为了保护自身利益常会抵制变革。组织的业务流程再造必然会重组组织的结构，对某些部门、某些层次予以合并、撤减，以及重新进行权责界定，一些处于不利地位的部门和层次就会反对变革。相对组织内的显性阻力而言，组织内的隐性阻力就更加隐蔽，而且一时难以克服。组织内的文化、组织成员的工作方式已经成为一种工作习惯。在长期的工作中，组织成员之间、组织成员与领导之间，组织成员与组织之间已经形成了某种默契或契约，一旦实行变革，就意味着改变组织成员业已形成的工作关系和工作方式，必然会引起组织成员的不满。

　　2．对策

　　（1）组织的人力资源要为组织变革服务：组织成员的个性与其对待变革的态度有着密切的关系。组织在招聘的过程中，就应该引入心理测评，通过测评招聘一些有较强适应能力，敢于接受挑战的组织成员。其次，在组织变革的过程中，组织要加强对组织成员的培训，提高组织成员的知识水平和技能水平，使得组织的人力资源素质和组织变革同步推进。再次，在组织的日常经营过程中，组织应该树立一种团体主义的文化，培养组织成员对组织的归属感，形成一种愿意与组织同甘共苦的组织文化。

　　（2）加强与组织成员的沟通，让组织成员明白变革的意义：在变革实施之前，组织决策者应该营造一种危机感，让组织成员认识到变革的紧迫，了解变革对组织、对自己的好处，并适时地提供有关变革的信息，澄清变革的各种谣言，为变革营造良好的氛围。在变革的实施过程中，要让组织成员理解变革的实施方案，并且要尽可能地听取组织成员的意见和建议，让组织成员参与到变革中来。与此同时，组织还应该时刻地关注组织成员的心理变化，及时与组织成员交流，在适当的时候可以做出某种承诺，以消除组织成员的心理顾虑。

（3）适当地运用激励手段：在组织变革的过程中适当运用激励手段，将达到意想不到的效果。一方面，组织可以在变革实施的过程中，提高组织成员的工资和福利待遇，使组织成员感受到变革的好处和希望。另一方面，组织可以对一些组织成员予以重用，以稳住关键成员，消除他们的顾虑，使他们安心地为组织工作。

（4）引入变革代言人：变革代言人即通常所谓的咨询顾问。在变革的过程中，一些组织成员认为变革的动机带有主观性质，他们认为变革是为了当局者能更好地谋取私利。还有一些组织成员认为变革发动者的能力有限，不能有效地实施变革。而引入变革代言人就能很好地解决上述问题。一方面，咨询顾问通常都是由一些外部专家所组成，他们的知识和能力不容置疑。另一方面，由于变革代言人来自第三方，通常能较为客观地认识组织所面临的问题，较为正确地找到解决的办法。

（5）运用力场分析法：力场分析法是卢因于1951年提出来的，他认为变革是相反方向作用的各种力量一种能动的均衡状态，对于一项变革，组织中既存在变革的动力，又存在变革的阻力，人们应该通过分析变革的动力和阻力，找到变革的突破口。

（6）培植组织的精神领袖：在组织变革的过程中，如果组织有一位强力型的领导者，相对而言，变革的阻力就会很小。由于组织的精神领袖通常具有卓越的人格魅力和非常优秀的工作业绩。由他们发动变革，变革的阻力就会很小。客观而论，在组织中培植精神领袖并不一定是一件好事，但在组织变革的过程中确实能起到立竿见影的效果。

第五节　组织文化

一、组织文化的概念

（一）组织文化的含义

组织文化（organizational culture）是指一个组织在长期发展过程中所形成的价值观、群体意识、道德规范、行为准则、特色、管理风格以及传统习惯的总和，属于管理的软件范围。广义说来，大至联合国、一个国家、民族、地方政府、政党、工会、学生会、小至家庭、朋友等，其实都称为"组织"。但是大部分情况下这个概念应用于形容组织、或各种非营利组织的文化形象。组织文化建设的内容主要包括物质层、行为层、制度层和精神层等四个层次的文化。学习型组织的塑造是组织文化建设的宗旨和追求的目标，从而构成组织文化建设的重要内容。

雪恩（E. H. Schein）认为组织文化是当组织学习去克服外在环境变动的适应问题以及内部组织结构的整合协调问题时，所发现、发展出来的一套基本假设。由于这套基本假设能有效运作，因此得以在组织内不断传承下去，作为组织成员，遇到问题时，如何进行认知思考及感觉的正确方式。依抽象程度，他将组织文化分成三个层次，分别为"器物与创造物"、"价值观"及"基本假设"。基本假设是组织文化的内在精髓，器物与创造物以及价值观是基本假设呈现在外在的方式。在现代管理学里，是一种组织主动通过一系列活动来塑造而成的文化形态，当这种文化被建立起来后，会成为塑造内部员工行为和关系的规范，是组织内部所有人共同遵循的价值观，对维系组织成员的统一性和凝聚力起很大的作用。这种新型管理理论得到了现代组织的广泛重视。一般情况，"组织文化"不容易被改变；因为改变"组织文化"，等于改变众人的"性格"和"习惯"。文化是一种感知，尽管组织成员具有多样化的特征，但其仍用相似的术语描述组织的文化，是文化的共有方面。

（二）组织文化的特征

1. **文化性** 是组织文化区别于组织其他内容的根本点，也是最明显、最重要的特征之一。组织文化以文化的形式表现。

2. **综合性** 组织文化作为一种独特的文化，其内容渗透到组织的各个方面。一个员工的价值观和服务理念不是组织文化的内容，而大部分员工共同的价值观、组织共同的"以人为本"的服务理念才是组织文化的一部分。

3. **整合性** 组织文化具有强大的凝聚力，具有调整员工思想行为的重要作用，使员工认识组织的共同目标和利益，使全体员工行为趋于一致，齐心协力，尽量减少内耗。

4. **自觉性** 组织文化是管理者、组织家、员工在总结经验教训的基础上提出组织文化理念，并应用于实践，从而培养、升华出高水平的组织文化，是员工在高度自觉的努力下形成的，也是组织文化具有管理功能的前提条件。

5. **实践性** 组织文化形成源于实践又服务于实践，作为一种实践工具而存在；另外组织文化的内容与实践密不可分，组织文化是一种实践的文化。

（三）组织文化的作用

1. **导向作用** 所谓导向作用就是通过它对组织的领导者和成员起引导作用。组织文化的导向作用主要体现在以下两个方面：

（1）经营哲学和价值观念的指导：经营哲学决定了组织经营的思维方式和处理问题的法则，这些方式和法则指导经营者进行正确的决策，指导员工采用科学的方法从事生产经营活动。组织共同的价值观规定了组织的价值取向，使员工对事物的评判形成共识，有着共同的价值目标，组织的领导和员工为着他们所认定的价值目标去行动。美国学者托马斯·彼得斯和小罗伯特·沃特曼在《追求卓越》一书中指出"我们研究的所有优秀机构都很清楚他们的主张是什么，并认真建立和形成了机构的价值准则。事实上，一个机构缺乏明确的价值准则或价值观念不正确，我们则怀疑它是否有可能获得经营上的成功。"

（2）组织目标的指引：组织目标代表着组织发展的方向，没有正确的目标就等于迷失了方向。完美的组织文化会从实际出发，以科学的态度去制立组织的发展目标，这种目标一定具有可行性和科学性。组织员工就是在这一目标的指导下从事生产经营活动。

2. **约束作用** 组织文化的约束作用主要是通过完善管理制度和道德规范来实现。

（1）有效规章制度的约束：组织制度是组织文化的内容之一。组织制度是组织内部的法规，组织的领导者和组织职工必须遵守和执行，从而形成约束力。

（2）道德规范的约束：道德规范是从伦理关系的角度来约束组织领导者和员工的行为。如果人们违背了道德规范的要求，就会受到舆论的谴责，心理上会感到内疚。

3. **凝聚作用** 组织文化以人为本，尊重人的感情，从而在组织中造成了一种团结友爱、相互信任的和睦气氛，强化了团体意识，使组织成员之间形成强大的凝聚力和向心力。共同的价值观念形成了共同的目标和理想，组织成员把组织看成是一个命运共同体，把本职工作看成是实现共同目标的重要组成部分，整个组织步调一致，形成统一的整体。

4. **激励作用** 共同的价值观念使每个职工都感到自己存在和行为的价值，自我价值的实现是人的最高精神需求的一种满足，这种满足必将形成强大的激励。在以人为本的组织文化氛围中，领导与组织成员、组织成员之间互相关心、互相支持。特别是领导对组织成员的关心，组织成员会感到受人尊重，自然会振奋精神，努力工作。组织精神和组织形象对组织成员有着极大的鼓舞作用，特别是组织文化建设取得成功，在社会上产生影响时，组织成员会产生强烈的荣誉感和自豪感，他们会加倍努力，用自己的实际行动去维护组织的荣誉和形象。

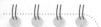

5．调适作用　调适就是调整和适应。组织各部门之间、职工之间，由于各种原因难免会产生一些矛盾，解决这些矛盾需要各自进行自我调节。组织与环境、与顾客、与组织、与国家、与社会之间都会存在不协调、不适应之处，这也需要进行调整和适应。组织哲学和组织道德规范使经营者和普通员工能科学地处理这些矛盾，自觉地约束自己。完美的组织形象就是进行这些调节的结果。调适作用实际也是组织能动作用的一种表现。

6．辐射作用　组织文化关系到组织的公众形象、公众态度、公众舆论和品牌美誉度。组织文化不仅在组织内部发挥作用，对组织员工产生影响，通过传播媒体，公共关系活动等各种渠道对社会产生影响，向社会辐射。组织文化的传播对树立组织在公众中的形象有很大帮助，优秀的组织文化对社会文化的发展有很大的影响。

二、护理组织文化的概念和特点

（一）护理组织文化的概念

护理组织文化是在一定的社会文化基础上形成的具有护理专业自身特征的一种群体文化。它是被全体护理人员接受的价值观念和行为准则，也是全体护理人员在实践中创造出来的物质成果和精神成果的集中表现。

（二）护理组织文化的特点

1．易接受性　护理组织文化应容易被护理人员理解、认同和接受，尤其是制度文化和精神文化的建设，要做深入的宣传、探索和研究，以增进护理管理者和护理人员的认同感。

2．群众性　护理组织文化要求每一位护理人员积极参与。

3．针对性　护理文化建设是一项系统工程，既要考虑共性要求，又要根据自身的实际情况建设。

4．独特性　设计和培育护理文化，要体现护理专业的个性；由于每个医院形成发展的条件不同、规模和技术专长不同、人员构成和素质不同等，决定了医院文化和护理文化的内涵不同。

三、护理组织文化的建设

（一）护理组织文化的内容

护理组织文化的基本内容包括：

1．组织精神　美国管理学家劳伦斯·米勒在《美国组织精神》中说过，"一个组织很像一个有机体，它的机能和构造更像它的身体，而坚持一套固定信念，追求崇高的目标而非短期的利益，是它的灵魂"。作为组织灵魂的组织精神，一般是指经过精心培养而逐步形成的并为全体组织成员认同的思想境界、价值取向和主导意识，反映了组织成员对本组织的特征、地位、形象和风气的理解和认同，也蕴含着对本组织的发展、命运和未来抱有的理想与希望，折射出一个组织的整体素质和精神风格，成为凝聚组织成员的无形的共同信念和精神力量。

2．组织价值观　组织价值观是指组织评判事物和指导行为的基本信念、总体观点和选择方针，它的基本特征包括：

（1）调节性：组织价值观以鲜明的感召力和强烈的凝聚力，有效地协调、组合、规范、影响和协调组织的各种实践活动。

（2）评判性：组织价值观一旦成为固有的思维模式，就会对现实事物和社会生活做出好坏优劣的衡量评判，或者肯定与否定的取舍选择。

（3）驱动性：组织价值观可以持久地促使组织去追求某种价值目标，由强烈的欲望所形成的内在驱动力往往构成推动组织行为的动力机制和激励机制。组织价值观具有不同的层次和类型，而优秀的组织总会追求崇高的目标、高尚的社会责任和卓越的创新信念。

3．组织形象 组织形象指社会公众和组织成员对组织、组织行为与组织各种活动成果的总体印象和总体评价，反映的是社会公众对组织的承认程度，体现了组织的声誉和知名度。组织形象包括人员素质、组织风格、人文环境、发展战略、文化氛围、服务设施、工作场合和组织外貌等内容，其中对组织形象影响较大的因素有服务形象、环境形象、成员形象、组织领导形象和社会形象。

（1）服务形象：对于护理组织来说，社会公众主要是通过护理服务来了解护理组织的，又是在接受护理服务的过程中不断形成对护理组织的感性化和形象化认识。

（2）环境形象：主要指组织的工作场所、办公环境、组织外貌和社区环境等，反映了整个组织的管理水平、经济实力和精神风貌。

（3）成员形象：指护理人员在职业道德、价值观念、文化修养、精神风貌、举止言行、装束仪表和服务态度等方面的综合表现，是组织形象人格化的体现。

（4）组织领导者形象：组织领导者的形象是指体现在他的领导行为、待人接物、决策计划、指导监督、人际交往乃至言谈举止之中的文化素质、敬业精神、战略眼光、指挥能力的综合体现。

（5）社会形象：是指组织对公众负责和对社会贡献的表现。组织要树立良好的社会形象，一方面依赖于与社会广泛的交往和沟通，实事求是地宣扬自己的社会形象，另一方面在力所能及的条件下积极参与社会的公益活动。良好的社会形象就会使组织在社会公众的心目中更加完美，使之增加对组织的认同理解。

（二）护理组织文化的创建步骤

1．分析、诊断 首先应全面收集资料，对组织存在的文化进行系统分析，自我诊断。确定组织已经形成的传统作风、行为模式和工作特点；现有的文化中有哪些是积极向上的，哪些是保守落后的，哪些是要发扬的，哪些是要摒弃的，以确立文化建设的目标。

2．梳理 在分析诊断的基础上，进一步归纳总结，把最优秀的内容文化加以完善和条理化，用富于哲理的语言表达出来，梳理形成制度、规范、口号、守则。

3．自我设计 在现有组织文化基础上，根据护理组织的特色，发动组织全体成员参与组织文化设计。通过各种设计方案的归纳、比较、融合、提炼，集组织成员的信念、意识和行为准则于一身，融共同理想、组织目标、社会责任和职业道德于一体，设计具有特色的组织文化。

4．宣传、强化 通过各种途径大力提倡新文化，使新观念人人皆知。在组织管理过程中，管理者要通过各种手段强化新的价值观念，使之约定俗成，被广大成员接受和认可。

5．实践、提高 用新的价值观指导实践，在活动中进一步把感性认识上升为理性认识，从实践上升到理论，变成全员观念，不断提高组织文化的层次。

6．适时发展 在组织发展的不同阶段，组织文化应有不同的内容、风格，根据形势发展和需要，使组织文化在不断更新中再塑造和优化。

（三）护理组织文化的创建途径

1．晨会、交接班、总结会 在每天的上班前和下班前用若干时间宣讲组织的价值观念。总结会是每月、季度、年度组织部门和整个组织的例会，这些会议应该固定下来，成为组织的制度及组织文化的一部分。

2．思想小结 思想小结就是定期让组织成员按照组织文化的内容对照自己的行为，自我评判是否做到了组织要求，又如何改进。

3．张贴宣传组织文化的标语 把组织文化的核心观念写成标语，张贴于组织显要位置。

4．树立先进典型 给组织成员树立了一种形象化的行为标准和观念标志，通过典型员工可形象具体地明白"何为工作积极""何为工作主动""何为敬业精神""何为成本观念""何为效率高",从而提升组织成员的行为,上述行为都很难量化描述,只有具体形象才可使组织成员充分理解。

5. 权威宣讲 引入外部的权威进行宣讲是一种建设组织文化的好方法。

6. 外出参观学习 外出参观学习也是建设组织文化的好方法,向广大组织成员暗示组织管理部门对员工所提出的要求是有道理的,因为别人已经做到这一点,没有做到这些是因为我们努力不够,我们应该改进工作向别人学习。

7. 故事 有关组织的故事在组织内部流传,会起到建设组织文化的作用。

8. 组织创业、发展史陈列室 陈列一切与组织发展相关的物品。

9. 文体活动 文体活动指唱歌、跳舞、体育比赛、国庆晚会,元旦晚会等,在这些活动中可以把组织文化的价值观贯穿进行。

10. 引进新人,引进新文化 引进新的组织成员,必然会带来些新的文化,新文化与旧文化融合就形成另一种新文化。

11. 开展互评活动 互评活动是组织成员对照组织文化要求当众评价同事工作状态,也当众评价自己做得如何,并由同事评价自己做得如何,通过互评运动,摆明矛盾、消除分歧、改正缺点、发扬优点、明辨是非,以达到工作状态的优化。

12. 领导人的榜样作用 在组织文化形成的过程当中,领导人的榜样作用有很大的影响。

13. 创办组织报刊 组织报刊是组织文化建设的重要组成部分,也是组织文化的重要载体。组织报刊更是向组织内部及外部所有与组织相关的公众和顾客宣传组织的窗口。

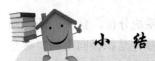

小 结

1. **组织的定义和类型**:组织是指人们为实现一定的目标,互相协作结合而成的集体或团体。组织类型包括直线制、直线职能制、事业部制、分权化组织结构、矩阵制,各组织类型各具优、缺点,适用范围也不同。直线制是一种最简单的集权式组织结构形式,其领导关系按垂直系统建立,不设立专门的职能机构,自上而下形同直线;直线职能制是一种以直线制结构为基础,集权与分权相结合的组织结构形式;事业部制是一种在直线职能制基础上演变而成的现代机构组织结构,分权化组织包括联邦分权化结构与模拟分权化结构两种类似的组织,联邦分权化组织的业务虽然是独立的,但机构的行政管理却是集权化的结构形式,模拟分权化结构的"事业部"具有较大的自主权,相互之间存在有供销关系等联系;矩阵制最大特点在于双道命令系统。

2. **组织设计的原则和步骤**:组织设计的原则有精简原则、权责对等原则、统一指挥原则、灵活性原则、效率效益原则、管理宽度原则、目标明确和分工协作原则、弹性原则。组织设计的步骤为设计原则的确定、职能分析和设计、结构框架的设计、联系方式的设计、管理规范的设计、人员培训和配备、运行制度的设计、反馈和修正。

3. **组织结构的定义和基本形式**:组织结构是表明组织各部分排列顺序、空间位置、聚散状态、联系方式以及各要素之间相互关系的一种模式,是整个管理系统的"框架"。组织结构的基本形式有职能结构、层次结构、部门结构、职权结构。

4. **护理管理组织框架的基本要求**:①300张病床以上的医院设护理部,实行护理部主任、科护士长、病房护士长三级负责制;②300张床以下的医院实行总护士长、病房护士长二级负责制;③100张床以上或3个护理单元以上的大科,以及任务繁重的急诊科、手术室、门诊部设科护士长一名;④病房管理实行护士长负责制,病房护士长在科护士长领导下和病房主治医师配合做好病房管理工作。

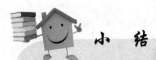

小　结

5. 工作团队的定义、构成和类型：工作团队是指由两个或者以上具备互补知识与技能的人员组成，具有共同目标及具体的、可衡量的绩效目标的正式群体。工作团队的构成包括目标、人、定位、权限、计划，根据团队存在的目的和拥有自主权的大小可将团队分成问题解决型团队、自我管理型团队、多功能型团队、虚拟型团队四种类型。

6. 高绩效团队的特征：清晰的目标；精湛的相关技能；相互信任的氛围；一致的承诺；良好的沟通；不断探索和调整；恰当的领导；内、外部支持。

7. 组织变革模式：比较激进式和渐进式两种典型的组织变革模式，在组织实践中加以综合利用。在组织内外部环境发生重大变化时，组织有必要采取激进式组织变革以适应环境的变化，但是激进式变革不宜过于频繁，否则会影响组织的稳定性，甚至导致组织的毁灭；因而在两次激进式变革之间，在更长的时间里，组织应当进行渐进式变革。

8. 护理的组织变革和流程再造的对策：组织的人力资源要为组织变革服务；加强与组织成员的沟通；让组织成员明白变革的意义；适当地运用激励手段；引入变革代言人；运用力场分析法；培植组织的精神领袖。

9. 护理组织文化的基本内容和创建步骤：从最能体现护理组织文化特征的内涵看，护理组织文化的基本内容包括组织精神、组织价值观、组织形象。组织精神一般是指经过精心培养而逐步形成的并为全体组织成员认同的思想境界、价值取向和主导意识；组织价值观的基本特征包括调节性、评判性、驱动性；组织形象包括人员素质、组织风格、人文环境、发展战略、文化氛围、服务设施、工作场合和组织外貌等内容，其中对组织形象影响较大的因素有服务形象、环境形象、成员形象、组织领导形象和社会形象。护理组织文化的创建步骤为分析、诊断；梳理；自我设计；宣传、强化；实践、提高；适时发展。

思考题

1. 某跨国私立医院在国内几家三甲医院聘用了多名优秀护士作为病房护士长，XX 被聘为呼吸科病房护士长。该病房有计划床位 40 张，护理工作人员共 29 名，其中注册护士 16 名，助理护士 8 名，护理员 4 名，文职人员 1 名。该医院护理服务宗旨是提供优质服务，促进患者健康，满足患者身心需求。请根据组织设计的基本程序对本案例中的病房进行组织设计。

2. 作为科室护士长，如何创建科室的护理组织文化？

（吕冬梅）

第四章思考题参考答案

第五章　人力资源管理

学习目标

通过本章内容的学习，学生应能够：

◎ **识记**

1. 阐述护理人力资源管理的内容。
2. 陈述医院护理人员配置依据、原则和方法。
3. 阐述护理人员培训功能、原则和方法。
4. 概括医院护理岗位分类及其职责。
5. 描述医院护理人员职业生涯发展的原则及途径。

◎ **理解**

1. 人力资源管理的含义。
2. 解释医院护理人员绩效考核原则和方法。
3. 概括职业生涯发展的理论要点。

◎ **应用**

1. 掌握医院护理工作模式，并在护理实践中有效应用。
2. 应用培训原则和方法制订护士培训计划。

第一节　人力资源管理概述

案例 5-1

某三级甲等医院，曾稳步发展，但最近几年由于院长不重视护理队伍建设，使护理质量逐年下降，护理纠纷不断，并出现了护士流失现象。

问题与思考：

1. 什么是护理人力资源管理？
2. 护理人力资源管理的内容有哪些？

一、基本概念

（一）资源

资源（resources）是指组织或社会用来进行价值增值的财富，包括自然资源和人力资源。

（二）人力资源

人力资源（human resources）又称劳动力资源，指在劳动生产过程中，可以直接投入的体力、智力、心力总和形成的基础素质，是一种依附于个体的经济资源，用以反映人所拥有的劳动能力，包括知识、技能、经验、品性与态度等身心素质。

（三）人力资源管理

人力资源管理（human resources of management，HRM）是将组织的员工作为一种资源，并有效利用人力资源实现组织目标的过程。人力资源管理是组织的一项基本管理职能，其主要内容：一是通过人员的获取、保持、评价、发展和调整等一系列管理活动来保持一个高素质的员工队伍；二是通过高素质的员工来提高组织劳动生产效率、工作生活质量和经济效益，以实现组织目标。

（四）护理人力资源

护理人力资源（human resources of nursing）指经执业注册取得护士执业证书，依照护士条例规定从事护理活动的护士，以及未取得护士执业证书，经过岗位培训考核合格，协助注册护士承担患者生活护理等职责的护士和护理员。

（五）护理人力资源管理

护理人力资源管理（human resources management of nursing）是应用现代管理科学的基本理论和技术，对护理组织的人才需求进行科学的规划、选配、使用、培训、考核和开发的管理过程，是护理管理者为护理组织作好选人、用人、育人和留人的工作。通过护理人力资源管理实现人事相宜、人尽其才，提高护理工作效率，保证护理工作质量，完成护理组织目标的目的。

二、人力资源管理的内容

人是最重要的资源和财富，已成为当今社会的共识。对护理人员的管理成为现代护理管理者工作的重要内容。护理人力资源管理的工作是聘用合适的员工、并合理安排其工作、科学地进行教育培训、增强员工与医院的凝聚力。护理人力资源管理是一个过程，其主要内容包括制订护理人力资源规划、招聘或解聘员工、合理安置员工、培训、绩效考核、根据需要晋升、护理人员职业生涯规划管理，以及建立有效的激励和优秀的医院文化，保持员工良好的团队精神等。

第二节　人力资源规划

一、人力资源规划的概念

护理人力资源规划是人力资源管理的基础性工作，是人力资源管理部门和护理管理职能部门根据护理组织目标及业务范围，评估护理人力资源现状及发展趋势，明确护理人员需求并做出人员需求规划的过程。护理人力资源规划包括三个方面的工作：①评价现有的护理人力资源；②预估将来需要的护理人力资源；③制订满足未来护理人力资源需要的行动方案。

二、护理人力资源规划的制订

（一）护理人力资源现状分析

以医院近年的发展方向和目标为依据，在医院总目标之下明确护理工作目标和任务，全面盘点现有护理人力资源质量、数量以及配置结构。分析医院护理人力资源实际情况与上级主管部门的要求之间的差距及原因，以此作为护理人力规划的依据。

（二）护理人力资源规划的评估

由于人力资源规划是建立在对未来预测的基础之上，不可能做到完全准确，人力资源规划应是一个开放的动态系统，需要不断地修订和完善。人力资源规划的评估包括两次含义，一是指在规划的实施过程中，要随时根据内外部环境的变化及时调整和修正供给和需求的预测结果，使平衡供需的政策和措施能够适应环境的变化；二是指要对预测的结果以及制订的措施进行评估，对预测的准确性和政策措施的有效性进行衡量，找出存在的问题以及有益的经验，为以后规划提供借鉴和帮助。

（三）护理人力资源需求预测

在医院护理目标和任务的基础上，综合分析护理人力资源供给与需求的各项影响因素，对护理人力资源的供求关系进行判断，通过人力资源规划平衡供求矛盾。护理人力需求预测需要考虑的主要因素包括：①医院发展目标和规划；②医院护理业务服务拓展情况；③医院现有护理人员情况；④医院内部护理人力流失和流动情况；⑤现有护理人力存量；⑥护士离岗培训人数。

（四）护理人力资源规划的影响因素

1. 外部影响因素　一是宏观的社会经济环境因素，如社会的政治、经济、文化、法律及各种政策因素；二是直接影响人力资源供给和需求的因素，如外部劳动力市场的供求状况、政府的职业培训政策、国家的教育政策等；三是本地人群的健康水平、医学技术发展水平、疾病的发生与流行状况、人们的健康意识与观念等。

2. 内部影响因素　一是组织环境因素，包括组织的发展战略、技术手段及服务质量等；二是管理环境因素，部门或单位的组织结构、组织文化、管理风格、管理层次及人力资源管理政策等，这些因素影响着人力资源的供给和需求。

三、护理人力资源规划的执行

（一）护理人力招募与甄选

护理人员招募是根据护理组织的人力资源规划所确定的人员需要，通过多种渠道，利用多种方法，广泛吸引具备相应资格的人才到护理组织任职的过程。从众多合格申请人中甄选出最适合组织的人选，同时通知申请人被录用的过程，主要包括以下几个步骤：①根据岗位要求设计求职申请表格，对应聘人员填写的求职申请表进行资格审查；②对应聘护士进行专业知识深度和广度的考核，视具体护理岗位的职责要求进行工作相关技能考核；③通过面试，对应聘者的专业知识，沟通表达能力、判断能力、思维能力、反应等有一个初步了解，以考察应聘者的专业技术能力、个人特点和个人发展潜力；④拟聘用人员在实际护理岗位上进行能力考查，试用期根据医院和岗位的具体要求而定，一般为 3～6 个月，以提高招聘工作的有效性。人员的招募与甄选过程是一项艰苦细致的工作，需要通过多种途径，选择最节约的方式，在一定时间内最大范围地选拔出适合岗位需要的护理人才。

（二）护理人力的配置与使用

护理人员的培训和使用是护理人力资源管理的核心内容。护理人员培训是通过对护理人员的工作指导、教育和业务技能训练，使护理人员在职业道德、工作热情、知识水平、业务技能等方面得到不断的提高和发展。护理人员的使用是管理者将招聘的护理人员分配到具体的岗位，赋予他们具体的职责、权利，使之进入工作角色，完成组织任务的过程。通过培训和合理使用护理人员，能保证在高效率、高质量地完成护理工作任务的同时，有利于促进个人发展，增加工作的满足感，最大化地实现医院目标与个人价值。

第三节　护士岗位管理与评价

一、医院护理岗位设置

医院对护理人员进行岗位设置，目的是为了实现医院的宗旨和任务，保证顺利完成各项护理工作的重要措施。科学合理的护理分工方法，既能满足患者的需要，又能让护理人员按照自己的岗位职责进行工作，使工作有条不紊地进行，充分调动每个护理人员的工作积极性。

二、医院护理人员分类

目前我国医院内常用的护理人员分工方法有两种，即按职务分工方法和按任务分工方法。

（一）按职务分工方法

护理人员按职务分工有行政职务分工和技术职务（即职称）分工两种。行政职务指专职护理副院长、护理部主任、护理部副主任（总护士长）、科护士长、护士长。技术职务指主任护师、副主任护师、主管护师、护师、护士和助理护士（护理员）。在1982年卫生部颁发的《医院工作人员职责》中这两类人员的职责分工已有明确规定。各级医院可结合自己的实际情况制订相应的制度，要求认真执行，并与考核及晋升相挂钩。

（二）按任务分工方法

任务分工方法包括按工作内容分工和按工作方式分工，按工作内容分工主要分病房护士、监护室护士、门诊护士、急诊护士、手术室护士、供应室护士等；按工作方式分工主要分功能制护理、小组护理、个案护理、责任制护理、个案管理、综合护理等。各级医院可根据实际人力、经费、患者需求，选择适宜的护理工作方式，目的是为了提高护理质量，提高患者的满意程度，同时降低护理人力成本，让护理管理者不但要考虑保证护理质量，一定程度上还要降低护理人力资源成本。

三、医院护理人员配置

（一）护理人员岗位配置依据

1. 护理人力配置（nursing staffing）　是以组织护理服务目标为宗旨。根据护理岗位数量填补适当护理人员、保证护理人员、护理岗位、护理服务目标合理匹配的过程。护理人力资源配置主要包括两项活动：一是人员合理分配，二是人员的科学组合。护理人力配置是护理人力资源管理的重要环节，侧重于对护理人力资源潜力的有效开发和利用。

2. 护理人力资源配置的主要依据　是我国卫生行政主管部门的相关政策和规定，如卫生部颁布的《医疗机构专业技术人员岗位结构比例原则》《综合医院组织编制原则（试行）草案》《综合医院分级管理标准（试行）草案》等文件，都对医院基本护理人力数量做了基本要求。国家卫生人事制度改革和各地卫生部门的要求、医疗卫生的业务服务范围、护理单元承担护理工作量的大小、护理群体素质的数量和质量标准、组织支持系统及资源保障情况等都是医院护理人力配置需要考虑的因素。

（二）护理人员岗位配置原则

1. 功能需要原则　满足护理功能需要是护理人员编配的主要原则。该原则要求编配的护理人员数量、质量、整体结构等各方面应保证完成护理工作任务，满足患者的护理需要，并结合医院的类型、级别、科室设置、病种类型，以及与护理功能联系的诸多因素等实际情况进行综合考虑。

2. 能级对应原则　护理工作具有高度的科学性、技术性和复杂性，护理人员的年龄、性格、气质、价值观、工作动机、专业技术水平、工作经验等因素将直接影响护理工作。管理者应尽可能使护理人员的资质、能力、品格等与所担负的工作职责相对应,实现个人能力与具体岗位要求的最佳匹配。

3. 结构合理原则 护理人员编配不仅要考虑人员数量,还要考虑合理的人员结构比例,包括管理者与专业技术人员数量比例,高、中、初级专业技术职称比例;老、中、青年龄比例;不同资质、不同学历的人员,临床护理与教学人员、科研人员等的比例设置都应合理,形成合理的人才梯队。人才的合理搭配,不但能满足工作需要,维持工作状态的稳定,而且还能使各级各类人员优势互补,各尽所能,增加工作成功感,提高工作满意度。

4. 成本效率原则 人力资源管理的根本目的是充分调动人的积极性,提高工作效率,降低人力成本。护理人力资源配置过程中,管理者要充分应用护理人员的能级对应原则,做到人尽其才、才尽其用,使护理组织的层次结构、知识结构、专业结构、能力结构和年龄结构合理,实现组织的整体优化,达到互补增值,并根据护理工作任务和工作量的变化,及时调整人员配置数量,避免出现人浮于事的现象,降低人力成本,实现组织的高效益。

5. 岗位对应原则 护理人员的个体素质包括个人的年龄、气质、性格、工作动机、价值观、专业技术水平、工作经验等。管理者在分析个人特点与岗位要求的基础上实现个体与具体岗位的最佳组合,有效利用护理人力资源,调动护理人员工作积极性。

(三)护理人员岗位配置方法

医院护理人员配置主要以卫生行政政策要求、相关法律法规为依据,医院的经济基础也是重要的决定因素。医院护理人员配置测算主要包括比例配置法、工时测量法和患者分类法。

1. 比例配置法 卫生部颁布的《医疗机构专业技术人员岗位结构比例原则》《综合医院分级管理标准(试行)草案》等文件分别规定了医院床护比例、医护比例,以及护理管理人员设置要求等。2011年卫生部发布的《中国护理事业发展规划纲要(2011—2015年)》明确要求,到2015年,全国三级综合医院、部分三级专科医院全院护士总数与实际开放床位比不低于0.8:1,病区护士总数与实际开放床位比不低于0.6:1;二级综合医院、部分二级专科医院全院护士总数与实际开放床位比不低于0.6:1,病区护士总数与实际开放床位比不低于0.4:1。

2. 工时测量法 指根据按需设岗的原则,科学测量完成某项护理工作全过程每一个环节必须进行的程序所消耗的时间,是确定护理工作量的最基本方法。

3. 患者分类法 根据分级护理要求计算护理人员编制,我国根据患者病情轻重和对护理质量要求,将患者分为一、二、三级和特级四个等级,然后按照各级患者所需的护理时数计算所需护理人员数量。许多专家学者研究出各种不同的"患者分类系统"并根据患者分类系统研制出患者分类量表。该量表分别从"患者情况、基本护理、治疗需求"这三方面量化计算所需的护理等级和工作量,通过使用量表来计算人员数量、分配工作、预算经费等。我国虽然还未研制出一套统一的标准量表,但随着为患者提供个性化整体护理的广泛开展,护士在医疗服务和医院工作中的地位不断提高,应用患者分类量表来编配护理人员的研制工作将逐步深化和推广。

四、护理岗位描述

根据《中华人民共和国护士条例》《卫生部注册护士管理办法(讨论稿)》文件精神要求,卫生部护理人力资源配置标准专业委员会于2012年制订了三级综合医院护理人力配置标准,并明确规定医院护理岗位包括临床护理岗位、护理管理岗位和其他护理岗位。

(一)护理管理岗位

按照中华人民共和国卫生和计划生育委员会等级医院标准要求,护理管理层次可以根据医院的规模设置两个或三个层次。我国的三级医院要求实行三级管理体系,即护理部主任或护理行政主管、科护士长或管理协调者、护士长或护士管理者。两级管理体制主要是护理部主任或总护士长——护士长两个层次,任职资格因医院要求和地区差别而定。

1. 护理部主任基本要求 ①国家注册护士,具备护理专业学士以上学位;②接受过管理方面专业知识和技能的培训教育;③10年以上护理工作经验;④5年以上护理管理经验;⑤良好的语言和书面沟通能力;⑥出色的人际交往能力;⑦高度的责任心和敬业精神;⑧良好的组织才能;⑨身心健康,满足岗位需要。

2. 科护士长基本要求 ①国家注册护士,护理专业学士以上学历;②接受过管理专业知识和技能培训教育;③5年以上护理实践经验,至少3年以上护理管理经验;④具有良好的沟通能力和人际关系能力;⑤高度的责任心;⑥良好的组织能力,身心健康,满足职位需要。

3. 护士长基本要求 ①国家注册护士,护理专业学士学位;②接受过管理专业知识和技能培训教育;③5年以上护理实践经验,具备护理管理经验;④具有良好的沟通能力和人际关系能力;⑤高度责任心;⑥良好的组织能力,身心健康,满足职位需要。

(二)临床护理岗位

1. 病房护士岗位 主要包括医院各类病房(含监护病房)、急诊、门诊、手术室、产房、血液净化等直接服务于患者的护理岗位。病房护士基本要求:①经执业注册取得护士执业证书;②在中等职业学校、高等学校完成国务院教育部主管部门和国务院卫生主管部门规定的普通全日制3年以上护理、助产专业学习,在教学、综合医院完成8个月以上实习并取得相应学历;③身心健康。

2. 专科护士岗位 为保证临床护理质量和患者安全,对临床护理专科性强、技术要求较高的护理单元,如重症监护、急诊急救、手术室、血液净化等需要设置专科护理岗位。专科护士基本要求:①本专科5年(含)以上护理经验;②主管护师(含)以上技术职称;③经过专科护理培训获得考核认证的注册护士。

3. 临床护理教学岗位 基本要求:①护理专业本科毕业;②5年(含)以上护理经验,主管护师(含)以上技术职称;③良好的沟通表达能力;④经过临床护理教学培训,获得培训合格认证的注册护士。

(三)其他护理岗位

指注册护士为患者提供间接护理服务的岗位,主要包括医院消毒供应中心、医院感染管理部门等。主要工作职责包括:①以卫生部《医院感染管理办法》《医院消毒技术规范》等规章相关要求为依据,落实医院感染和消毒供应工作,对重点科室、人群等实施定期监测,控制并降低医院感染风险;②参与及履行医护人员医院感染控制及行为规范培训,提高医护人员的医院感染防护的意识和能力;③任职资格要求具备相关工作经验,经过相关专业培训合格获得考核认证的注册护士。

五、护理岗位评价与管理

(一)护理岗位评价

1. 护理部主任 ①履行医院护理管理职能,以决策者角色参与医院的发展策略和远期规划的制订;②在护理临床和护理管理的目标和方向中起领导作用;③获取和分配与实现组织目标相关的护理人力、物力和财力资源;④制订和评价护理服务标准和程序,推进护理服务预期目标的实现;⑤在护理人力资源的培养、使用和管理等方面起领导作用;⑥确保对护理服务单元和护理整体服务质量进行连续的评价和改革;⑦促进临床护理、健康管理和护理管理领域中科学研究的实施、总结和应用;⑧激励、培养、招收和保留未来的护理管理人才;⑨帮助所有护理人员理解创新的重要性和必要性。

2. 科护士长 ①履行医院护理管理职能;②负责将医院及上级护理管理部门的宗旨、目标、规划转化为本部门护理人员的行动；③负责所管辖科室的护理质量，参与护理部门临床护理质量的督察与评价、护理人力资源管理、病室环境管理、所管辖科室相关护理活动的组织、沟通与交流、积极参与各级护理专业活动；④负责个人及管辖科室护理人员的专业发展、科室临床护理教学、意外事件和特殊任务的协调处理；⑤参与信息管理，确保对医院信息处理的及时和准确等。

3. 护士长 ①在所管辖护理单元范围内履行护理管理职能。对本护理单元的护理工作目标、任务、计划和护理服务标准的实施负责；②以患者为中心，为患者提供全面整体的护理服务，保证本单元护理服务的质量和安全；③为下属提供工作指南并对下属的日常护理服务活动进行督导；④维护和营造良好的临床治疗和护理环境；⑤负责本护理单元护理人力资源使用和管理；⑥有效沟通，协调与护理工作有关的人际关系；⑦评价护理人员绩效和工作表现；⑧负责本单元护理人员的培训，开发护士工作潜力，促进职业发展；⑨控制本单元护理人力资源成本等。

4. 病房护士 ①以责任制整体护理工作模式和护理程序实施护理服务；②以患者为中心，落实分级护理制度，正确执行医嘱，完成专业照顾，进行病情观察、治疗处置、心理护理、健康教育等各项护理任务。为患者提供全面、全程、专业和整体的护理服务；③护士长要根据护士工作年限、工作经历、学历层次、患者的危重程度、专业能力对护士进行综合评估，合理安排适应护士能力的具体岗位，体现能级对应。

5. 专科护士 负责本专业危重患者的护理，参与专科护理实践标准的制订、承担护理单元护理质量管理、专科护理疑难问题会诊、专业护士培训、专业健康教育、专科护理研究等工作。

6. 护理教学护士 ①负责本科室各层次护理专业学生临床护理教学工作及科室低层次护理人员培训工作；②教书育人，按照培养计划有效落实护理教学和实习任务，评估教学效果，保证教学进展，定期收集学生学习需求，持续改进教学工作保证教学质量；③开展临床护理教学研究工作，促进护理教学建设和发展。

（二）护理岗位管理

以护理工作中的岗位为对象，科学地进行岗位设置、分析、描述及评估等一系列活动的管理过程。根据临床护士各自学历、职称、能力、年资及不同工作能力分成不同层级，从人力配比、人员职责、绩效管理等综合管理，实现人力资源的科学化使用，提高工作质量和效率。

第四节　护理人员绩效管理

案例 5-2

　　护士小王本来家庭负担就很重，但前些天小王的丈夫又下岗了，这对本来就不富裕的家庭带来了沉重的打击，她对自己的整个现状感到非常沮丧和无奈。科室护理人员绩效评价开始了。护士长决定将尽自己最大努力帮助小王，将评价项目的所有指标都给小王评价优秀，小王满怀感激之情，并向自己的亲戚朋友宣传自己多么有幸遇到这样的好护士长。

　　问题与思考：

　　1. 从管理者角度看，医院的护士评价实践可能存在哪些方面的问题？

　　2. 护士长的绩效评价做法会给科室其他护理人员带来的哪些消极影响？

一、绩效管理的概念

（一）绩效

绩效（performance）指工作中员工的工作效果、效率、效益及其相关能力和态度的总称。

（二）绩效评价

绩效评价（performance appraisal）是指组织采取特定的方法和工具对组织成员在规定时间内所完成的工作任务进行考察评定的过程，是管理者结合被评成员的岗位要求和个人特点，对绩效水平达不到组织要求的护理人员进行调整、培训、转岗、留聘等的管理活动。

（三）绩效管理

绩效管理（performance management）是组织管理者与被管理者就工作行为与工作结果达成一致，有利于组织目标实现的相互沟通的过程。

二、绩效管理的目的和功能

（一）绩效管理目的

绩效管理是护理管理中常用于控制护理质量的一种工具。让护理管理者和护理人员双方满意，达到激励和鞭策护理人员奋发向上，促进护理质量提高；使管理者通过绩效管理发现人才、培养人才、使用人才、提拔人才；鼓励和激励先进，鞭策和指导后进；提高护理人员的满意度，提高工作效率。

（二）绩效管理功能

1．控制功能　科学有效的绩效评价能够及时检查护理人员工作中存在的不足，对科室每位护理人员的绩效进行及时分析沟通，确认护理人员的职业素质与护理岗位任职要求之间的差距，确认影响绩效的组织、部门和个人原因，并提出改进措施，以提高工作效率，保证工作质量。

2．辅助决策功能　绩效评价的结果可以作为人力资源规划、员工培训、薪资奖惩管理、工作调整等人力资源管理决策的客观依据。科学合理的绩效评价机制，为医院和部门正确识别人才和合理使用护理人员提供了客观依据。

3．激励功能　可以帮助管理人员确定护士个人和群体对组织的贡献水平，根据客观的考核结果对成绩优异者给予奖励，对工作低劣者进行警示或惩罚，是保证奖惩公正性的根本措施。

4．沟通功能　通过绩效评价，加强了不同护理单元之间、评价者和被评价者之间的沟通和协调。营造良好的护理工作氛围，促进护士与医院共同发展，不断提高护理单元和医院的整体工作效率。

5．规范功能　绩效管理的体系和具体的护理行为和结果评价标准，建立科学合理的绩效管理机制和具体可测量的绩效评价指标，为护理人员的执业行为起到了规范作用，促进医院和部门护理人力管理的标准化和有效性。

三、绩效管理的基本方法

（一）描述法

描述法又称为行为特征评定法，是评价者用陈述性文字对护理人员的行为特征如工作能力、工作态度、业绩状况、优点与不足、培训需求等方面做出评定的方法。这种方法侧重于描述护士在工作中的突出行为，而不是日常业绩，具有操作简单易行的特点。使用这种方法与评价者的写作技巧有一定关系，一般都带有主观评价的成分。描述内容没有统一的标准，难以区分被评人员之间的差距，使用时应视评价目的和用途并结合其他方法。

（二）目标管理法

目标管理法重视护士对医院或科室的个人贡献，是目前被广泛使用的绩效考核方法，它通过护理管理者与护理人员共同制订业绩目标，定时按目标考核来进行。护理人员可直接参与目标值的制订，被评价护理人员在评价中的作用也从消极的旁观者转变成积极的参与者，能激励自我，促进职业成长，同时以目标达到程度为基准来评价，是一种比较具体和客观的绩效考核方法。但在目标设计时，需要上、下级共同讨论后再确定目标值，耗时较长。

（三）绩效评价表法

绩效评价表是一种被广泛采用的绩效评价工具。根据岗位职责要求，对被评价者的行为活动和工作绩效，设计出不同的指标，并给予相应的分值进行评定的方法，护理人员所选择的指标一般具有两种类型，一是与工作相关的指标，如工作质量、工作数量；二是与个人特征相关的指标，如主动性、积极性、适应能力、合作精神等。评定结果可以采用百分制、五分制或使用 ABCD 等级制，也可将不同的等级设计成图表或用文字描述等级的具体内容。对各项指标和等级定义得越确切，其评价结果就会越可靠。

（四）关键事件法

关键事件法是将护理人员在工作中的有效或无效行为记录下来，并以此作为评价依据的方法。当护理人员的某种行为对部门或组织的工作和效益产生无论是积极的还是消极的重大影响时，护理管理者应当及时把它记录下来，这样的事件称为关键事件。使用这种方法进行的绩效评价应贯穿于整个评价阶段。在绩效评价后期，评价者应综合所有记录和其他资料对护理人员的业绩做出全面的评价。

（五）强迫选择比例法

管理者要求按规定的等级比例对护理人员绩效进行评定并划分等级，如将一个病房中护士按百分比分为优秀、良好、较好、中、差等，这种方法的优点是容易拉开被评价者等级，便于比较；缺点是由于选择比例的限制，评定结果不一定完全符合等级标准。

（六）排序法

排序法是评价者把同一护理单元中的所有护理人员按照绩效顺序排列起来的方法，如病房中业绩最好成绩的护士被排在最前面，最差的排在最后面。排序评价法的特点是简单、省时省力、便于操作。其主要局限是当护士业绩水平相近时难以进行排序。

（七）全视角法

是由被评价者的上级、同事、下级和（或）客户以及被评价者本人，从多个角度对被评价者工作业绩进行的全方位衡量并反馈的方法。此种评价方法强调反馈，以达到促进行为改进，提高绩效的目的。全视角绩效评价的出发点是扩大评价者的范围和类型，从不同层次的人员中收集关于护理人员的绩效信息。全视角绩效评价与传统评价的本质区别是信息来源具有多样性，保证了评价的准确性、客观性。

第五节　护理人员职业发展

案例 5-3

护士小张在医院工作 5 年，掌握了基本的护理知识和技能，与同事合作关系好，护士长对她也不错，但她总觉得还缺少什么，也不知自己的发展方向在哪里，已与家人商量好，准备继续读书，因此，小张向护士长递上了辞职报告。

问题与思考：
1．评价该医院护理人员职业发展规划情况。
2．你认为护士长可以采取哪些措施阻止护士小张的辞职？

一、护士职业生涯规划与发展

（一）职业生涯规划概念

1．职业和职业生涯　职业（career）是一个人生涯历程中选择从事工作的行为过程。职业生涯是指一个人在其一生中所承担工作的相继历程，是指组织或个人把个人发展与组织发展相结合，在对个人职业生涯的主客观条件进行测定、分析、总结的基础上，将自己的兴趣、爱好、能力、特点进行综合分析与权衡，结合时代特点，根据自己的职业倾向，确定最佳的职业奋斗目标，并为实现这一目标做出行之有效安排的发展过程。

2．职业规划和职业发展　职业计划（career planning）是个人制订职业目标、确定实现目标手段的不断发展过程。职业规划的核心是个人职业目标与现实可得到的机会匹配。职业发展是组织为确保在需要时可以得到具备合适资格和经历人员而采取的措施。

（二）职业生涯相关理论

1．从新手到专家　美国护理理论家本勒（Patricia Benner）认为护理人员专业技术的获得和发展要经历从新手到专家 5 个不同的水平。①新手：对拟从事的护理领域完全没有经验，主要依照操作规程及规章制度指导他们的临床实践。由于缺乏对现任工作的熟悉和了解，新手的护理行为受到较大限制，灵活性差；②初学者：初学者由于已有一些临床护理经历，所以对从事的护理工作有一定的了解，并展示一定的能力开始被组织部分接受；③胜任者：胜任护士的特点是在同一护理岗位已经具备 2～3 年的实践经验并能够根据情况的主次来计划安排自己的护理工作，开始对面临的临床护理问题进行思考和分析，处理出现的突发事件；④熟练者：在工作胜任的基础上，熟练护士的行为受职业规范所指导，将护理工作情景理解为一个整体，并对护理工作具有预见性。熟练护士能够在多种工作中找出最重要的工作，能够根据所发生的情况调整护理工作计划；⑤专家：专家具有丰富的临床护理经验背景，她们行动的依据就是对所从事护理工作职责的深刻了解，能直观地把握面临的护理工作情况，具有准确的临床判断力和很强的工作能力。从技术熟练水平演变到专家水平，是一个从量变到质变的飞跃过程。

2．斯蒂芬职业生涯发展阶段理论　美国管理学和组织行为学专家斯蒂芬（Stephen P Robins）认为，人的职业生涯包括职业探索、职业建立、职业发展、职业成熟、职业衰退 5 个阶段。对于多数人员而言，职业探索阶段开始于学校的学习并持续到毕业后走上工作岗位，新员工开始形成对职业生涯的一种预期。进入职业建立阶段的人员开始真正的职业认识和磨炼，在工作岗位上开始尝试错误、成功或失败的职业内涵。通过从挫折和错误中的反思分析不断调整自我，使工作表现得到逐步改进，进入职业稳定期的人员在特定的岗位上工作能力得到进一

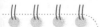
步增强，并根据其个人努力程度其绩效水平可能会持续改进。经过考验的人可能获得组织信任开始承担更大责任，有的人开始对自身能力进行再评价后开始接受短期培训或继续教育，以适应环境变化的需要。资深专业人员在不同岗位上发挥着骨干作用。

3. 施恩的职业锚理论

（1）职业锚概念：职业锚（career anchor）是指人们通过实际的工作经验达到自我满足和补偿的一种长期职业定位。职业锚的概念包括：①职业锚以员工习得的工作经验为基础；②职业锚不是预测，而是选择和确定的职业定位；③人们选择和发展自己职业所围绕的中心是自我意向，职业锚是员工的动机、需要、价值观和能力相互作用和逐步整合的结果；④员工个人及其职业锚不是固定不变的。

（2）职业锚的类型：包括：①技术/功能型职业锚：特点是强调实际技术/功能等业务工作，注重个人在专业技能领域的进一步发展；②管理型职业锚的特点是追求承担管理责任，具有很强的升迁动机和价值观，具有将分析能力、人际关系能力和感情能力相结合的技能，以提升等级和收入作为衡量成功的标准；③创造型职业锚：特点在某种程度上与其他类型职业锚有重叠，这类人有强烈的创造需求和欲望，意志坚定，勇于冒险，总是力图以坚韧不拔、百折不挠的精神和行为赢得创造的实现；④安全稳定型职业锚：追求安全稳定的职业前途，在行为上倾向于按照组织提出的要求行事，对组织有较强的依赖性；⑤自主型职业锚：特点是最大限度地摆脱组织约束，在工作中主要要求随心所欲，追求施展个人职业能力的工作环境，在以自主型职业工作中显得愉快，享有自身自由，有职业认同感，把工作成果与自身努力相连接。

（二）职业生涯规划的基本原则

职业生涯设计原则是指组织和个人在职业生涯设计和规划时应把握的方向和准绳，主要内容包括：

1. 个人特长和组织需要结合的原则　个人职业生涯发展离不开组织环境，有效职业化生涯设计就应该将个人优势在组织需要的岗位上得到充分发挥。认识个人的特征及优势是职业生涯发展的前提，在此基础上分析所处环境、具备的客观条件和组织需要，从而找到自己恰当的职业定位。只有找准个人和组织需要最佳的结合点，才能保证个人和组织的利益共同发展，从而达到利益的最大化。

2. 长期目标和短期目标相结合原则　目标的选择是职业发展的关键，也是个人追求成功的行为动力。目标越简明具体，越容易实现，就越能促进个人的发展。长期目标是职业生涯发展的方向，是个人对自己所要成就职业的整体设计，短期目标是实现长期目标的保证。长短期目标结合更有利于个人职业生涯目标的实现。

3. 稳定性与动态性相结合原则　人才的成长需要经验的积累和知识的积淀，但人的发展目标并不是一成不变的，而职业生涯发展需要一定的稳定性，当内、外环境条件发生改变时，就应该审时度势，结合外界条件调整自己的发展规划，职业生涯的发展需稳定性与动态性相结合。

4. 动机与方法相结合原则　明确了发展目标和职业发展动机，还必须结合所处环境和自身条件选择适合自己的发展途径。设计和选择科学合理的发展方案是避免职业发展障碍、保证职业发展计划落实，使个人职业素质不断提高的关键。

（三）护士职业生涯规划的具体实施步骤

1. 自我评估　自我评估是对个人在职业发展方面的相关因素进行全面、深入、客观的认识和分析的过程。评估内容包括个人的职业价值观、个人做人做事的基本原则、分析自己掌握的专业知识与技能、个人追求的价值目标、人格特点、兴趣等多方面的相关因素。通过评估，了解自己的职业发展优势和局限，在此基础上形成自己的职业发展定位。

2. 内外环境分析　环境为每个人提供了活动的空间、发展的条件和成功的机遇。个人如果能够有效地利用内外环境，就有助于事业的成功。护理人员在制订职业发展规划时要分析的环境因素有环境的特点、环境的发展变化、个人职业与环境的关系、个人在环境中的地位、环境对个人提出的要求、环境对自己职业发展有利和不利的因素等。护理人员发展的组织环境评估内容有组织发展战略、护理人力资源需求、组织护理队伍群体结构、组织护理人员的升迁政策等。通过评估确认适合自己职业发展的机遇与空间环境，才能准确把握自己的奋斗目标和方向。

3. 选择职业发展途径　护理人员职业发展途径的选择是以个人评估和环境评估的结果为决策依据。发展方向不同，其发展要求和路径也就不同。如果选择的路径与自己和环境条件不相适合，就难以达到理想的职业高峰。护士个人的职业发展愿望还受到外在条件、组织需求、机遇等因素的限制，这时就需要个人对自己的职业定位进行调整。职业发展途径的选择是个人条件和环境条件的有机结合。

4. 设置个人职业生涯目标　目标设置的基本要求是适合个人自身特点、符合组织和社会需求、目标的高低幅度要适当、目标要具体、同一时期不要设定过多的目标。护理人员制订的个人事业发展目标要以实际环境和条件为基础，每个人的背景不同，则设置的目标也应有所区别。就整个护理职业生涯而言，有针对性地制订阶段目标更为切实可行。目标设定应该是多层次、分阶段、长期目标与短期目标相结合。

5. 设定职业目标途径　职业目标的实现依赖于个人各种积极的具体行为与有效的策略和措施。在护理人员个人职业生涯规划中，首先应明确自己的预期在哪里，哪个岗位或做哪项工作能为组织增加价值；预计未来职业目标实现将需要哪些知识和技能，并预期可以通过哪些方式获得这些知识和技能；在护理工作中，主动要求承担更繁重和责任更大的工作，并保质保量地完成工作任务；注意培养和提高人际交往能力，处理好组织中的人际关系；提高个人学历、参与社会公益活动等。

6. 评估与调整　在实现职业生涯发展目标的过程中，由于内、外环境等诸多因素的变化，可能会对目标的达成带来不同程度的阻碍，这就需要个人根据实际情况，针对面临的问题和困难进行分析和总结，及时调整自我认识和对职业目标的重新界定。

二、护理人员专业晋升与发展

护理人员的晋升要遵守中华人民共和国的宪法和法律，具备良好的医德医风和敬业精神，同时具备下列相应条件。

(一) 护士晋升与发展

按照护士条例规定，凡符合以下条件之一，并在教学、综合医院完成8个月以上护理临床实习的毕业生，可参加护理初级（士）专业技术资格考试：①获得省级以上教育和卫生主管部门认可的普通全日制中等学校护理、助产专业学历；②获得省级以上教育和卫生主管部门认可的普通全日制高等学校护理、助产专科学历；③获得国务院教育主管部门认可的普通全日制高等学校护理、助产专业本科以上学历。

(二) 护师晋升与发展

基本条件：①取得相应专业中专学历，受聘担任护士职务满5年；②取得相应专业专科学历，受聘担任护士职务满3年；③取得相应专业本科学历或硕士学位，从事本专业技术工作满1年。

(三) 主管护师晋升与发展

基本条件

(1) 取得相应专业专科学历，受聘担任护师职务满6年；

(2) 取得相应专业本科学历，受聘担任护师职务满4年；

（3）取得相应专业硕士学位，受聘担任护师职务满 2 年；

（4）取得相应专业博士学位，即可以参加主管护师考试；

（5）有下列情形之一的，不得申请参加卫生专业技术资格考试：①医疗事故责任者未满 3 年的；②医疗差错责任者未满 1 年；③受到行政处分者未满 2 年；④伪造学历或考试期间有违纪行为未满 2 年；⑤省级卫生行政部门规定的其他情形。

（四）副主任护师晋升与发展

（1）遵守中华人民共和国宪法和法律，恪守职业道德，具有良好的敬业精神，在担任主管护师职务期限内，年度考核与任期考核均为合格。

（2）申报人应当符合下列相应学历和资历的要求：①具有相应专业大学专科学历，取得主管护师资格后，从事本专业工作满 7 年；②具有相应专业大学本科学历，取得主管护师资格后，从事本专业工作满 5 年；③具有相应专业硕士学位，认定主管护师资格后，从事本专业工作满 4 年；④具有相应专业博士学位，认定主管护师资格后，从事本专业工作满 2 年。

（3）符合下列条件之一的，在申报高级专业技术资格时可不受从事本专业工作年限的限制：①获国家自然科学奖、国家技术发明奖、国家科技进步奖的主要完成人；②获省部级科技进步二等奖及以上奖项的主要完成人。

（4）有下列情形之一的不得申报：①发生医疗事故未满 3 年；②发生医疗差错未满 1 年；③受行政处分未满处分期。

（五）主任护师晋升与发展

（1）遵守中华人民共和国宪法和法律，恪守职业道德，具有良好的敬业精神，在担任副主任护师职务期限内，年度考核与任期考核均为合格。

（2）申报人应当符合下列相应学历和资历的要求：具有相应专业大学本科及以上学历或学士及以上学位，取得副主任护师资格后，从事本专业工作满 5 年。

（3）符合下列条件之一的，在申报高级专业技术资格时可不受从事本专业工作年限的限制：①获国家自然科学奖、国家技术发明奖、国家科技进步奖的主要完成人；②获省部级科技进步二等奖及以上奖项的主要完成人。

（4）有下列情形之一的不得申报：①发生医疗事故未满 3 年的；②发生医疗差错未满 1 年的；③受行政处分未满处分期的。

护理人力资源管理是一项复杂的管理职能，包括护理人员的规划、选聘、分工、培训、选拔、晋升、考核等工作。这些工作内容相互联系、相互作用。各层护理人员都属于护理人力资源范围，只有加强护理人员管理，满足护理人员的物质需要、精神需要，提高护理人员的生活质量，才能有效地开发护理人力资源和合理地、科学地管理护理人力资源。

三、护理专业教育培训

（一）护理人员培训的目的

护理人员培训目的是使护士的知识、技能、态度和行为得到定向改进和持续提高，是护理人力资源管理的基本职能，也是加强护理人力资源管理的重要举措。护理人员培训和教育是组织为护理人员提供思路、信息和技能，帮助护理人员提高工作能力和组织效率的过程。护理人员培训由聘用前培训、岗前培训、毕业后规范化培训及在职教育几部分组成。主要体现在以下几方面：

1. 培训对护理人员结合个人特点制订职业生涯发展规划具有积极作用，帮助护理人员了解医院宗旨、文化、价值观和发展目标，增进护理人员对组织的认同感和归宿感，使护理人员在完成组织任务的同时个人素质不断提高，个人潜能得到最大限度的发展。

2. 科学技术的发展使医院护理工作性质、手段和工具均发生了很大变化，需要护理人员通过培训掌握更多的知识和技能，以更好地适应技术发展的要求，培训可提高护理劳动生产力，帮助护理人员尽快掌握本职工作所需的基本方法、工作程序，尽快适应护理角色要求，减少工作中犯错误的机会，使工作更富有成就感。

3．培训是维持和提高护士胜任能力的基本手段，通过培训，使护理人员在工作数量上和工作质量上得以提高，使护理服务工作得到不断改善，护理工作效率不断提高。同时，培训可使护理人员具有不断学习的能力，运用所掌握的知识和技能优化护理服务过程，共同努力有效地实现组织目标。

4．培训有助于护士遵守护理规章制度、工作流程、工作职责和操作规范等，能够促进组织成员以统一的职业标准实施护理服务，从而保证临床护理服务的连续和有效，促进护理质量的改进。

5．培训可帮助护理人员在工作中不断提高职业技能和职业素养，增强对工作和自身的信心，激发工作热情，最大限度地发挥自己的潜能，实现自我完善，促进构建正确的护理职业态度和价值文化体系，利于良好的护理团队文化建设和维持，最终实现医院发展和护士发展的有机统一。

（二）护理人员培训的原则

1．**按需施教，学用一致原则** 护士培训要从护理人员的知识结构、能力结构、年龄情况和岗位的实际需要出发，注重将培训结果向生产力转化的实际效果。培训结果要能够促进组织、部门和护理人员的竞争优势的发挥和保持，使护理人员的职业素质和工作效率得到不断的提高，使组织培训效益达到最大化。

2．**个人发展与组织战略发展相适应原则** 护理人员培训首先要从组织的发展战略出发，结合医疗组织和部门的发展目标进行培训内容、培训模式、培训对象、培训规模、培训时间等综合方案的设计，以保证培训为组织发展服务、培训促进组织战略目标实现的目的。在充分考虑医院战略目标的前提下，应尽可能兼顾护理人员的个人需求，实现组织与个人相互协调配合，共同为实现医院宏伟目标而努力。

3．**综合素质与专业素质培训相结合原则** 护士培训除了要注意与护理岗位职责衔接，提高护理人员专业素质外，还应包括组织文化建设的内容，使护理人员从工作态度、文化知识、理想、信念、价值观、人生观等方面符合组织文化要求。帮助护理人员在提高职业素质的同时，完成在组织中的社会化过程。

4．**重点培训和全员培训相结合原则** 每个护理人员在接受培训教育时，均应考虑岗位不同，培训的内容应有所区别，培训工作必须要有侧重点，这个重点就是首先对医院护理工作的发展影响力大的护理技术骨干力量、特别是对护理管理人员进行培训。另外，组织中的每一位护理人员都有接受培训和教育的权利，管理者在制订培训计划时既要注意对组织中的骨干进行培训提高，同时又不要忽略护理队伍整体素质的提高，做到全员培训，从而可降低培训成本，保证培训效果。

5．**当前需要与长远发展相结合的原则** 随着医学科学技术的发展，护理人员必须不断学习新知识，接受新信息，掌握新技能，才能保证自己专业能力适应不断变化发展的要求。另外，护士培训目的是为了更好地完成本职工作，如果岗位职责和工作内容发生了变化，就应该及时针对岗位需要增加急需的知识和技能，不断提高自身职业素质。满足组织和部门新业务、新技术、改革项目等对护理人员素质的基本要求。

（三）**护理人员培训的程序**
护理人员培训主要包括培训前准备阶段、培训实施阶段和评价培训结果阶段三个阶段。

1．**培训前准备阶段** 主要是进行培训需求分析、培训前测试和确立培训目标。

（1）培训需求分析：护理人员的培训需求分析可从医院发展、工作岗位要求以及护理人

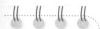

员个人需求三个方面进行。针对不同层次的护理人员培训需求，其侧重点也有所不同。对护理人员学习需求分析的内容，主要包括回顾具体护理岗位的职责和绩效期望，确定目前和将来岗位需要的知识和技能的类别，现有知识和技能与岗位要求之间存在的差距等。对护理管理部门而言，护理人员的培训需求分析是确定培训目标、制订培训计划、评价培训效率的依据。

（2）培训前测试：培训前测试是指让拟受训的护理人员在培训之前先进行一次相关的测试，以了解拟受训的护理人员原有的水平，包括原有的知识、技能和态度。培训前测试可以用书面测试，也可以用护理操作技能测试，或临床案例测试。培训前测试有利于引导培训的侧重点，为正确评价培训效果打下基础，同时可以使受训者在培训之前就受到一次培训。

（3）确立培训目标：制定培训目标就是确定一个人经过培训以后，希望达到的学习结果。培训的目标通常以掌握临床新知识、新技能为目标。护理管理者要根据组织需要、现有资源、被培训人员的具体情况拟定培训计划。培训的目标还要说明以什么样的方法、花多少时间、以多大成本来达到目标。确立目标时应注意与组织长远目标相吻合，一次培训的目标不要太多，目标应具体，可操作性要强。

2. 培训实施阶段　在确认培训需求的基础上，根据目标制订出有针对性的培训计划。培训计划应包括确定培训课程、教材，选择受训人员和培训教师，选用培训方法、学习的形式，有关培训的活动安排、经费预算及制定必要的培训规章制度等内容。

（1）设计培训课程：培训课程可以选择新知识、新技术和人际沟通等内容，培训课程的设计应体现学习的目的性、系统性和科学性，根据不同的培训对象和不同的培训时间选择适宜的培训内容。

（2）选择培训教师和受训人员：要求培训教师本身一定要受过专门训练，要有责任心。对培训对象的选择应根据医院面临的具体情况而定，虽然每个人都可以被培训，所有护理人员都需要培训，而且大多数人都可以从培训中受益，由于医院护理工作的特点和医院资源有限，不可能提供足够的资金、人力、时间进行无计划的全员培训，必须有针对性地确定急需的人才培养计划，根据组织目标的需求挑选被培训人员。

（3）选择培训方法、学习形式：护理人员培训的方法多种多样，要根据培训的目标选择实用而有效的方法，如讲授、个案讨论、演示、角色扮演、视听和多媒体教学法等。学习形式可以选用脱产、半脱产或业余学习等形式。

3. 培训评价阶段　培训评价是保证培训有效性的重要环节。评价阶段的主要工作包括确立评价标准、培训控制、根据标准评价培训结果，对评价结果进行分析。

（1）确立评价标准：以目标为基础确定评价标准，标准要具体、可操作，且与培训计划相匹配。

（2）培训控制：培训控制是指在培训过程中根据目标、标准和受训者的特点，不断调整培训内容和方法的过程。培训过程中要注意观察和了解培训情况，培训者和受训者之间要经常进行沟通，及时取得培训过程中的相关信息，纠正培训产生的偏差，使培训取得预期的效果。

（3）根据标准评价培训结果：包括培训的效果评价和培训的费用评估两个方面。培训效果评价有多种方式，常用的方法有——①用书面调查表来评价课堂理论培训效果；②以讨论的形式让护理人员自己讲述学习收获和对培训的合理化建议；③学习后测验；④让护理人员自己订出行动计划，用行动证明学习结果；⑤观察受训护理人员的工作情况以及在实际工作中使用新知识和新技能的情况，这包括新技术和新业务的开展率、操作合格率、差错减少率、患者满意率、成本消耗下降率等指标；⑥比较护理人员培训前后的工作表现；⑦培训后护士能掌握的专业技术等。培训的费用评估包括——①被培训人和培训教师的薪金、福利及其他奖励；②课本、教材、教学仪器以及租用教室或自备教室的建设费用；③一般管理费用；④学费、住宿、交通等费用；⑤由于培训而损失的工作时间等。

（4）对评价结果进行处理（评价结果的转移）是指把培训的效果转移到工作实践中，以提高工作效率的过程。

（四）护理人员培训形式和方法

（一）培训形式

1．**脱产培训**　脱产培训是一种较正规的人员培训，是根据医院护理工作的实际需要选派不同层次有培养前途的护理骨干，集中时间离开工作岗位，到专门的学校、研究机构或其他培训机构进行学习或接受教育。这种培训在理论知识方面学习的比重较大，培训内容有一定深度，并较系统，因此对提高管理人员和专业技术骨干的素质和专业能力具有积极影响，从长远观点看，对医院有利。但培训成本较高，在培训人员数量上也受到一定的限制。

2．**在职培训**　护士在职培训是指在日常护理工作环境中一边工作一边接受指导、教育的学习过程。这种指导关系不仅体现在操作技能方面，同时，在价值观的形成、人际关系的建立以及合作精神培养等方面都具有指导意义。在职培训可以是正式的，也可以是非正式的。护理人员的操作技能培训是在职培训的主要内容之一。护士工作岗位轮转也是在职培训的主要方式。通过岗位轮转，使护理人员在工作经历方面积累更多的临床护理经验，拓宽专业知识和技能，增强解决临床护理问题的能力，使其胜任多方面的工作，并为今后的职业发展打下良好的专业基础。同时也为在组织内形成护理人才的合理流动，更加有效地安排护理人力资源创造了条件。

3．**岗前培训**　岗前培训是使新员工熟悉组织、适应环境和岗位的过程。对刚进入工作单位的护士来说，最重要的是学会如何去做自己的工作以及保持与自己角色相适应的行为方式。岗前培训能帮助新护士放弃自己与组织要求不相适应的理念、价值观和行为方式，以便尽快适应新组织的要求，学习新的工作准则和工作方法。岗前培训首先要使新护士在和谐的气氛中融入工作环境，为以后的工作打下良好的基础。其次，要使护士了解医院的组织文化、经营思想和发展目标，帮助护士熟悉胜任工作的必要知识技能和职业道德规范，了解医院和护理系统的有关政策、规章制度和运转程序，熟悉岗位职责和工作环境。

（二）培训方法

1．**讲授法**　是一种传统的教育培训方法。这种方法的优点是有利于受训人员较系统地接受新知识，有利于教学人员控制学习进度。通过教学人员的讲解可帮助学员理解有一定难度的内容，可同时对数量较多的人员进行培训。这种方法的局限性：①讲授的内容具有强制性，受训人员不能自主地选择学习内容；②学习效果容易受教师讲授水平的影响，没有反馈，受训人员之间不能讨论等。

2．**演示法**　是一种借助实物和教具通过实际示范，使受训者了解某种工作是如何完成的，如监护仪的使用。演示法的主要优点有：①感官性强，能激发学习者的学习兴趣；②有利于加深对学习内容的理解，效果明显。局限在于适应范围有限，准备工作较费时。

3．**讨论法**　是一种通过受训人员之间的讨论来加深学员对知识的理解、掌握和应用，并能解决疑难问题的培训方法。优点：①参与性强，受训者能够提出问题，表达个人感受和意见；②集思广议，受训者之间能取长补短，有利于知识和经验的交流；③促使受训者积极思维，有利于能力的锻炼和培养。局限在于讨论题目的选择和受训者自身的水平将直接影响培训效果，不利于学员系统地掌握知识，有时不能很好地控制讨论场面。

4．**案例分析法**　是通过观察和分析，让学员针对案例提出问题并找出解决问题的一种教学方法。案例分析法可以培养学员观察问题、分析问题和解决护理问题的实际能力。

5．**研讨会**　是以培训者感兴趣的题目为主，进行有特色的演讲，并发放相关材料，引导学习者讨论的培训方法。研讨会需要合适的场地，对参会人员数量和时间也有一定要求，这些因素都限制了研讨会的举行。

6.其他方法 远程教育、多媒体教学、影视培训、角色扮演、案例学习、游戏培训、虚拟培训等教学方法是近年发展快，适应范围较广的培训方法，可以根据培训内容和需要选择性地运用于护理人员的培训教育。

第六节 护理人员离职管理

一、护士离职的概念

离职就是离开现有的职位。护理工作人员因退休、辞职、停职、免职、死亡等原因，脱离其所担任的职位。辞职多为护士群体事件，可在护士群体间产生连锁反应，对公众的健康产生较深远影响。

二、护士离职的危害

（一）对护士个人及家庭的危害

离职护士会使自己的所学没有做到所用，在从事其他工作会显得力不从心，从而使自信心受到打击，多次失败会使离职护士身心健康受到影响；同时，由于离职原因而造成经济来源缺乏，会使家庭人均收入下降，影响家庭生活水平，久之会带来家庭矛盾的出现，影响家庭稳定性。

（二）对医院及护理群体的危害

护士频繁的离职，迫使医院不断地招聘，以补充空缺岗位，给医院人力资源部门带来了很大的困难，严重干扰了医院正常的工作秩序，造成医院培训成本的增加；对医院来说，护士的离职致使已培养的护理人才流失，投入和回报严重失衡，护士离职后，医院需要继续花费更多的时间、精力和财力，为新员工进行职业培训以培养替代者，也使医院护理培训成本大大增加，从而造成了医院人力、物力和财力浪费。

（三）对患者及全社会公众健康的危害

离职会降低护理人员的士气，造成人心浮动，甚至造成更多人产生离职意念，导致了护理队伍的不稳定性，影响了护理质量和护理安全，从而对人们的健康产生不利影响。

三、护士离职的防范策略

（一）合理安排护理人力资源

管理者应按照国务院卫生主管部门规定的护士配备标准合理配置人力，减少护士超负荷工作状态，使护士全身心地投入到工作中去。根据具体需要对护理人员进行动态调整，做到合理使用护理人力。一些特殊班次，如夜班、节假日班等可由护理人员轮流承担。管理者在为特殊岗位配备较强专业人才时，应把较高应激水平纳入必要条件，各种岗位的人才配备，还需要考虑许多综合因素，如人格特质、学历、经历及年龄等。此外，管理者能根据人才成长规律，加强新护士的岗前培训，其上岗后的角色不适应行为就会显著减少，从而更有利于新护士的职业发展。

（二）加强护理风险管理

采用系统化的方法，识别某些特定风险事件及不可预测的风险事件，对已明确的风险事件发生的可能性及可能造成的严重性进行评估，排定风险的优先次序。在临床工作中，护士必须做到懂法、知法、守法，明确自己在工作中的法律责任，强化法制观念，保护护患双方的合法权益。护士在做任何操作时都必须履行告知义务，尤其在为患者进行侵入性、有创性操作时。另外，在工作中控制关键环节，随时纠正工作中的不足，避免和杜绝护理差错及事故的发生。

（三）优化护士职业态度与价值观的教育

职业态度与职业价值观在稳定护士队伍中居重要地位，应在护士人才培养规划中占较大比重。护理教师形成共识，在护理专业教学中应高度重视自身教学活动对护士职业价值观的导向作用，并身体力行、潜移默化地给护生的职业价值观以积极影响。随着时代的发展，积极探索内容丰富、形式多样、符合我国国情的职业教育模式，并在此过程中，努力营造一个师生共同参与的和谐教育氛围，有益于学生对未来职业发展中增强其积极性和主动性。

（四）维护护士身心健康

随着人类健康需求迅速增长，护士所承受的压力渐增，护士的身心状况不容乐观。除特殊职业性质及特定的环境氛围可给护士身心健康造成较大压力外，我国人口众多，护士工作量大，长期处于高负荷工作状态，致使部分护士健康水平下降，护士身心状况又对其工作对象有直接的影响。因此，要高度关注护士职业人群的身心健康，把促进其身心健康贯穿在管理过程始终，可运用激励原则，确保总体管理目标顺利实现，为满足人类健康需求开发更丰富的人力资源。

（五）提高护士待遇及增加发展机会

精神与物质是护士职业心理的主导需求，不同科室、年龄、教育层次及职业经历都是导致护士个体职业心理需求的直接原因。护士个体的成就动机、兴趣爱好、能力特长等主观因素不同，同样可形成其多层面及多样化的职业心理需求。护理管理者需认同护士职业心理需求的个体差异，真诚主动关心，积极解决困难，通过给予护士精神和物质两方面的补偿，缓解个体的择业动机冲突，制订若干能解除护士后顾之忧、促使护士较长期保持稳定职业心态的福利措施，更充分地调动护士服务人类健康事业的内在积极性。

思 考 题

1．护理人力资源管理的核心内容有哪些？
2．医院护理人员配置的依据是什么？
3．医院护理人才培训内容有哪些？
4．护理人员绩效考核的作用及原则是什么？
5．如何规划自己的职业生涯？

第五章思考题参考答案

（张全志）

第六章　领　导

学习目标

通过本章内容的学习，学生应能够：

◎ **识记**

1. 准确复述领导、领导者、影响力、领导效能、领导艺术、授权、创新的定义。

2. 简述领导效能的基本内容。

3. 准确概括各经典领导理论的主要内容。

◎ **理解**

1. 比较领导与管理的联系与区别。

2. 举例说明领导者影响力的来源和分类，并能够比较两种影响力的特点。

3. 解释领导的作用和领导效能的特点。

4. 查阅资料，概括领导理论的新发展动向。

5. 举例说明领导艺术的特点。

6. 比较几种授权方法的特点。

7. 说明团队管理的重要性。

◎ **运用**

1. 根据护理管理实践的特点，提出提高领导者影响力的策略。

2. 结合护理管理案例，评论领导者各种权力运用的具体方法。

3. 结合案例总结创新过程。

4. 结合护理管理者的工作特点，提出提高领导执行力的措施。

第一节　领导的概述

领导（leadership）是管理工作一个重要组成部分，是关于组织中人的问题的基本职能。通常管理活动在制订计划和建设好组织的基础上，还需要好的领导带领各级组织为实现组织的目标努力。领导是一门非常奥妙的艺术，因此，作为护理人员必须学会领导的相关知识，能够让下属心甘情愿地追随，为实现组织的目标而奋斗。

一、领导和领导者的概念

（一）领导

有关领导的概念有很多，孔茨、霍根、大桥武夫、戴维斯等均对管理进行了不同的描述，虽然他们国籍不同、时代不同，但其看法中却蕴含着某种内在一致性。其中，美国管理学家孔茨、奥唐奈和韦里奇等给领导下的定义更具有代表性，归纳起来，领导是一种影响力，是对人们实施影响的科学与艺术并存的管理过程，好的领导能使人们心甘情愿和积极地为实现组织或群众的目标而努力。

1．领导是一个管理过程，而不是一个个体。

2．领导的本质是一种人际影响力 这种影响力使领导者在组织或群体中实施领导行为，把组织或群体中的人吸引到他的周围，并获得组织或群体成员的信任。因此，只有拥有这种影响力的人才能去开展领导工作，才能成为一名真正的领导者。

3．领导的根本目的是领导组织成员实现组织目标 领导是一项目的性非常强的管理工作，他的根本目的在于影响组织中的成员，使其主动地、积极地而非被动、勉强地为实现组织的目标而努力工作。这是领导者的追求。

（二）领导者

领导者（leader）是领导活动的行为主体，即实现领导过程的人。管理学家对领导行为进行了不同解释，形成不同的领导理论。综合这些解释和理论，领导者应该具备下列4个含义：①领导者必须有追随者；②领导者要有影响追随者的能力，这种力量包括正式的权力，也包括个人所拥有的影响力；③领导者的根本目的是影响人们主动地、积极地去工作；④领导者应该具备促进本组织发展的战略思维能力。

（三）领导与管理的区别和联系

领导与管理是管理实践中常用的两个概念，管理实践中常将它们混为一谈。实际上他们之间既有联系又有区别。两者的共同之处，一是两者都以组织为基础。两者都是一种在组织内部通过影响他人协调活动，实现组织目标的过程。二是两者都与组织层级的岗位设置有着一定的联系。组织内部的管理岗位往往也是领导岗位。两者区别主要表现在：

1．领导只是管理的一项职能 管理活动包括计划、组织、领导、控制等职能，领导只是其中一项职能。领导更着重于研究在目标既定的条件下如何影响一个组织或者群体成员去实现目标。

2．领导与管理其他职能的区别主要表现在与人相联系的特征上 领导过程中，领导者具体承担着带领下属实现目标的任务。在开始阶段，他需要给下属下达指令，布置任务，配置资源；在完成任务的过程中，领导者还需协调关系，解决困难，处理冲突，更需要关注下属的工作情绪与积极性，注重对下属的奖励；在任务完成后，需要跟下属一起进行工作总结。上述工作都是与人打交道。研究表明，管理的计划、组织，以及后面将要讲到的控制，只能够引发下属60%的才能，另外40%的才能只有通过有效的领导工作才能发挥出来。

二、领导者的影响力

影响力是指一个人在与人交往中，影响和改变他人心理行为的能力。领导者影响力是指领导者影响与改变被领导者的心理和行为的能力。

（一）领导者影响力的来源

1．职位权力 职位权力（authority）是指各种职位带来的权力。包括以下三类：

（1）合法权力：是根据个人在组织中所处的职位而被正式授予的权力，其内容包括任命权、罢免权等。其形式具有非人格性、制度性特征。合法权力通常具有明确的隶属关系，从而形成组织内部的权利等级关系。

（2）奖赏权力：是对依照其命令行事的作用对象拥有分配价值资源的权力。奖赏权的实施方式包括物质性奖赏和非物质性奖赏，主要包括提薪、发奖、晋级、表扬等。

（3）强制权力：是建立在惧怕基础上的，对不服从要求或命令的人进行处罚的权力。组织中强制权的实施手段主要有批评、训斥、分配不称心工作、降薪、解聘等。

2．个人权力 个人权力（private authority）是指源于个人特征的权力，包括以下两类：

（1）专长力：是指由于其他人承认的知识、技能而产生的权利。下属听从有专家权力的

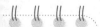
上级的意见是因为他们确信这些意见将有助于更好地完成任务。

(2) 参照权力 是指个人的品格、魅力、能力、资历带来的影响力。领导者的优良品格、高尚道德、积极的思想面貌反映出领导者的崇高质量，使被领导者从内心产生对领导者的崇拜和敬爱。这种感召力可随领导者思想、素质与行为的改变而改变。通过领导者素质的提高，可使其个人感召力得到提高。

(二) 领导者影响力的分类

领导影响力的构成见图6-1。

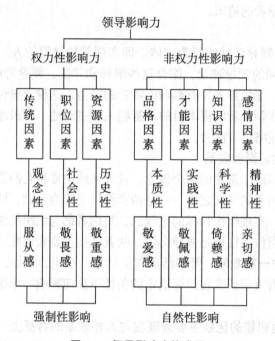

图 6-1 领导影响力构成图

1. **权力性影响力** 权利性影响力（authority power）是指领导者运用上级授予的权利强制下属服从的一种能力。这种由外界赋予领导者的影响力对被领导者具有强迫性和不可抗拒性，如护士长安排某护士临时顶替他人值夜班，尽管护士内心极不情愿，但行动上也只能服从安排，由权利性影响力的强迫性和不可抗拒性决定。这种影响力主要由以下三种因素构成：

(1) 职位因素：处于某一职位的领导者由于组织授权，使其具有强制下级的力量。领导者的职位越高，权利越大，下属对他的敬畏感就越强，其影响力也越大，如护理部主任的影响力要比科护士长的影响力大。科护士长的影响力要比护士长的影响力大。由职位因素而获得的影响力是组织赋予领导者的力量，任何人只有处于领导职位，都能获得相应的影响力。

(2) 传统因素：指长期以来人们对领导者所形成的一种历史观念，认为领导者不同于普通人，他们有权、有才干，比普通人强，从而使人们产生了对他们的服从感。这些观念逐步成为某种社会规范，不同程度地影响着人们的思想和行为。这种影响力在领导者还没有确定之前就已经存在，只要成为一个领导者就自然地获得了这种影响力。

(3) 资历因素：资历指领导者的资格和经历。资历的深浅在一定程度上决定着领导者的影响力，如一位有多年工作经验的护士长在一线管理职位上资历较深，往往使人产生一种敬重感，他的言行容易使下属从心理上信服，其影响力也比新任护士长的要大。

这三种因素构成的权利影响力，其核心是权利的拥有。其特点是对他人的影响带有强制性，以外推力的形式发挥作用。在这样作用下，被影响者的心理与行为主要表现为被动服从。权利性影响力对下属的心理和行为的影响是一种外在的因素，其影响程度有限。

2．非权力性影响力 非权力性影响力（non-authority power）是指由领导者自身素质和现实行为形成的自然性影响力。它既没有正式规定，也没有合法权力形式的命令与服从的约束力。被影响者更多地表现为顺从和依赖。这种影响力由以下四种因素构成：

（1）品格因素：一个人的品格主要包括道德、品行、修养、个性特征、工作生活作风等方面。领导者的品格反映在他的一切言行中。高尚的道德质量会使领导者有较大的感召力和吸引力，使下属产生敬爱感。通常说的"榜样的力量是无穷的"，其中的道理就在于此。有经验的护士长往往也会注意，要求护士做到一分，自己就要做到十分。无论职位多高，如果道德质量得不到下属的认可，其影响力的大小将会大打折扣。各级护理领导者要注重自身道德品格方面的修养。

（2）能力因素：领导者的能力主要反映在工作成效和解决实际问题的有效性方面。一个才能出众的领导者，不仅为成功达到组织目标提供了重要保证，还能增强下属达到目标的信心，使下属产生敬佩感，从而自觉接受领导者的影响。

（3）知识因素：知识就是力量。丰富的知识、扎实而先进的技术为实现组织目标提供了保证。一个人掌握的知识越丰富，对下属产生的影响力就越大，更容易使下属产生信赖感，如一位护士长在病房的护理管理活动中，会遇到许多问题，有行政管理方面，也有业务技术方面，有病房内部，也有病房外部。如果她拥有丰富的业务知识和正确处理问题的能力，使下属基本满意或十分满意，那么她在下属中就具有较强的影响力。这种影响力赋予了护士长一种威信，依靠这种威信，在行使护士长职权时就有协同作用，大大提高工作效能。提高业务知识和能力是提高医院中护理领导者影响力的有效途径。相反，知识面狭窄的领导者工作上缺少与人交流的平台，其影响力也会大大降低。

（4）感情因素：感情是指人们对外界事物的心理反应。如果领导者和蔼可亲、平易近人，体贴关心下属，与下属的关系融洽，就能使下属产生亲切感，与其心心相印，甘愿与之一起为组织目标而奋斗。与下属有良好感情关系的领导者，其影响力不是来自强制因素，而是来自下属的一种发自内心的服从和接受。相反，如果领导者与下属的关系紧张，就会拉大双方的心理距离，降低领导者的影响力。

非权力性影响力对他人的影响不带有强制性，无约束力。这种影响力以内在感染形式潜在地发挥作用。被影响者的心理和行为表现为主动随从和自觉随从。在领导者的影响力中，非权力性影响力占主导地位，起决定性作用。非权力性影响力制约着权力性影响力。当领导者的非权力性影响力较大，他的权力性影响力也会随之增强。因此，提高领导者影响力的关键在于不断提高其非权力性影响力。

三、领导的作用和效能

（一）领导作用

一个组织的领导者的领导行为决定着这个组织的绩效。尤其是高层领导者决定着一个组织的兴衰。作为领导者，最重要的不仅是其个人素质和个人才能，更是将个人的领导素质和领导才能转化为组织绩效的能力。领导者的作用具体体现为以下三个方面：

1．指挥作用 在人们的集体活动中，需要有头脑清晰、胸怀全局、高瞻远瞩、运筹帷幄的领导者帮助人们认清所处的环境和形势，指明活动的目标和达到目标的途径。领导者只有站在被领导者前面，用自己的行动带领人们为实现机构目标而努力，才能真正起到指挥的作用。

2．协调作用 在许多人协同工作的集体活动中，即便有了明确的目标，但因个人的才能、理解能力、工作态度、进取精神、性格、作风、地位等不同，加上外部各种因素的干扰，人们在思想上发生各种分歧，行动上出现偏离目标的情况不可避免，需要领导者来协调人们之间的关系和活动，把大家团结起来，朝着共同的目标前进。

3. 激励作用 尽管大数人都具有积极工作的愿望和热情，但是这种愿望并不能自然地变成现实的行动，这种热情也未必能自动地长久保持下去，劳动是谋生的手段，人们需求的满足还受到种种限制。如果一个人的学习、工作和生活遇到了困难、挫折或不幸，某种物质的或精神的需要得不到满足，就必然会影响工作的热情。在复杂的社会生活中，机构中每一位员工都有各自不同的经历和遭遇。怎样使每一个员工都保持旺盛的工作热情，最大限度地调动他们的工作积极性呢？这就需要有通情达理、关心下属的领导者来为他们排忧解难、激发和鼓舞他们的斗志，发掘、充实和加强他们积极进取的动力。

（二）领导效能

领导效能（effectiveness of leadership）是指领导者影响下属实现目标的实际效果。实际效果包括两层含义：一是看目标是否实现，二是看目标怎样实现。

如图 6-2 所示，B（被领导者）在 A（领导者）的领导下不同程度地实现（未实现）目标。如果 B 未实现目标，说明 A 领导无效；但在 A 的领导下 B 实现目标，并不能说明领导有效，还应进一步考察 B 怎样实现目标。如果 A 以权力迫使 B 完成任务，实现目标，B 处于惧怕权威而被迫服从，则 B 的工作行为完全是一种无效率的被动听命行为；假设 B 是在 A 的信任、期望、激励下主动接受目标，积极地完成任务、实现目标，则 A 的领导有效。由此可见，领导效能的两层含义表达了两种效果，第一层代表实现目标的物化效果，可以用完成任务的数量、质量、时间和成本等量化的指标来评价；第二层代表实现目标的心理效果，反映的是被领导者实现目标的心态，可以用满意度等指标来评价。只有当 B 积极并富有创造性地实现目标时，A 的领导行为才是有效的，或者说 A 实施了有效领导。因此评价领导效能的标准必须包括目标的实现程度、员工的激励水平和满意度两类指标。

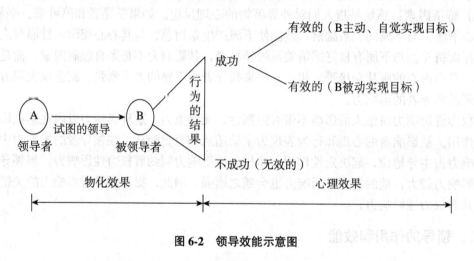

图 6-2 领导效能示意图

第二节 领导基本理论

领导理论是对领导活动进行科学的、系统的研究后，对领导活动的规律进行的总结。西方行为科学家和心理学家十分重视对领导理论的研究，从 20 世纪 40 年代起，研究学者开始从领导的特征研究着手，试图通过研究找出有效的领导途径。随着对领导本质与功能认识的不断深入，学者们对领导者的行为也做了大量研究。以后又研究领导者所处情景对领导效率的影响。一般认为领导理论大致可分为三大主要理论学派：特征领导理论、行为领导理论和权变领导理论（表 6-1）。

表6-1　三种主要领导理论的比较

领导理论分类	研究出发点	研究的结果
特征领导理论	具备什么样的素质才能成为一个优秀的领导者	领导工作效率的高低与领导者的素质、质量和个性有密切的关系
行为领导理论	找到所谓最佳的领导行为和风格	高效率的领导行为和风格与低效率的领导行为和风格有很大的不同
权变领导理论	考虑领导者个人、下属和环境变化时的领导方式	建立领导权变模型、强调领导因时、因地、因人的灵活性

一、特征领导理论

特征领导理论重点研究领导本身的特质，包括领导的品行、素质、修养，目的是要说明好的领导者应具备的质量和特征。该理论认为领导工作效率的高低与领导者的素质、质量和个性有着密切的关系。

（一）斯托格笛尔的领导个人因素论

斯托格笛尔（R.M.Stogdill）在全面研究了有关有效领导者应具备的素质要求的文献后，总结了领导者的个人特征——①五种身体特征：精力、外貌、身高、年龄、体重；②两种社会特征：社会经济地位、学历；③四种智力特征：果断性、说话流利、知识渊博、判断分析能力强；④十六种个性特征：适应性、进取心、热心、自信、独立性、外向、机警、支配力、有主见、急性、慢性、见解独到、情绪稳定、作风民主、不随波逐流、智慧；⑤六种与工作有关的特征：责任感、事业心、毅力、首创性、坚持、对人关心；⑥九种社交特征：能力、合作、声誉、人际关系、老练程度、正直、诚实、权力的需要、与人共事的技巧。

（二）吉赛利的领导质量论

吉赛利的研究给出了 13 种领导者的特性以及这些特性在领导才能中体现的价值。他的研究结果如表 6-2，其中括号中的 A 表示能力特征，P 表示个性特征，M 表示激励特征。

表6-2　吉塞利领导者个人特征价值表

重要度	重要性价值	个人特征
非常重要	100	1. 洞察能力（A）
	76	2. 事业心（M）
	64	3. 才智（A）
	63	4. 自我实现欲（M）
	62	5. 自信（P）
	61	6. 决断能力（P）
中等重要	54	1. 安全的需求少（M）
	47	2. 与下属关系近（P）
	34	3. 首创精神（A）
	20	4. 不要高额金钱报酬（M）
	10	5. 权利需要高（M）
	5	6. 成熟程度（P）
最不重要	0	性别（男性或女性）（P）

由表中可以看出，洞察能力等属于对领导力有非常重要作用的领导特质，安全的需求少等属于对领导力有中等重要影响的领导特质，而性别则属于对领导力没有影响的领导特质。

（三）鲍莫尔的领导质量论

美国普林斯顿大学的鲍莫尔提出了作为一个领导者（主要是机构家）应具备10个条件：①能同人合作，用感化和说服的方法赢得人心；②实事求是地决策，并能高瞻远瞩；③善于授权，以便把适当的职权授予下属而自己抓大政方针和重要事项；④善于把人力、物力、财力组织和运用好，调动下级的积极性；⑤灵活机动和随机应变，既不墨守成规和生硬僵化；⑥责任心强，即积极承担责任和严格要求自己；⑦富于对新鲜事物的敏感，愿意并开展变革和革新；⑧勇于负责和出头、承担风险；⑨谦虚谨慎，能够尊重别人；⑩严格自律、品德高尚。

特征领导理论试图从领导者的先天因素中找到成功领导的答案，忽视了领导者与环境因素的互动，所以，特征理论有其局限性。领导者的素质特征可以成为影响领导者有效性的一个因素，却不是唯一决定性因素。这些理论内容为管理者培养个人特征提供了一定的方向。如果护理管理者能够具备以上领导特征，无疑有利于护理管理工作的开展。

二、行为领导理论

行为领导理论着重分析领导者行为和领导风格对其组织成员的影响，目的是找到最佳的领导行为和风格。研究包括两个方面：一是按照领导行为的基本倾向，找到描述领导行为的一般模式；二是研究领导的各种模式行为与下属人员的表现、满足度之间的关系。研究提示了高效率的领导行为与低效率的领导行为之间的明显差别。

（一）领导作风理论

该理论由德国心理学家勒温于1939年提出，他通过实验研究不同工作作风对下属群体行为的影响，把领导者在领导过程中表现出来的工作作风分为三类，即专制型、民主型和放任型。

1. 专制型 专制型的领导依靠权利强制别人服从。领导者大权在握，一切由领导决定，要求下级绝对的服从，不允许下级参与决策。下级只能执行上级做出的决定，由他来监督执行情况。

2. 民主型 民主型领导者以理服人、以身作则。成员在一定范围内可以自己决定工作内容和工作方法，在一定程度上允许下级参与决策。这种领导风格能够发挥下级的积极作用。

3. 放任型 放任型领导是指工作事先无布置，事后无检查，权利完全交于个人，下级充分享有自由。领导职责是为下级提供信息并与外部进行联系，从而为下级工作创造条件。

根据实验结果，勒温认为放任型的领导方式效率最低，只达到社交目的而完不成工作目标；专制的领导方式通过严格的管理达到组织目标，但群体成员缺乏责任感，情绪消极，士气低落；民主的领导方式工作效率最高，不但完成工作目标，而且群体成员关系融洽，工作积极主动，有创造性。

（二）领导行为四分图理论

1945年，美国俄亥俄州立大学商业研究所发起了对领导行为研究的热潮，研究人员设计了领导行为描述调查表，列出了1000多种刻画领导行为的因素，通过逐步概括和归类，最后将领导行为概括为两方面，即"关系人"和"关心工作"。

"关系人"是指注重建立领导者与被领导者之间的友谊、尊重和信任的关系，包括尊重下属的意见，给下属较多的工作自主权，体察下属的思想感情，注重满足下属的需求，平易近人，平等待人，关心群众，方式民主。

"关心工作"是指领导者注重规定自己与工作群里的关系，建立明确的组织模式、意见交流渠道和工作程序，但不太关心人际关系，主要任务包括设计组织机构，明确职责、权利、相互关系和沟通方法，确立工作目标和要求，制订工作程序、方法和制度。

该项研究的研究者认为，"关系人"和"关心工作"这两种领导方式不应是相互矛盾、互相排斥，二者相互联系。一个领导只有将这两者相互结合起来，才能进行有效的领导。领导者的行为可以是上述两方面的任意组合，即可以用一个坐标的平面组合来表示。由这两个坐标轴可以做出领导行为的四分图（6-3），表示四种类型的领导行为。

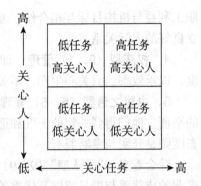

图 6-3　领导行为四分图

（三）管理方格理论

在俄亥俄州立大学的研究者提出的四分图的基础上，美国心理学家罗伯特·布莱克和简·穆顿提出了管理方格理论。该理论纠正了当时管理界的一种错误认识，在机构管理工作中要么以科学管理为主要方式，要么以重视人群关系为主要方式；要么以生产为中心，要么以人为中心。该理论指出"关心生产"和"关心人"的两种领导方式之间可以进行不同程度的互相结合。

他们将对人的关心度以及对工作的关心度分为 9 个等份，分成 81 个方格，从而将领导者的领导行为划分为许多不同的类型，如图 6-4 所示。在评价领导者的领导时，可根据其对生产和员工的关心程度在图上寻找交叉点，该交叉点即表示他的领导类型。当领导者在纵轴的积分越高时，表示他越重视人的因素，纵轴 9 分表示领导者对员工最为关心。当领导者在横轴的积分越高时，表示他越重视生产的因素，横轴 9 分表示领导者对生产最为关心。

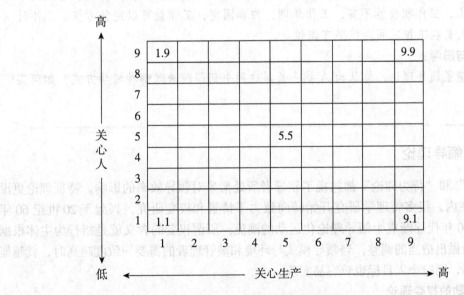

图 6-4　管理方格理论模式

罗伯特·布莱克和简·穆顿在管理方格中列出了五种典型的领导方式：

1．贫乏型（1，1）管理　用最少的努力来完成任务和维持人际关系，对业绩和对人关心都少。实际上，他们已经放弃自己的职责，只要能保住自己的地位，就不多花一分精力去工作。除了无所事事，他们充其量也只是把上级信息向下级传达的信使。

2．乡村俱乐部型（1，9）管理　即充分重视人际关系，但对业绩关心少。他们促成一种人人得以放松，感受友好和快乐的环境，而没有把注意力放在协同努力去实现机构的目标上。只关心人，不关心生产。

3．团队型（9，9）管理　即对生产和人都极为关注，生产任务完成好，职工关系和谐，职工利益与机构目标互相合作，通过相互配合、相互信赖和尊重来达到组织的共同目的，并建立良好的人际关系。

4. 权威型（9，1）管理　即有效地组织和安排生产，而将个人因素的干扰减少到最低程度，以求效率。只关心生产，不关心人。

5. 中庸之道型（5，5）管理　即对人和生产都有适度的关心，保持工作与满足人们需要的平衡。他们得到一定的士气和适当的产量，但不是卓越的。他们不设置过高的目标，对人的态度则是开明与专断兼有。

综合看来，"团队型"（9，9）被认为是最有效的管理，能带来生产力和利润的提高、员工事业的成就感与满足感以及优秀的绩效。这种管理方格理论对于培养管理者是有效的工具，提供了一个衡量管理者所处的领导形态的模式，使管理者较清楚地认识到自己的领导方式，并指出了改进的方向。管理方格图适用于机构中高层管理者的选拔、评估以及组织结构的调整和文化建设等方面。

案例 6-1

　　某医院调任 A 担任科护士长负责管理供应室、内科门诊的护理工作。为了做好领导工作，A 护士长对这两个科室进行了调查分析，发现内科门诊的护理人员多数为大专毕业，工作认真主动，工作内容、难度弹性较大，难以定量考核工作量，工作独立性强，工作时间也有弹性，有时不能按时下班，离岗现象较多。供应室的护理人员中专毕业为主，工作积极性不高，工作单调，内容固定，工作量可以定量考核。工作时间准确，人员在工作时间内能坚守岗位。

　　问题与思考：

　　根据情景领导理论，你认为 A 护士长对这两个部门应采取哪种领导方式？如何实施领导？

三、权变领导理论

"特征理论"和"行为理论"都忽视了领导者所处情景对领导效率的影响。特征理论更没有将环境考虑在内。很多管理学研究开始转向致力于情景和权变研究，兴起于 20 世纪 60 年代，尤其是在 70 年代逐渐成为领导理论化运动的潮流。所谓权变的含义就是指行为主体根据情景因素变化而做出适当的调整。当领导模式与环境和被管理者的需要一致度越高时，就越能实现组织的目标，同时个人目标也较容易实现。

（一）费德勒的权变理论

美国华盛顿大学心理学家和管理专家费德勒（Fred Fiedler）在大量研究的基础上提出了有效领导的权变理论（Contingency Model）。他指出，任何领导方式均可能有效，其有效性完全取决于所处的环境是否适应。权变理论不认为有能适用于一切环境的唯一最佳领导风格，各种领导风格在对应的不同环境中最有效。领导者应首先清楚自己及下属的领导风格，争取自己和下属被安排到适合各自风格的环境中。费德勒用"最不愿与之共事的同事"（least preferred coworker，LPC）问卷来测定一个人的领导风格，LPC 分高的人表现了侧重关系的风格，LPC 分低的人则侧重任务。LPC 分高和低的人分别在不同的环境下有效。费德勒提出影响领导有效性的情境因素有三种：①上下级关系，指下属对领导者的信任、尊重、喜爱和意愿追随的程度。如果双方高度信任、相互支持，则上下属相互关系好，反之，上下属关系差；②工作任务结构，指下属承担的工作任务结构的明确程度。当任务是常规、具体、明确、容易理解、有章可循，则任务结构明确性高，反之，当工作任务复杂、无先例、没有标准程序，则属任务结构明确性低或不明确；③领导者职权，指与领导者的职务相关联的正式权力，以及领导者在整个组织中从上到下所取得的支持程度。如果领导者对下属的工作任务分配、职位升降和奖惩等有决定权，则属职位权力强，反之，则属职位权力弱。

费德勒发现，三种环境因素的重要性并不相同，对环境控制影响最大的是上下级关系，其次是工作任务结构明确性，职权大小最不重要。根据三个主要因素，费德勒分析了对领导效果最有利和最不利的环境因素，三个条件都具备是最有利的条件，三个条件都不具备则是最不利的条件，并分出了8种环境类型，如图6-5所示。不同的环境类型适合的领导风格不同，两者有良好的匹配，才能取得有效的领导。从图6-5中可见，如果领导者与下属的关系好，工作任务结构明确性高，领导者职权大，则适宜采取完成任务为目的的领导方式。如仅是领导者与下属的关系好，而工作任务结构明确性低，领导者职权小，则适宜采取以人际关系为目标的领导方式。当环境条件是最好和最不好的两个极端时，都适宜采取以完成任务为目标的领导方式。

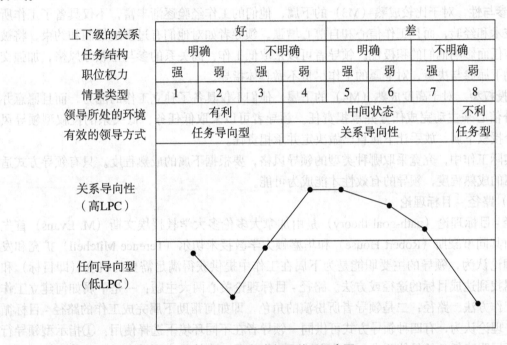

图 6-5 权变领导关系示意图

（二）情境领导理论

情境领导理论（situational leadership theory）又称领导生命周期理论（life cycle theory of leadership），由管理学家赫尔塞（P. Hersey）和布兰查德（K. Blanchard）提出。该理论的主要观点是：领导者的风格应该适应其下属的成熟程度。

成熟度（mature degree）是指个体完成某一具体任务的能力和意愿。成熟度包括工作成熟度和心理成熟度。工作成熟度（work mature degree）是指一个人从事工作所具备的知识和技术水平。工作成熟度越高，在组织中完成任务的能力越强，越不需要他人的指导。心理成熟度是指从事工作的动机和意愿。人的心理成熟度越高，工作自觉性越强，越不需要外力激励。工作成熟度和心理成熟度高低的结合，可以形成四种类型的成熟度构型：①M1型：工作能力低，动机水平低；②M2型：工作能力低，但有工作意愿；③M3型：工作能力高，动机水平低；④M4型：工作能力高，动机水平高。如图6-6所示。

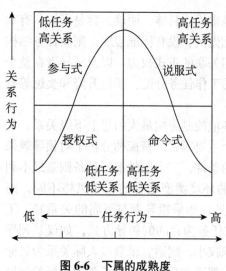

图 6-6　下属的成熟度

根据下属的成熟程度，情境理论确定了四种相对应的领导风格：

1. 命令型　对于低成熟度（M1型）的下属，他们不能自觉承担工作责任，领导者可以采取高工作、低关系的命令型领导风格，与下属采取单向沟通的方式，明确规定工作目标和工作规程，告诉他们做什么、如何做、何时做、在何地做等。

2. 说服型　对于较不成熟（M2型）的下属，他们初知业务，并愿意担负起工作责任，但尚缺乏工作技巧，领导者可以采取高工作、高关系的说服型领导风格，这种方式任由领导者对绝大多数工作做出决定，但需要以双向沟通的方式对员工的意愿和热情加以支持，并向员工推销决定，通过解释和说服获得下属的认可和支持，给予直接的指导。

3. 参与性　对于比较成熟（M3）的下属，他们的工作经验逐渐丰富，不仅具备了工作所需要的技术和经验，而且工作信心和自尊心增强。领导者如对他们有过多地控制和约束，将被看作不信任而影响他们的积极性。领导者可以采取低工作、高关系的参与型领导风格，加强交流，鼓励下属参与决策，对下属的工作尽量不做具体指导。

4. 授权型　对于高度成熟（M4）的下属，他们不仅具备了独立工作的能力，而且愿意并具有充分信心来主动完成任务并承担责任。领导者可以采取低任务、低关系的授权型领导风格，充分授权下属，放手让下属自己做决定并承担责任。

在实际工作中，究竟采取哪种类型的领导风格，要根据下属的成熟程度。只有领导方式适应了下属的成熟程度，领导的有效性才能成为可能。

（三）路径－目标理论

路径－目标理论（path-goal theory）是由加拿大多伦多大学教授埃文斯（M. Evans）首先提出，由其同事豪斯（Robert House）和华盛顿大学教授米切尔（Terence Mitchell）扩充和发展。该理论认为，领导的主要职能是为下属在工作中提供获得满足需要的机会（即目标）和帮助下属找到达成目标的途径或方法。路径－目标理论关心两大主题：一是下属如何建立工作目标和工作方法、路径；二是领导者所扮演的角色，即如何帮助下属完成工作的路径－目标循环。这一理论认为，有四种领导方式可供同一领导者在不同环境下选择使用：①指示型领导行为。让下属明确任务的具体要求、工作方法、工作日程，决策都由领导者做出；②支持型领导方式。与下属友善相处，领导者平易近人，关心下属的福利，公平待人；③参与型领导方式。与下属商量，征求下属的建议，允许参与决策；④成就导向型领导方式。提出有挑战性的目标，要求下属有高水平的表现，鼓励下属并对下属的能力表示充分的信心。

目标－路径理论提出领导方式要适应情境。该理论特别关注两类情境因素，一类是下属的个人特点，另一类是工作场所的环境特点。个人特点主要包括下属对自身能力的认识和控制轨迹，指人们对自己行为所造成的结果究竟主要是受外因还是受内因控制的一种认识，如下属认为自己能力不强，则喜欢指示型领导；相信内因决定事情成败的人喜欢参与型领导方式；相信外因决定事情成败的人则宁可采取指示型领导方式。环境特点主要包括任务结构、职权制度和工作群体特点。当任务结构明确时，就不需要采用指示型领导方式；如果正式职权都规定得很明确，则下属会更欢迎非指示型的领导方式；如果工作群体为个人提供了社会上的支持和满足，则支持型的领导方式就显得多余了。

第三节 护理管理者的领导艺术

案例 6-2

　　某医院护理部编制人员3名，护理部李主任、张副主任及干事。2012年8月，院领导派护理部张副主任外出学习1个月，而恰巧护理部事务性工作特别多，每天忙得不可开交。而人人皆知，质量是医院工作永恒的主题，因此护理部平时将工作落到实处，注重服务质量，强调服务态度，每月进行一次护理质量大检查，将检查成绩与科室奖金挂钩，并且有一套完整的奖惩条例，从而每个科室的护士长对此高度重视。但本月护理部人员少、工作忙，李主任认为：关键时刻不能忽视质量，每月的检查照常进行，故充分利用领导艺术，授权给4位护士长，分两组对全院20个科室进行了8月份的质量检查。李主任对于首次授权由护士长行使护理部权利监督工作还是比较慎重，向护士长讲明了检查的目的、意义及注意事项，护士长经过两天的时间，圆满完成了检查任务，并向主任反馈了检查情况，对此李主任很满意。接下来张副主任学习返回单位，即使在护理部不忙的情况下，李主任仍然让这4位护士长承担了每月1次的护理质量检查任务，但此后很少指导、监督，她认为把此项工作充分授权给下属，腾出更多的时间考虑改革创新，致力于科研，这是领导艺术在护理部的体现。而随着时间的推移，这4位护士长明知质量下降却视而不见，充当老好人，报喜不报忧。3个月后，几位科主任向院长反应情况：病房护理质量下降，护士长管理缺陷，护士差错不断，患者投诉直线上升。瞬时，护理部李主任在全院的威严与威信很快下降。

问题与思考：

1. 护理部李主任发生困境的主要原因是什么？
2. 护理部"全院性护理质量检查"工作能否授权给护士长？
3. 作为一名护理部主任，遇到此情况，你认为怎样处理更为恰当？

　　领导艺术就是领导者在一定知识、经验和辩证思维的基础上，富有创造性地运用领导原则和方法的才能。领导艺术是领导者的一种特殊才能。这种才能表现为创造性地灵活运用已经掌握的科学知识和领导方法，是领导者的智慧、学识、胆略、经验、作风、品格、能力的综合体现。

一、授权艺术

（一）授权的概念

　　授权（delegation）是指在不影响个人原来的工作责任的情形下，将自己的某些任务改派给另一个人，并给予执行过程中所需要的职务上的权利。授权是激励员工的重要方法。

（二）授权的原则

　　领导者合理授权，能够提高工作效率，事半功倍，授权不得力，其负面影响较大。领导者授权必须坚持以下原则：

　　1. 适当授权原则　授权应以完成工作任务和被授权者能力水平的高低为依据，对下属的授权既不能过轻也不能过重，要知人善任，视能授权，以发挥被授权者的工作潜能。

　　2. 逐级授权原则　领导者只能在纵向系统上逐级授权，下授一级，即只能对自己的直接下属授权，绝不可越级授权。既不可替代自己的上级把权力授予自己的下属，也不可将自己的权利授予下级的下级，否则就混淆了领导层次及权力纵向隶属关系，极易引发矛盾。

3．责权同授原则　领导者授权，既要明确授予的权力，同时也要明确下属的责任，将权利和责任一并授予下属。权利与责任相统一，可以防止滥用权力的现象。

4．可控授权原则　领导者授权，不但要适当合理，还可以随时控制。表现在两个方面：一是要保留某种控制权，不能对下属放任不管，把握授权的主动性和灵活性；二是在授权之前要建立一套健全的控制制度，制订可行的工作标准和适当的报告制度，以及能在紧急情况下进行补救的措施。

5．信任授权原则　授权是基于领导者和下属之间的相互信任，领导者必须做到用人不疑，疑人不用。权力一旦授出，就要充分地信任下属，让他们放手大胆地去独立完成任务。权力授出后，要对下属的工作实行必要的监督考核，发现问题，及时解决。

6．宽容授权原则　真正的授权是以领导者宽容下属的失败为前提的。对下属的宽容，可以在更大程度上激发其工作的主观能动性，但是宽容不等于纵容，对下属工作中所犯原则性错误一定要及时指出，给予批评，促其改正。

（三）授权过程

（1）确定授权对象：管理者必须仔细思考授权对象，既要考虑授权对象的能力，也要考虑授权对象的意愿，以保证授权对象有能力和动力做好所授予的工作。

（2）明确授权内容：即授权的工作项目、职责、权力、完成任务时限及可利用的资源。

（3）向授权者明确解释目的与要求、预期效果及可能发生的问题。

（4）要求被授权者定期向领导汇报进展，以掌握执行进度，利于对委派任务的检查、指导。

（5）了解被授权者对接受责任的感受与要求，听取反馈信息。

（6）予以评价：成绩突出者给予表扬和奖励，晋升职位或扩大授权。

（四）护理管理者授权的方法和艺术

1．护理管理组织内部上下级之间的授权　大型医院的护理管理序列一般为护理部主任、科护士长、病区护士长、护士。护理部主任应该制订管理序列的书面程序，明确各级护理管理的权利，这就是程序授权。同时，也可以根据护理情况需要，进行临时授权。每一上级管理者应对下级管理人员进行正确的定位，根据不同护理人员的业务能力、性格特点及特长，适当地授予权力，以便使下属得到锻炼。

2．护理管理小组授权　护理部也可根据需要成立护理质量管理小组，护理质量管理小组承担着护理部授权的权力和责任。

3．部门之间的授权　护理管理部门与医院其他部门之间存在管辖权力的交叉和重复，需要积极协调各部门关系，逐步建立各方面的支持系统，提高护理管理者的工作效率，如医院感染控制机构经常会对病房护理事项进行感染控制方面的检查与指导。

案例 6-3

　　某医院心内科，每年"三八"妇女节，护士长都会额外地发给护士们一笔 500 元的奖金。刚开始时，护士们因为这份意外的奖励，工作积极性有了很大的提高。但几年下来，护士长感到这笔奖金正在丧失它应有的作用。因为护士们在领奖金的时候反应相当平和，每个人都像领取自己的工作一样自然，并且在随后的工作中也没有人再像以前那样因为这 500 元奖金表现得特别努力。既然奖金起不到激励作用，今年护士

案例 6-3

长决定停发，前几个月科室的效益也不太好，这样做可以减少科室的一部分开支。但停发的结果却大大出乎意料，科室上下几乎每个人都在抱怨护士长的决定，有些护士情绪低落，工作效率受到不同程度的影响。

问题与思考：

1．案例中护士长发放的妇女节奖金是激励因素还是保健因素？

2．激励因素和保健因素在调动员工工作积极性方面分别起什么样的作用？

3．取消奖金之后，为什么大家都不约而同地指责、抱怨甚至影响工作效率呢？

二、激励艺术

激励（motivate）是组织行为学的核心问题。行为科学对人的心理与行为规律进行了多层次的研究，包括个体、群体、领导以及整个组织的心理与行为规律，其共同点是都需要激励，既需要自我激励，更需要来自他人、群体、领导、组织方面的激励。经过激励的员工，其积极性、智慧、创造力是组织活力的源泉，是组织实现目标和提高竞争能力的关键。有作为的领导者都懂得，采用各种激励手段来调动人的积极性和创造性，是组织取得成效的根本措施。

（一）激励的概念

激励从词义上讲就是激发、鼓励的意思。从心理学角度讲，激励是指影响人的内在需求、激发人的行为动机，从而加强、引导和维持行为的活动或过程，是一个不断朝着期望的目标前进的循环的动态过程。这一概念运用到管理中，是指调动人的积极性，提高工作绩效，达到预期的目的。激励的本质就是在工作中调动人的积极性的过程。激励是对人的一种刺激，是促进和改变人的行为的一种有效手段，对于指引人的实际行为至关重要。激励的过程就是管理者引导并促进工作群体或个人产生有利于管理目标行为的过程。每一个人都需要激励。在一般情况下，激励表现为外界所施加的推动力或吸引力，转化为自身的动力，使得组织的目标变为个人的行为目标。可以从以下三个方面理解激励这一概念：

1．激励是个过程 人的很多行为都在某种动机的推动下完成。对人行为的激励，实质上就是采用能满足人需要的诱因条件，引起行为动机，从而推动人采取相应的行为，以实现目标，然后再根据人们新的需要设置诱因，如此循环往复。

2．激励过程受内外因素的制约 各种管理措施，应与被激励者的需要、理想、价值观和责任感等内在的因素相吻合，才能产生较强的合力，从而激发和强化工作动机，否则不会产生激励作用。

3．激励具有时效性 每一种激励手段的作用都有一定的时间限度，超过时限就会失效。激励不能一劳永逸，需要持续进行。

（二）激励的原则

在管理工作中，正确地应用激励理论对员工进行激励应遵循以下原则：

1．组织目标与个人目标相结合的原则 在激励中设置目标是一个关键环节。目标设置必须以体现组织目标为要求。否则激励将偏离组织目标的实现方向。目标设置还必须能满足员工个人的需要，否则无法提高员工的目标效价，达到满意的激励程度。只有将组织目标与个人目标结合好，才能收到良好的激励效果。

2．物质激励与精神激励相结合的原则 员工存在物质需要和精神需要，相应的激励方式也应该是物质与精神激励相结合。随着生产力水平和人员素质的提高，应该把重心转移到满足较高层次需要即社交、自尊、自我实现需要的精神激励上去，但也要兼顾好物质激励。物质激励是基础，精神激励是根本，在两者结合的基础上，逐步过渡到以精神激励为主。

3. 外在激励与内在激励相结合的原则 凡是满足员工对工资、福利、安全环境、人际关系等方面的激励，叫做外在激励；满足员工自尊、成就、晋升等方面需要的激励，叫内在激励。实际中，往往是内在激励使员工从工作本身取得了很大的满足感，如工作中充满了兴趣、挑战性、新鲜感；工作本身具有重大意义；工作中发挥了个人潜力、实现了个人价值等，对员工的激励最大。所以要注意内在激励具有的重要意义。

4. 正强化与负强化相结合的原则 在管理中，正强化与负强化都必要而有效，提高树立正面的榜样和反面的典型，扶正祛邪，形成一种良好的风气，产生无形的压力，使整个群体和组织行为更积极、更富有生气。但鉴于负强化具有一定的消极作用，容易产生挫折心理和挫折行为，因此，管理人员在激励时应把正强化和负强化巧妙地结合起来，以正强化为主，负强化为辅。

5. 按需激励的原则 激励的起点是满足员工的需要，但员工的需要存在着个体的差异性和动态性，因人而异，因时而异，并且只有满足最迫切需要的措施，其效价才高，激励强度才大。对员工进行激励时不能过分依赖经验及惯例。激励不存在一劳永逸的解决方法，必须用动态的眼光看问题，深入调查研究，不断了解员工变化了的需要，有针对性地采取激励措施。

6. 客观公正的原则 在激励中，如果出现奖不当奖、罚不当罚的现象，就不可能受到真正意义上的激励效果，反而还会产生消极作用，造成不良的后果。在进行激励时，一定要认真、客观、科学地对员工进行业绩考核，做到奖罚分明，不论亲疏，一视同仁，使得受奖者心安理得，受罚者心服口服。

（三）激励理论

1. 双因素理论 双因素理论是由美国行为科学家赫茨伯格在20世纪50年代后期，对200多名工程师和会计师进行访谈调查后给出。他要求受访者详细描述两种不同的感觉，一是哪些因素使他们在工作中感到特别满意和受到高度激励，另一种是哪些因素是他们感到不满和消沉。调查结果表明，导致满意和不满意的因素是性质完全不同的两类因素。人们在工作中的满意感是激励人们工作的重要力量。在此基础上，他提出了激励理论中著名的双因素理论，即组织中影响人的积极性的因素可分为激励因素和保健因素两大类。保健因素是那些能预防员工产生不满和消极情绪的因素。这些因素往往与工作环境或外部因素有关，如机构政策与行政管理、监督方式、与主管领导的关系、与同事的关系、与下属的关系、工作的物质条件、薪金、地位以及工作安全保障、个人或家庭因素等。激励因素则是指那些可以使人得到满意和激励的因素。这些因素往往与工作本身的特点和工作内容有关，如成就、赏识、工作本身的特点、责任感、提升和发展等因素。正因为激励因素和保健因素在激励功能上的这种差别。赫茨伯格认为，主要应从激励因素，即从内部、从工作本身来调动人的内在积极性，使人们对工作产生浓厚的兴趣和热情。改善保健因素固然十分重要，但这最多只能预防员工的不满和消极情绪，维持员工原有的，而不能直接对员工产生激励。即使有满意度和对员工的激励水平，其效果十分有限，如提高工资可能会调动员工的满意感或积极性，但这种效果只能维持在一个段时期内。相反改进工作本身的特征和内容，使员工能从中体会到成就感、责任感并因此得到别人的尊重和赏识，则能产生更大、更持久的激励效果。

2. 期望理论 期望理论又称作"效价-手段-期望理论"，是北美著名心理学家和行为学家维克托·弗鲁姆于1964年在《工作与激励》中提出来的激励理论。期望理论的基本内容主要是弗鲁姆的期望公式和期望模式。

（1）期望理论和需要层次理论：研究激励的途径，一条是研究人们需要的缺乏，运用马斯诺的需要层次理论，找出人们所感觉到的某种缺乏的需要，并以满足这些需求为动力，来激励他们产生动机从事组织所要求的行为；另一条是从个人追求目标的观点来研究个人对目标的期望，这就是期望理论。依照这一途径，激励是推动个人向其期望目标前进的一种动力。期望理论则侧重于"外在目标"，需要理论着眼于"内在缺乏"。本质上这两种途径相互关联和一致，都认为激励的过程是在于实现外在目标的同时又满足内在需要。

（2）期望公式：即激励取决于行动结果的价值评价和其对应的期望值的乘积：激励力＝目标价值 × 期望值。弗鲁姆认为，人是渴求满足一定的需要并设法达到一定的目标。这个目标在尚未实现时，表现为一种期望。这时目标反过来对个人的动机又是一种激发的力量，激发力量的大小取决于目标价值和期望值的乘积。目标价值是一个心理学概念。同一目标，由于各个人所处的环境不同，需求不同，其需要的目标价值也就不同。同一目标对每个人可能有三种效价：正、零、负。效价越高，激励力量就越大。期望值是人们判断自己达到某种目标的可能性大小。目标价值大小直接反映人的需要动机的强弱，期望值反映人实现动机和需要的信心强弱。这个公式说明：假如一个人把某种目标的价值看得很大，估计能实现的概率越高，那么这个目标激发动机的力量越强烈。

（3）期望模式：怎样使激发力量达到最好值，弗鲁姆提出了人的期望模式："个人努力→个人成绩（绩效）→组织奖励（报酬）→个人需要"。在这四个因素中，需要兼顾三个方面的关系：①努力和绩效的关系。如果目标过高，可望而不可及，则不会产生激励；②绩效与奖励的关系。人们总是期望在达到预期成绩后，能够得到适当的合理奖励，如奖金、晋升、提级、表扬等。组织的目标如果没有相应有效的物质和精神奖励来强化，时间一长，积极性就会消失，这就是及时奖励原则；③奖励和个人需要的关系。奖励什么要适合各种人的不同需要。就像看病，要对症下药，能治病就是好药，而不是越贵越好。

（四）护理管理者激励的方法和艺术

通过双因素理论和期望理论的学习，护理管理者因该因地制宜、因人制宜、因时制宜地使用各种激励手段，如给护理人员加薪、奖金、带薪休假、授权、晋升、参与目标设定和参与决策等方法。同时不要忘记惩罚也是一种激励手段，只不过是负向的。

三、沟通艺术

（一）沟通的概念

管理沟通（management communication）是指为了实现组织目标，管理者有目的地交流观点、信息、情报、意见和情感，包括想法、感情和情绪。管理沟通在领导者和被领导者之间开展，一般不包括组织中技术业务活动的沟通问题。因为组织中的技术业务沟通在原理和方法等方面都与管理沟通不同，甚至组织中业务沟通所使用的语言、信号、媒介和途径等都是不同的。但在护理管理中由于护理业务和技术实践性很强，管理措施的执行中就包括了技术业务问题。管理沟通是领导者能够履行计划、组织、领导和控制等职能的有效方法与手段。管理沟通是一个有效领导者必须掌握的管理方法和技能。对于沟通和管理沟通有很多定义，如库芬、麦金森等的主要观点：管理沟通就是组织成员从上到下、从下至上和同级之间融为一体的互相理解的活动。管理沟通是以组织目标为背景的人际交流活动，它是为了实现组织目标，领导者和被领导者之间围绕管理目标进行的观点、信息、情报、意见的交流，也包括情感，包括想法、感情和情绪的交流和融洽，具有人际交流的一切特点，是体现领导者影响力的重要领域。

（二）沟通原则及分类

1. 沟通原则

（1）信息明确原则：信息明确原则指信息沟通所用的语言和传递方式能被接收者所理解，是管理沟通的基本原则。信息明确原则要求信息发出者应有较强的语言表达能力，语言文字准确；了解对方的教育程度和语言习惯，使用对方所能接受的语言，减少沟通障碍；叙事条理清楚，说理言之有据。

（2）组织结构完整性原则：组织内的沟通应按组织结构的完整性进行，即在管理沟通过程中应遵循人员管理结构逐级传递信息，由上一层级向下一层级传递信息，如护理学院老师不能越过护理部和护士长直接向临床教师布置任务等。越过层级管理结构直接向有关人员发布指示的做法只有在一些紧急情况下才能被接受。

（3）及时性原则：任何管理沟通都有时间期限，如一个组织的年度考核目标必须在年初甚至前一年年末就必须传达至各相关部门，否则将可能影响组织目标的实现。及时的沟通可使下级更好地理解组织的意图，支持组织工作，同时也可帮助上级及时掌握其下属的动态，加强管理。但是在特殊情况下，如精简人员时，应对信息传递时间予以控制，给予下属足够的时间做好心理准备，在达到控制的目的后，及时进行信息传递。

（4）非正式沟通策略原则：在实践中，非正式沟通与正式沟通相比，往往可以较快地传递信息，对做好组织的协调工作有一定的积极意义。在管理过程中，有些问题通过正式渠道不易解决，可以尝试通过非正式渠道加以沟通。非正式沟通的产生在一定程度上反映了正式沟通渠道的不通畅，应加以疏通。对非正式沟通渠道应客观对待，兴利除弊。

（5）重视交谈与倾听技巧的原则：交谈与倾听是沟通行为中的核心过程，一位管理人员应当花65%的时间倾听，25%的时间交谈，余下10%的时间用于阅读和写作。良好的倾听和交谈可以帮助管理者了解组织活动上所遇到的问题，获取重要信息，找到问题的关键和沟通双方的疑虑及观点，促进问题更好地解决。倾听有鼓励、理解、支持性反馈，能促发更深层次的沟通。交谈是护理管理者的主要沟通形式，技巧性很强，是一种艺术。管理者应重视提高谈话效果。

2. 沟通的分类　管理沟通可按媒介、方向或渠道等不同标准分成不同的类型。

（1）按沟通的媒介分类：以信息传递的媒介划分，管理沟通可以分为书面沟通、口头沟通和非语言沟通，其中，① 书面沟通是通过图表、文字的表达形式进行沟通。常用的有文字书写的规章、制度、标准、计划、报告、病历、记录等。此形式的优点是具有清晰性和准确性，不容易在传递过程中被歪曲，接受者可根据自己的时间和速度详细阅读，理解信息，但不能及时得到信息接收者的反馈；②口头沟通包括正式、非正式的面谈，正式、非正式的会议以及电话沟通等。口头沟通的优点是信息发出者能立即得到反馈，了解所发出的信息是否被正确理解，这是一种双向沟通，缺点是缺乏书面沟通的准确性与清晰性；③非语言沟通即指通过手势、动作、姿势、表情、音调、音量、信号、实物、视听设备等媒介沟通信息，非语言沟通容易被人忽略，但往往能够反映人的真实思想感情。研究表明，人们的沟通至少有2/3是非语言沟通。

（2）按沟通的方向分类：按沟通的方向分类可分为垂直沟通、平行沟通和斜向沟通三类：①垂直沟通是指团体或组织在高、中、低各管理结构层次之间进行的信息传递，可以分为上行和下行两个方向。下行沟通是组织中的某个层次按组织结构自上而下的沟通。上行沟通是指下属向上级进行信息传递的过程，目的在于汇报工作进展，反映工作中存在的问题、困难、意见等；②平行沟通是指组织结构中同一层次的人员或部门之间所进行的信息传递和交流，包括群体内部同事之间进行的沟通，与其他群体同等职位的人员进行沟通。平行沟通主要目的是加强组织内各部门之间彼此了解和协助，提高工作效率；③斜向沟通指不属于同一组织层次的单位和人员的沟通。斜向沟通的目的类似于平行沟通。

（3）按沟通的渠道分类：依据渠道不同，沟通可分为正式沟通和非正式沟通：①正式沟通是一种通过正式的组织程序和组织所规定的正式渠道进行的沟通，是沟通的一种主要形式，如组织内的文件传达、定期召开的会议、上下级之间的定期汇报以及组织间的公函来往等。正式沟通的优点是沟通效果好，沟通信息具有权威性，约束力强，重要的消息和文件的传达、组织的决策等，一般都采取这种方式。其缺点在于依靠组织程序层层传递，沟通速度慢，也存在着信息失真或扭曲的可能。在正式沟通渠道中存在五种典型的沟通网络，即链式、轮式、Y式沟通、圆周式和全通道式；②非正式沟通是在正式沟通渠道之外进行的信息传递或交流，如会下交流意见，议论某人某事等，非正式沟通信息传递快，往往表露出人的真实思想和动机，对正式沟通起补充作用。非正式沟通具有自发性、灵活性和不可靠性的特点。非正式沟通的优点是形式灵活，直接明了，速度快，省略许多繁琐的程序，容易及时了解到正式沟通难以获得的信息，真实地反映员工的思想、态度和动机，促进团体中良好人际关系的建立，对管理决策起重要作用。缺点主要表现在非正式沟通难以控制，传递信息不确切，容易失真，被曲解，并有可能促进小集团和小圈子的建立，影响员工关系的稳定和团队的凝聚力。非正式渠道是客观存在的，管理人员应加以重视并予以应用，正确处理非正式沟通，避免或减少其带来的负面影响。

（三）沟通的影响因素

管理沟通的效果受到许多因素的影响，领导者必须深刻理解这些因素，以保证组织的信息沟通通畅有效。

1．沟通环境 管理沟通是在具体的环境中进行，这些环境主要指特定组织文化和沟通主题涉及的前因后果，即历史信息。特定的环境因素造成沟通者之间特定的关系和心理状态，对沟通的结果会产生重要的影响。这是沟通的发起者必须掌握的。这些特定的心理状态包括：①沟通双方的自我评价；②沟通双方怎样看待对方；③沟通双方以为对方怎样看待自己；④作为领导者，在沟通开始前，为了控制沟通的效果，必须对这些因素进行透彻的分析，进行周密的心理定位设计。

2．信息资源 在管理沟通中所要传递和交流的主要是信息，如果信息资源本身存在缺陷和问题，肯定会破坏管理沟通的最终效果。按照信息科学的"垃圾进，垃圾出"定理，即如果输入的数据是"垃圾"，则加工出来的信息还是"垃圾"。在管理沟通中，领导者首先必须做好信息资源的管理，明确组织的数据和信息需求，然后才能够加工处理和传递对决策有支持作用的信息资源。

3．沟通渠道因素 ①信息发出者选择的沟通媒介不合适，如有些重要的事情用口头传达，导致口头传达的内容与文件不符，造成不良沟通；②沟通渠道过长，中间环节多，信息在传递过程中丢失甚至改变。有调查证明，当信息连续传递五个过程，80%的信息会在传递中丢失；③沟通方式也会对沟通效果产生影响。正式沟通可以保证信息的准确性和权威性。非正式沟通为单位各部门之间建立了一个开放的信息交流平台，交流的方式在轻松的气氛中得以解决。

4．情绪因素 情绪是影响沟通常见的因素之一。交流包括信息和情感的交流，情绪本身也是信息的重要部分。在信息传递中，情绪往往会影响信息发出者及信息接收者对信息内容的编码和解码。同一个人在不同的情绪状态下，对同样一条信息的理解不相同，引起的反应和处理方式也不同，在情绪极端的情况下可以使人判断出现偏差，影响沟通的准确性。

5．其他因素 其他如个人因素、时间因素等均可影响信息沟通的准确性，如护士对护士长的业务水平、管理能力等印象欠佳，即使该护士长所说正确，护士也可能用怀疑的眼光去理解。信息传递的时间也会影响到沟通的效果，如会议时间通知过早，容易忘记；安排护士加班或者调班通告过晚，会使护士缺乏准备而使工作难以进行。

（四）护理管理者沟通的方法和艺术

管理沟通本质上是人的交际活动，领导者应该熟练地掌握现代交际理论的研究成果。

1．注意语言和非语言技巧 一是要注意语言的明晰性，不要使用容易使对方产生误解的表达，简明扼要地表达思想。二是注意肢体语言、面部表情和空间感。比如拍拍下级的肩膀，可以传达鼓励，紧握的手也可以传达信任等。

2．恰当地自我表露 领导对下属恰当地表露一些生活细节可以减低下属的紧张感，使交谈双方变得融洽。有意识地透露某些层面的信息可以增加下属的信任感。

3．合理的立场 领导在与下属沟通时，必须尊重下属，但要坚持领导的原则立场和要求，不能妥协。

4．积极地倾听和同感理解 交流和沟通中，尤其是带有感情色彩的交流中，要善于倾听。有时倾听比滔滔不绝更有效果。要善于发现对方表达的思想和情绪，给予真情的理解，这对增进信任很有帮助。

四、冲突管理艺术

据某一研究的数据，100位主任以上的管理者每年要用4.6周的工作时间来处理冲突；另一项研究表明76位总经理、66名中层经理24%的时间用于处理冲突；学校、医院、城市管理者报告，需要49%的时间注意、关心和处理冲突。上述调查表明冲突处理在日常管理工作中占有较重要的地位。

（一）冲突的概念

管理中的冲突（conflict）是组织中个人和个人之间、个人和团体之间或团体和团体之间的矛盾，这些矛盾处于激化状态，如争吵、摩擦和斗争。这些管理冲突因争取利益、争取资源，或因对事物的观点与意见不同而产生。

（二）冲突的分类

在管理冲突中，通常会有两种不同的情况，其一是建设性冲突，其二是破坏性冲突。这两种冲突的比较如表6-3所示。

表6-3 两种不同性质的管理冲突的比较

建设性冲突	破坏性冲突
双方对实现组织的目标更为关切	对方对赢得冲突十分关心，都势在必得
双方乐于了解对方的观点、意见	不愿听对方的观点、意见和做出妥协
双方以争论问题为主，有妥协思想	冲突由争论或争夺资源转为人身攻击
互相交换信息和直接沟通在不断增加	互相交换情报和直接沟通在不断减少

（三）冲突的过程

冲突的过程一般包括潜在对立阶段、认知与个人介入阶段、行为阶段和结果阶段四个阶段。

1．潜在对立阶段 双方潜在对立是可能产生冲突的酝酿阶段，这个阶段出现的情形并不一定导致冲突的发生，但却已经堆积了冲突发生的必要条件和原因，这些原因可从三个方面进行分析：

（1）由沟通引起的冲突：由沟通引起的冲突在日常生活和工作中随处可见。由沟通引起的冲突主要来自语言表达困难、语言使用或选择方式不当引起的误解、沟通过程中的干扰等方面。研究表明，过多或过少地沟通都可能导致冲突的产生。

（2）由结构因素引起的冲突：结构的含义包括团体规模的大小、员工工作的专门化程度、权限的明确程度、组织成员目标的一致性、领导风格和素质、奖惩制度等。研究表明，团体越大，成员的工作越专门化，产生冲突的可能性越大；团体成员年纪越轻，以及人员流动性越大，产生冲突的可能性越大；组织中各部门、各小组的目标越多，分歧的可能性越大，冲突的潜在性就越高，组织内部领导风格独裁、苛刻，冲突的潜在可能性也越大。另一方面，如过分强调下属的参与，也会引起较多的冲突，因为强调参与的同时也就鼓励个体化、多样化，造成民主过多而没有集中。在奖惩制度方面，如果分配不公，惩罚不一，也会引起冲突。

（3）个人因素：由个人因素引起的冲突主要包括人的价值观以及个人性格。有研究表明，某种性格容易引发冲突，如高权威、过于独断等。另外，个人价值观的差异也是引起冲突的原因之一。人的价值观之间的差异可导致偏见、意见分歧、个人不公平感等。

2．认知与个人介入阶段 随着第一阶段各种潜在冲突条件的酝酿以及进一步的发展，引起挫折并被人知觉，冲突便产生。知觉的必要性就是冲突双方至少有一方知觉到冲突前提的存在。仅知觉并不表示个人已介入冲突中，还需要情绪的卷入，如人们体验到焦虑、紧张或挫折感，如与护士长在一起讨论护理教学改革，言谈中双方出现了意见上的分歧，这并不必然意味着你和护士长发生了冲突。只有当你们中间有一方固执己见，对对方的意见产生不满，对自己意见不能被对方赞同而感到焦虑、挫折，甚至气愤时，才可谓冲突。

3．行为阶段 随着个人情绪的介入，当一个人采取行动处理矛盾时，便进入冲突的第三阶段——行为阶段。在这个阶段，冲突采取了外显的对抗形式。外在冲突的形式多样，可以是温和和间接的语言对抗，也可以是直接的攻击甚至失去控制的抗争或暴力，如护士质问护士长关于奖金分配，并且个人罢工要求增加工资。

4．结果阶段 当冲突发展到外显对抗阶段后，就会产生一些结果。这些结果可以是促进组织或小组目标实现，属建设性；如果是阻碍组织实现目标，降低组织效绩，属非建设性或破坏性。

（四）护理管理者处理冲突的方法和艺术

组织的领导者必须迅速地控制和解决冲突。这就需要一系列的领导方法和技能。

1．管理冲突的事前控制方法和技能 任何管理冲突都需要开展事前控制，而不应该等到出现了冲突或冲突已经出现了严重后果再去管理和控制，因为那样组织付出的代价太高，甚至有时已经造成了无法解决的后果。管理冲突事前控制的主要方法和技能包括以下几个方面：

（1）发现管理冲突的先兆：管理冲突事前控制最重要的是在事前就能发现管理冲突发生的先兆。管理冲突的先兆多数表现为以下几个方面：

1）组织中的人际危机：这是管理冲突的先兆之一。因为当组织中的不同部门、人员或管理者之间出现严重的人际关系危机时，多数情况下管理冲突就会接踵而来。

2）各种突发事件的出现：这也是管理冲突的主要先兆之一。因为当组织的经营和管理中出现各种突发事件时，不同部门、人员或者管理者之间会出现不同的应对思想、方案和方法。人们可能沟通不足。有时突发事件会诱发管理冲突。领导者还必须严密关注组织中的各种突发事件及处理过程，分析和找出由此可能出现管理冲突的潜在因素。

3）相互误解和相互指责：同样也是管理冲突的主要先兆，这种先兆的指示性已经比较迟了。因为当组织中的不同部门、人员或管理者之间出现误解并发展到相互指责的程度时，管理冲突多数会很快发生。组织中人们有不同思想和看法是正常的，但如果发展到误解和指责的程度，就危险了。因为此时人们的态度和立场已经不再仅是看法不同，而是到相互对立和恶性对抗。领导者必须关注组织中是否存在不同部门、人员或管理者之间有严重误解和相互指责的情况，并分析和预测由此可能带来的各种管理冲突。

4）情绪对立和紧张不安：这是管理冲突先兆中最为隐晦的一种。这种先兆的指示性更加不确定。因为当组织中的不同部门、人员或管理者之间矛盾激化时，关系人多会出现情绪对立和紧张不安等各种不良反应。因为此时人们的态度和立场已经改变，这些情绪就是他们的外在表现。作为一个组织的领导者必须具有识别和管理冲突先兆的方法和技能，以便在管理冲突尚未发生之前进行管理和控制，从而实现"未雨绸缪"的防控工作。

（2）采取预防和化解的措施：管理冲突事前控制的另一个重要方法或技能是积极预防和化解。所谓"预防"是指在冲突没有发生之前就将其规避掉；而所谓"化解"是指管理冲突刚露端倪的时候，就将其化解或消除。管理冲突的事前控制方法和技能有如下两个方面：

1）采取预防措施的方法：管理冲突事前控制的首要方法是积极预防。这又有很多不同的具体技术和技能，如设法将管理冲突的双方暂时分隔而使他们无法发生管理冲突，再如将可能因组织资源与具体利益争夺而造成管理冲突的双方预先合并成一个团队或部门等。这些都属于管理冲突事前控制和预防的范畴。

2）采取化解措施的方法：管理冲突事前控制的第二种方法就是努力化解。这同样有很多不同的具体技术和技能。

2．管理冲突的事中控制方法和技能　管理冲突的事前控制并不能解决所有的问题，总会有一部分管理冲突最终发生。领导者必须具备在管理冲突已经发生的情况下，进行管理和控制的方法和技能。主要包括以下几个方面：

（1）退避的方法和技能：在很多情况下，大部分管理者或领导者在面对管理冲突时会采取退避的方法，即自我从管理冲突中退出或躲避管理冲突。这种方法的好处：一是冲突的解决需要层次，一级一级上，可以保持领导解决冲突的权威地位；二是在某些情况下，很多冲突没有领导的介入会更快和更好地解决。但其坏处是如果管理冲突的有害结果或消极影响过大，则会造成较大损失。所以，这种方法只能在冲突的负面影响及其对组织的损害比较小的时候使用。

（2）妥协的方法和技能：这种方法使管理冲突双方自愿放弃某些观点和利益，从而解决他们之间的冲突。多数是指管理冲突双方的观点或利益在某种程度上都符合组织的根本利益要求，使双方自愿或因领导说服而各自放弃自己部分利益或观点，并接受对方的某些观点或利益。这种解决方法同样要求领导者有很高的管理和沟通技巧，因为任何"妥协"通常需要周密的协调和沟通。

（3）裁决或命令的方法和技能：当使用各种办法后，管理冲突双方仍然不愿意放弃某些观点或利益时，领导者只能使用命令的方法去解决他们之间的冲突。这多数是在管理冲突双方都不愿意做出妥协、谦让或者退避的情况下所采用的方法，这种解决方法要求领导者有很高的指挥命令方面的技巧。

五、创新艺术

随着现代科学技术与经济的发展，医疗护理行业面临着许多新的挑战，创新管理成为护理管理者必备的领导艺术之一。

（一）创新的概念

创新（innovation）为生产要素的新组合。管理学家德鲁克将创新定义为"改革资源的产出量或消费者从资源中获得的价值和满足"。创新不同于发明和创造，是把发明和创造引入经济中，从而给经济带来较大的影响或发生较大变革。创新是形成一种创造性思想并将其转换为有用的产品、服务或作业方法的过程。创新具有新颖性和适用性，一类是在旧事物的基础上进行改良革新，另一类是通过创新灵感产生独特的新事物。

（二）创新的内容和过程

1．创新的内容　管理创新是指创造一种新型的、有更高效率的资源整合的模式，它既可以是有效整合资源以达到组织目标的全过程管理，也可以是某个具体方面的细节管理。管理创新包括以下几方面的内容：

（1）思路创新：提出一种新的运行思路并加以实施。

（2）组织创新：创设一种新的组织机构，并使之有效运转。组织创新是指组织规制交易的方式、手段或程序的变化。

（3）技术创新：技术创新是组织把新技术创造性地应用于生产经营活动，以获得预期的经济效益和社会效益的过程，包括引进新技术、改进旧技术等。技术创新在组织中最为普遍，占有举足轻重的地位。

（4）制度创新：创立或引入新的制度，护理制度大的创新如国家护理管理体制、护士法等，小的创新如医院或科室护理工作运行机制等。

（5）管理方法创新：管理方法创新是指把各种生产要素整合起来，创造一种更新、更有效的资源整合管理模式。

2．创新过程 创新有无规律可循的问题尽管存在争议，但就创新的一般过程而言，是遵循一定的程序完成的，总结众多组织的经验，成功的创新需要经历以下4个步骤：

（1）寻找机会：创新从发现和利用原有秩序中出现的某种不协调开始。这是一个积累的过程，需要密切注视，系统分析组织运行中出现的不协调，广泛地探索研究与问题有关的一切事物，从中寻找创新契机。

（2）提出构想：敏锐观察到了不协调的现象后，还要透过现象探究其原因，并分析和预测这种不协调可能的积极和消极后果，将不利威胁转化为机会，采用头脑风暴法、德尔菲法、形态方格法、综摄法等方法，提出了多种解决问题和消除不协调的方法，将其发展为创新思想并进一步充实和完善，形成更高层次的创新构想。

（3）迅速行动：创新成功的秘密主要在于迅速行动。构想可能并不十全十美，但只有付诸行动才有意义，没有行动的思想会自生自灭，避免追求完美而错失良机。创新的构想只有在不断尝试中才能逐渐完善，只有迅速行动才能捉住"不协调"提供的机会。

（4）坚持不懈：构想需要经过尝试才能成熟，而尝试就意味着风险，有可能失败。创新过程是不断尝试，不断失败，不断提高的过程。创新活动一旦开始，就要坚定不移地继续下去，不能半途而废。这要求创新者要有足够的自信心，较强的忍耐力，正确对待失败并从失败中总结经验教训，以获得最终的成功。在实践中，创新过程通常是一个不太规则的过程，各个阶段并非截然分开、刻板的固定模式。有时酝酿期很长，可能在较长时间内无明显进展。有时又会在不曾预料的时机突然出现飞跃。作为未来的管理者，理解创新过程既有助于充分发挥自身的创造性，也有助于激励他人的创新能力。

（三）护理管理者在创新中的角色功能

1．正确理解和扮演"管理者"角色 多数管理者认为自己的工作任务是维持组织运行，职责首先是保证现有规则的执行和计划目标的实现。不知不觉中扮演了现有规则的守护者角色，对创新中的失败不宽容甚至惩罚。管理者要充分理解创新的作用，自觉带头创新，努力为组织成员提供和创造有利于创新的环境，鼓励、支持和引导成员进行创新活动。

2．创造促进创新的组织氛围 促进创新的最好方法是大张旗鼓地宣传创新，激发创新，树立"无功便是过"的观念，造成一种人人谈创新，无处不创新的组织氛围，引进创新人才，加强员工培训，组织创新队伍，使每名组织成员都努力进取，大胆尝试，让保守者自省。

3．制订有弹性的工作计划 创新意味着破坏原有的秩序，意味着可能需要各种资源的计划外占用，创新要求组织计划必须有弹性，能够为勇于创新者提供资金、信息、时间、物质、试验场所等条件。

4．正确对待失败 创新的过程是一个充满失败的过程。创新的组织者应该认识到这一点。只有认识到失败是正常的，才能允许失败，宽容失败，帮助创新者从失败中取得教训，为今后活动的开展奠定基础。

5．建立合理的奖酬制度 创新的努力除了个人成就感的需要外，也需要组织或社会的认可，需要组织给予公平的评价和合理的奖酬，否则创新会失去动力。

（四）护理管理者培养创新能力的方法

1．创新理论讲座 根据护理人员工作特点，把集中讲座作为实施创新教育的新渠道，护理部可将创新理论讲座列为年度继续教育计划。

2. 护理实践中引导护理人员运用创新技术　在创新教育中，运用各种机会，结合工作实际，将培养创新意识、提高创新能力贯穿于护理实践活动中。

第六章思考题参考答案

思考题

1. 结合领导作风理论说明"一把手"如何解决专制与民主的关系。
2. 领导者应具有哪些领导素质。

（王明明　许　霞）

第七章 控 制

学习目标

通过本章内容的学习，学生应能够：

◎ **识记**

描述控制的定义、功能和类型。

◎ **理解**

说明控制的原则、控制过程和控制方法。

◎ **运用**

运用控制方法进行护理成本控制和护理风险管理。

控制最初运用于技术工程系统。自从1948年诺伯特·维纳的控制论问世以来，控制的概念更加广泛，已用于生命机体、人类社会和管理系统之中。从一定意义上说，管理的过程就是控制的过程。控制既是管理的一项重要职能，又贯穿于管理的全过程。各级主管人员根据事先确定的标准或因组织内、外环境的变化和组织的发展需要重新拟定的标准，对下级的工作进行衡量、测量和评价，并在出现偏差时进行纠正，以防止偏差继续发展或今后再度发生，已达到控制的目的，确保组织的目标以及为此而拟订的计划能够得以实现。

第一节 概 述

一、控制的含义与功能

（一）控制的含义

控制（controlling）是指组织在动态变化的环境中，进行检查、监督、纠偏等管理活动，以确保实现既定目标的过程。控制职能可以理解为以下五个方面的含义：①控制是管理过程的一个阶段；②控制是一个发现问题、分析问题、解决问题的全过程；③控制职能的完成需要一个科学的程序；④控制要有成效，必须具备控制系统的可衡量性和可控制性，有衡量以上特性的方法，有用已知来比较实际结果和计划结果并评价两者之间差别的方法，并有效调控系统这些要素；⑤控制的根本目的是保证组织活动过程和实际结果与计划目标及计划内容相一致，以保证组织目标的实现。

（二）控制的功能

1. 限制偏差 护理工作中不可避免会出现一些小的偏差，虽然小的偏差和失误不会立即给组织带来大的损害，但如果长期累积，就有可能干扰组织目标的实现和组织计划的实施，甚至给组织带来灾难性的后果。及早发现潜在的错误和威胁，及时纠正小的偏差，关注细节，触类旁通，才能起到防微杜渐的作用，达到稳定全局，保障组织目标的顺利实现。

2. 适应环境　任何组织都不是孤立存在，都处于一定的组织环境中，组织环境调节着组织结构设计与组织绩效，影响组织的有效性。组织在不断与外界进行信息交流的过程中，如能够有效适应环境的变化则组织就会得到发展壮大，反之就有可能被淘汰。组织需要生存和发展，就必须灵活调整组织目标、结构及其管理等，使组织中的不同部门或事业与不同的环境相适应。医院作为向人提供医疗护理服务的医疗卫生事业组织，必须构建有效的控制系统，帮助医院管理人员预测和把握内、外环境的变化，如国家的法律法规和经济政策的修订，自然条件和科学技术的进步，大众媒体的舆论导向的改变，人群疾病谱的变化，公民素质和法律意识的提高等，并对这些变化做出灵敏、正确、有效的反应，才能更好地适应环境，使在激烈变化的环境中组织获得更大的生存和发展空间。

3. 利于授权　管理的最终目标在于提高经营绩效，许多管理思想的发展，均针对效率的提高而来，近一百多年的管理研究与实践，可归纳出管理的两大原则，即专门化与人性化。授权满足两大原则，有利于使经营效率达到满意状态。授权过程中，为了保证授予权利能够正确使用，需要进行控制并建立匹配的控制系统。组织分权程度越高，控制就显得尤为重要，每个层次的管理人员都应该了解下属所被授予权利的使用是否得当，保证权利在组织业务活动的使用符合组织目标和计划要求，防止权利滥用，及时发现权利使用中的偏差，使之与组织目标和计划相一致。

4. 降低成本　在组织发展战略中，成本控制处于极其重要的地位，低成本优势是组织竞争优势的主要来源。为保持这一优势就要求组织通过有效的控制，预先制订合理目标，按照目标执行，将执行结果与目标比较，列出差异的项目，再给予分析、检讨、改正，以使成本降至最低，减少不必要的花费，尽量从制度上着手改进工作方法与流程，减少人为的浪费，鼓励员工更加爱护医院财物，以达到医院资源的最佳使用效益，从而达到降低成本的目的。

二、控制的重要性

在管理实践中，人们深刻体会到没有控制计划很难顺利进行，计划不能顺利进行，无法实现组织目标，那么，组织的存在就没有意义。因此，控制职能在整个管理活动中有着承上启下的连接作用。从组织纵向角度来看，各级管理均应重视控制职能，基层管理要求控制的时效性短、定量化程度高；高层管理要求控制的实效性长，具有较强的综合性。从组织的横向角度看，各种管理活动与管理对象都要进行控制，控制在管理活动中起着非常重要的作用。控制的重要性主要表现在以下两方面。

（一）控制过程将管理职能有机结合为一体

控制工作通过纠正偏差的行动与其它职能紧紧地结合在一起，使管理形成相对封闭的系统。在这个系统中，决策和计划选择和确定组织目标、政策以及程序，通过组织、领导、激励和创新等具体实现计划。在这一过程中，控制穿插其中，检查、监督、纠正偏差，保证计划顺利实施和目标的正确实现。控制在整个管理活动的全过程中，不仅维持其他职能的正常活动，还采取检查、监督、纠偏的行动来改变其他管理职能活动。

（二）任何组织和活动都需要进行控制

任何组织和活动无论在制订计划时如何全面细致，但由于环境是变化的，同时管理者受自身素质、知识、经验和能力的限制，预测也不可能完全准确。决策和计划就有可能出现与实际情况不符的情况。控制工作就起到保障作用以及在控制过程中产生新的计划、新的目标和新的控制标准的作用。通过控制，为管理人员提供及时、有效的信息，适时了解计划执行过程中的偏差和偏差程度，分析原因，对于可控偏差，通过查究责任给予纠正；对于不可控偏差，可通过修订计划或调整标准，使之与实际相符合。

三、控制的类型

按照不同的依据，可把控制分成多种类型，如按照业务范围可把控制分为生产控制、质量控制、成本控制和资金控制等；按照控制的逻辑发展，可分为试探控制（随机控制）、经验控制（记忆控制）、推理控制和最优控制；按照控制对象的全面性，可分为局部控制和全面控制；按照控制信息有无回路，可分为开环控制（如自动交通信号装置）和闭环控制（反馈控制）；按照控制作用环节的不同，将控制分为前馈控制（事前控制）现场控制（过程控制）和反馈控制（成果控制）等。各种不同类型的控制都有其不同的特点、功能与适应性，下面介绍几种控制类型。

（一）按照控制作用环节不同划分

1. 现场控制 现场控制又称为过程控制、同期控制、环节质量控制，是管理者通过深入现场亲自监督检查、指导和控制下属人员的活动。现场控制比等结果产生后进行行为调整的反馈控制更令人满意，当微小的偏差发生时现场控制可即时加以调整，避免之后较大偏差的出现。现场控制对在组织运行中把各种活动过程维持在期望限度之内十分重要。其纠正措施是在计划执行的过程中，护理管理者通过现场监督检查、指导和控制下属人员的活动，对执行计划的各个环节质量进行控制，当发现不符合标准的偏差时立即采取纠正措施。现场控制包括的内容有：①向下级指示恰当的工作方法和工作过程；②监督下级工作；③发现偏差，采取纠正措施。

2. 前馈控制 前馈控制又称预先控制，是指在工作正式开始前对工作中可能产生的偏差进行预测和估计，并采取防范措施，将潜在的偏差消除在产生之前。管理人员常运用获取的最新信息结合控制循环中的经验教训，反复对可能出现的结果进行认真预测，然后与计划要求进行比较，必要时进行调整计划或控制影响因素，以确保目标的实现，如对司机进行有关交通法规和违章操作后果的教育，就是一种想利用前馈控制预先控制违章驾驶行为。

3. 反馈控制 反馈控制又称后馈控制、结果质量控制，是从已执行的计划或已经发生的事件中获得信息，并运用这些信息来评价、指导和纠正今后的工作。这类控制作用发生在行动之后，主要将工作结果与控制标准相比较，对出现的偏差进行纠正，防止偏差的继续发展或再度发生。反馈控制是一种传统的并且是最常用的控制类型，控制时间滞后是其重要特征，控制目的在于为下一循环的工作积累经验，如护理质量控制中的"压疮发生率""基础护理合格率""护理差错事故发生次数"等统计指标即属反馈控制指标。

（二）按照控制时采用的方式不同划分

1. 集中控制 是指在组织中建立一个相对稳定的控制中心，由控制中心对组织内外的各种信息进行统一的加工处理，发现问题并提出问题的解决方案。这种形式的特点是所有的信息，包括内部、外部，都流入中心，由控制中心集中加工处理，且所有的控制指令也全部由控制中心统一下达。集中控制是一种较低级的控制，只适合于结构简单的系统，如小型机构、家庭作坊等。在集中控制中，信息处理、偏差检测、纠偏措施等都是由一个中心统一完成的。集中控制最大的优点就是能够保证组织的整体一致性。集中控制容易造成下层管理人员缺乏积极性，出现官僚主义，甚至导致组织反映迟钝，也可能出现控制中心失误带来整个组织的坍塌。

2. 分散控制 是指系统中的控制部分表现为若干个分散的，有一定相对独立性的子控制机构，这些机构在各自的范围内各司其责，各行其是，互不干涉，各自完成自己的目标。当然这些目标是整个系统目标中的分目标。分散控制的特点是与集中控制相反，不同的信息流入不同的控制中心，不同的控制指令由不同的控制中心发出。分散控制的时序可以是同步，也可以是不同步。分散控制的优点是针对性强，信息传递效率高，系统适应性强。缺点是信息不完整，整体协调困难。分散控制适应系统组织较松散的部门，如城市各交叉路口的交通管理、机构集团的一些外围机构等。

3．分层控制 又称等级控制或分层控制，是指将系统的控制中心分解成多层次、分等级的控制体系，一般呈宝塔型，同系统的管理层次相呼应。分级控制综合了集中控制和分散控制的优点，其控制指令由上向下越来越详细，反馈信息由下向上传越来越精炼，各层次的监控机构有隶属关系，它们职责分明，分工明确，是一种较为理想的控制方式。分层控制的特点有：①各子系统都具有各自独立的控制能力和控制条件，从而有可能对子系统的管理实施独自的处理；②整个管理系统分为若干层次，上一层次的控制机构对下一层次各子系统的活动，进行指导性、导向性的间接控制。

（三）按控制的手段不同划分

1．间接控制 间接控制是指根据计划和标准考核工作的实际结果，分析出现偏差的原因并追究责任者的个人责任，以使其改进未来工作的一种控制方法，多见于上级管理者对下级人员工作过程的控制。间接控制的优点在于它能纠正管理人员由于缺乏知识、经验和判断力所造成的管理上的失误和偏差，并能帮助主管人员总结吸取经验教训，增加他们的知识经验和判断能力，提高他们的管理水平。

2．直接控制 直接控制是相对于间接控制而言的，是控制者与被控制对象直接接触进行控制的形式。它着眼于培养更好的主管人员，使他们能熟练地应用管理的概念、技术和原理，能以系统的观点来进行和改善他们的管理工作。从而防止出现因管理不善而造成的不良后果。直接控制的优点有：①在对个人委派任务时有较大的准确性；②直接控制可以促使主管人员主动地采取纠正措施并使其更加有效；③直接控制还可以获得良好的心理效果；④由于提高了主管人员的质量，减少了偏差的发生，节约了开支。在实际管理活动中，直接控制常因信息反馈滞后，无法全面科学处理大量信息，忽略了组织中人的因素，而存在一定的局限性，往往不能使整个系统的效果最优。

（四）按照控制源不同划分

1．正式组织控制 是由管理人员设计和建立起来的一些机构或规定来进行控制，像规划、预算和审计部门是正式组织控制的典型例子。组织可以通过规划指导组织成员的活动，通过预算来控制消费，通过审计来检查各部门或各个人是否按照规定进行活动，并提出更正措施。在多数组织中，普遍实行的正式组织控制的内容有：①实施标准化，即制订统一的规章、制度，制订出标准的工作程序以及生产作业计划等；②保护组织的财产不受侵犯，如防止偷盗、浪费等，这包括设备使用的记录、审计作业程序以及责任的分派等；③质量标准化，包括产品的质量及服务的质量。主要采取的措施有对职工培训、工作检查、质量控制以及激励政策；④防止滥用权利，这可以通过制订明确的权责制度、工作说明、指导性政策、规划以及严格的财务制度来完成。

2．非正式组织控制 又称群体控制，是基于非正式组织成员之间的不成文的价值观念和行为准则进行的控制。非正式组织尽管没有明文规定的行为规范，但组织中的成员都十分清楚这些规范的内容，都知道如果自己遵守这些规范可得到奖励。这种奖励可能是得到其他成员的认可，也可能会强化自己在非正式组织中的地位。如果违反这些行为规范就会遭到惩罚，这种惩罚可能是遭受排挤、讽刺、甚至被驱逐出该组织。非正式组织控制在某种程度上左右着职工的行为，处理得好有利于组织目标的实现，如果处理不好会给组织带来很大危害。

3．自我控制 是一个人对自身心理与行为的主动的掌握。它是人所特有的一种特殊的活动。自我控制水平的高低是与一个人的个性质量与自身锻炼密切联系着的。自我控制往往就是要实现对很多感性行为的控制，如遇到事情不分青红皂白就生气，失去自我控制的表现，而有自我控制良好就是凡事先经大脑分析，做出明确判断之后再进行对现状处理。

四、控制的原则

（一）目的性原则

控制的目的一方面是为了实现计划，另一方面，是在原有基础上，有所创新，持续改进。控制工作应紧紧围绕上述目的展开。所设计的控制系统越是能反映以上两个目的，则控制工作也就越有效。确定什么标准，控制哪些关键点和重要参数，收集什么信息，采用何种方法评定成效以及由谁来控制和采取纠正措施等，都必须按组织不同计划和创新改进的特殊要求和具体情况来设计。

（二）客观性原则

控制活动通过管理者实现，为尽量避免控制过程受到人为主观因素的干扰，能够对工作成果给予更加客观、准确、真实的评价，应建立客观的评价指标或标准体系，并对管理者进行培训，减少主观因素的影响。

（三）重点性原则

为了进行有效的控制，需要特别注意在根据各种计划来衡量工作成效时具有关键意义的那些因素。对一个管理人员来说，随时注意计划执行情况的每一个细节，通常是浪费时间、精力和资源，是没有必要的，也是不可能的。他们应当也只能够将注意力集中于计划执行中的一些主要影响因素上。事实上，控制住了重点，也就控制住了全局。有效的控制方法是指那些能够以最低的费用或其他代价来探查和阐明实际偏离或可能偏离计划的偏差及其原因的措施。

（四）及时性原则

高效率的控制系统，要求能迅速发现问题并及时采取纠正偏差的措施，一方面要求及时准确地提供所需信息，避免时过境迁，使控制失去应有的效果；另一方面要估计可能发生的变化，使采取的措施与已变化的情况相适应，即纠正偏差措施的安排应当有一定的预见性。

（五）灵活性原则

任何控制对象和过程都会受到众多未来因素的影响，而对未来因素变化的预测总会存在着不确定性，因此，控制的对象和过程也不可能完全按照所设计的控制目标发展。控制的灵活性表现在制订多种应对变化的方案和留有后备力量，采用多种控制方式和方法达到控制目的。控制应保证在未能预测的情况发生时，控制仍然有效，因此要有弹性和替代方案。

第二节 控制的过程和方法

一、控制对象

（一）人员

员工是组织计划的直接执行者，作为人在工作过程中不可避免地会掺杂个人意识，有可能违背组织计划的要求。要使员工按计划开展工作，必须对有关人员进行控制。最常用的方法是直接巡视，发现问题进行现场反馈纠正，也可进行系统化评估，通过评估确定员工工作表现的优劣，给予相应的奖惩措施，使表现良好的员工继续保持或进步，而差的员工帮助其发现问题，及时纠正。

（二）财务

指按照一定的程序与方法，确保机构及内部机构人员全面落实和实现财务预算的过程。良好的经济状况是组织得以生存和发展的重要条件。为保证组织的正常运转，必须对财务进行控制。有效的财务控制可以确保单位经营的效率性和效果性、资产的安全性、经济信息和财务报告的可靠性，有助于实现单位经营方针和目标，既是工作中的实时监控的手段，又是评价标准。

（三）作业

所谓作业就是从劳动力、原材料等资源到最终产品和服务的转换过程。组织中的作业质量很大程度上决定了组织提供的产品或者服务的质量，作业控制就是通过对作业过程的控制来评价并提高作业的效率和效果，从而提升组织输出的产品或服务。

（四）信息

控制论创始人维纳（Norbert Wiener）认为"信息是人们在适应外部世界，并使这种适应反作用于外部世界的过程中，同外部世界进行互相交换的内容和名称"，它也被作为经典性定义加以引用。信息技术的发展对人们学习知识、掌握知识、运用知识提出了新的挑战。由于计算机技术和网络技术的应用，人们的学习速度在不断加快，也就是说从数字处理时代到微机时代，到网络化时代，学习速度越来越快，这要求大家的管理模式也要适应新的特点和新的模式，从数量庞大的信息中筛选出对组织有用的信息，去除一些不完整、不准确的信息，从而提高组织效率。在现代社会的组织中，对信息的控制非常重要，组织应建立信息管理系统，使之能为管理者提供及时、可靠的信息。

（五）组织绩效

组织绩效是指组织在某一时期内组织任务完成的数量、质量、效率及赢利情况。组织绩效实现应在个人绩效实现的基础上，但是个人绩效的实现并不一定保证组织是有绩效的。如果组织的绩效按一定的逻辑关系被层层分解到每一个工作岗位以及每一个人的时候，只要每一个人达成了组织的要求，组织的绩效就实现了。人力资源专家华恒智信在多年服务机构的过程中结合国人特征设计了一套目标绩效管理体系，主要包含四个阶段，即岗位分层分类，任务指标落实与下达，过程检查与监督，结果反馈与落实。四个环节缺一不可的绩效管理体系才能够真正有效运行与支持机构发展。此体系中每个阶段都需要控制参与，才能将各阶段整合成有机的一体，发挥绩效管理的最大效能。

二、控制过程

标准来源于目标，控制过程基本上是一个在衡量、比较和管理行动之间连续流动的过程。根据比较阶段的结果所采取的管理行动可以维持现状、修订标准或改进实际绩效。

（一）确定标准

控制工作的第一步是建立一系列切实可行并被员工接受的绩效标准，这些标准实际上是一系列目标，可以用来对实际行动进行衡量。它们通过计划职能产生，计划必须先于控制。制定标准时进行控制的基础，没有一套完整的标准，衡量绩效或纠正偏差就失去了客观依据。标准可以是定量的，也可以是定性的，应该尽可能地明确具体并可度量，因为模糊性的标准很难准确地评估目标实际完成的程度。

（二）衡量绩效

衡量实际效益包括衡量的方式和内容。衡量的方式是指"如何衡量"，即管理者如何取得实际绩效的信息。有四种方式常被管理者用来衡量实际绩效，它们分别是：个人的观察、统计报告、口头报告和书面报告。衡量实际绩效最基本的要求是要及时准确。

1. 衡量的时间性　衡量工作的目的在于发现偏差，以便尽快纠正。衡量工作的质量，在相当程度上反映在预见性或时效性上，落后过时的衡量就失去了意义。

2. 衡量的准确性　衡量必须客观公正、真实准确，要求衡量者必须出于公心，客观公正，采用的方法、手段与方式要先进、科学、及时。

（三）评价并纠正偏差

1. 评价　比较实际绩效与标准，通过比较可以确定实际工作绩效与标准之间的偏差，由于要求实际绩效与标准完全相符是不切合实际的，因此管理者往往必须允许一定范围的变动区间。确认可以接受的偏差范围很重要，过度狭窄的区间会使指标过度敏感，过分宽广的区间则失掉控制的意义。

2．采取管理行动，纠正偏差　管理者面对实际绩效与标准的差异，必须首先分析产生偏差的原因，然后根据产生偏差的原因采取行动。管理者可以采取的行动方案包括维持现状、改进实际绩效、修订标准。

三、控制方法

（一）预算控制方法

预算控制（budgetary control）是管理控制中使用最广泛的一种控制方法。预算控制清楚地表明了计划与控制的紧密联系，预算是计划的数量表现，编制预算作为计划过程的一部分开始，而预算本身又是计划过程的终点，是一种转化为控制标准的计划。

1．编制预算　在许多组织中，编制预算工作往往被简化为一种在过去基础上的外推和追加的过程，预算审批更简单，甚至不加研究调查，仅以主观想象为依据地任意削减预算，从而使得预算完全失去应有的控制，偏离了基本目的。正是由于存在这种不正常现象，促使一些新的预算方法发展起来，它们使预算这种方法恢复了活力。编制预算的具体步骤如下：

（1）上层主管人员将可能列入预算或影响预算的计划和决策提交预算委员会。预算委员会在考虑以上种种因素后，估计或确定未来某一时期内的销售量、生产量或业务量，根据预测的销售量、价格与成本又可预测该时期的利润。

（2）负责编制预算的主管人员，向各部门主管人员提出有关预算的建议，并提供必要的资料。

（3）各部门主管人员根据机构的计划和所拥有的资料，编制出本部门的预算，并由他们相互协调可能发生的矛盾。

（4）机构负责编制预算的主管人员将各部门的预算汇总整理成总预算，并预拟资产负债表及损益表计算书，以表示组织未来预算期限中的财务状况。最后，将预算草案交预算委员会和上层主管人员核查批准。

2．执行预算　执行预算是指经法定程序审查和批准的预算的具体实施过程，是把预算由计划变为现实的具体实施步骤。预算执行工作是实现预算收支任务的关键步骤，也是整个预算管理工作的中心环节。执行预算过程中的控制主要有外部控制和自我控制两种形式。

外部控制是指预算执行过程中上级对下级的控制。自我控制是指每一责任单位对自身预算执行过程的控制。自我控制的好处在于在预算编制过程中，各级责任部门都有所参与，在预算执行以前对预算就已经心中有数，有利于在执行过程中发挥主观能动性。所以，在管理过程中应以自我控制为主。预算目标的分解明确了各责任单位的目标和责任，并使他们拥有了相应的权力，与激励制度相配合，把责、权、利紧密结合起来，这样会更有利于责任单位在执行过程中对偏离预算的不利活动进行自我纠正，调动责任单位实行自我控制的积极性。

在利润预算管理过程中，通常是预算外的部分严格实行外部控制，预算内的实行外部控制与内部控制相结合。对于一年的预算期来说，具体某个项目的预算可以采用总额控制法，允许本月节余转入下月使用，但总额不能超出预算，控制过程以实行自我控制为主，预算项目间的挪用要坚决控制，应以外部控制为主，这样才能使预算活动有序而高效地运行。在执行预算控制过程中，还应注意同时运用项目管理、数量管理、金额管理和计算机系统管理等方法，即把预算内容按项目分类，从数量、金额和与业务发生有关的部门等方面分别进行管理控制，并将预算方案输入计算机管理系统，利用计算机程序、计算机网络对预算指标进行严格控制。在计算机技术迅速发展的今天，利用计算机管理信息系统（HIS）加强对预算执行过程的控制，具有较好的辅助管理控制作用。将预算方案与预算执行结果输入该系统，一方面可以起到较好的控制作用，另一方面通过系统实现网络资源共享，以便于各层次的管理者及时掌握预算信息，随时检查预算执行情况。

3．预算差异分析　预算差异分析就是通过比较实际执行结果与预算目标，确定其差异额及其差异原因。如实际成果与预算标准的差异重大，机构管理当局应审慎调查，并判定其发生原因，以便采取适当的矫正措施。预算差异分析有利于及时发现预算管理中存在的问题，是其控制和评价职能作用赖以发挥的最重要的基本手段。预算差异分析的方法有预算差异数量化分析法和预算差异原因分析方法。预算差异分析的具体步骤：①确定分析对象及分解标准；②收集信息；③差异计算与分解；④判断差异重要程度；⑤对重要差异进行解释；⑥差异原因报告与确认。

（二）质量控制方法

质量控制方法是保证质量并使质量不断提高的一种管理方法。它通过研究、分析产品质量数据的分布，揭示质量差异的规律，找出影响质量差异的原因，采取技术组织措施，消除或控制产生次品或不合格品的因素，使产品在生产的全过程中每一个环节都能正常地、理想地进行，最终使产品能够达到人们需要所具备的自然属性和特性，即产品的适用性、可靠性及经济性。运用质量控制方法控制质量的全过程分为以下3个步骤：

1．订立质量标准　是进行质量控制的首要条件。质量标准一般分为质量基础标准，质量，工艺质量标准，工艺装备质量标准，零部件质量标准，原材料和毛坯质量标准6类。

2．收集质量数据　是进行质量控制的基础。任何质量都表现为一定的数量，同时任何质量的特性、差异性都必须用数据来说明。进行质量控制离不开数据，质量的数据分两大类，即计量数据和计件数据。计量数据是可以连续取值的，或者可以用测量工具具体测量出来，通常可以获得在小数点以下的数值数据；计件数据则是不能连续取值的，或者即使用测量工具也得不到小数点以下的数据，而只能得到0、1、2、3、4……的自然数的数据。

3．运用质量图表进行质量控制　是控制生产过程中质量变化的有效手段。控制质量的图表有以下几种，即分层图表法、排列图法、因果分析图法、散布图法、直方图法、控制图法，以及关系图法、KJ图法、系统图法、矩阵图法、矩阵数据分析法、PDPC法、网络图法。这些图表，在控制质量的过程中相互交错，应灵活运用。

（三）数量控制方法

1．审计控制　审计控制是指根据预定的审计目标和既定的环境条件，按照一定的依据审查、监督被审计单位的经济运行状态，并调整偏差，排除干扰，使被审计单位的经济活动运行在预定范围内且朝着期望的方向发展，以达到提高经济效益的目的。审计控制主要包括财务审计和管理审计。财务审计控制是指以财务活动为中心，检查并核实帐目、凭证、财物等，以判断财务报表中所列出的综合会计事项是否准确无误，报表本身是否可以信赖等。管理审计则是检查一个组织的管理工作的好坏，其目的在于通过改进管理工作来提高效率和效益。审计控制的特点可以概括如下：①审计控制的目标是合规性和效益性，通过审计控制使组织中纳入审计控制范围的业务活动提高合规性和效益性水平；②审计控制的内容是组织的业务活动，而不仅是财务活动；只要这些活动利用组织的资源，而不仅是资金、资产；③审计控制的方式是过程式的，包括事前事中事后，而不是仅仅是结果式的、事后的；④审计控制的范围不仅仅是业务活动的结果，更主要的是结果产生的机制；⑤审计控制的性质是一种重点控制，而不是全面控制。纳入审计控制范围的是组织的重大项目、大额资金、重要资产、资源。审计控制遵循重要性原则。

2．财物控制　指按照一定的程序与方法，确保机构及其内部机构和人员全面落实和实现财物预算的过程。这种控制方式覆盖面广，是用途极广的非常重要的控制方式。财物控制以价值形式为控制手段,以不同岗位、部门和层次的不同经济业务为综合控制对象,以控制日常现金流量为主要内容。财物控制是内部控制的一个重要组成部分,是内部控制的核心,是内部控制在资金和价值方面的体现。

3. **比率分析** 对于组织经营活动中的各种不同度量之间的比率分析是一项非常有用和必需的控制方法。"有比较才会有鉴别",信息通过事物之间的差异传达。仅从有关组织经营管理工作成效的绝对数量的度量中很难得出正确的结论。在做出组织经营活动是否有显著成效的结论之前,必须首先明确比较的标准。机构经营活动中常用的比率可分为财物比率和经营比率。财物比率主要说明机构的财物状况,经营比率主要说明机构的经营活动状况。常用的经营比率有市场占有率、相对市场占有率、投入 - 产出比率。

(四)行为控制方法

1. **视察** 视察是一种最古老、最直接的控制方法,它的基本作用在于获得第一手的信息。基层主管人员通过观察,可以判断数量、质量的完成情况以及设备运转情况和劳动纪律的执行情况等;职能部门的主管人员通过视察,可以了解作业文件是否得到了认真的贯彻,组织计划是否按预期执行,各项规章制度是否被严格遵守,以及执行过程中存在哪些偏差和隐患等;而上层主管人员通过观察,可以了解组织方针、目标和政策是否深入人心,可以发现职能部门的情况报告是否属实以及员工的合理化建议是否得到认真对待,还可以从与员工的交谈中了解他们的情绪和士气等。所有这些都是主管人员最需要了解的,但却是正式报告中见不到的第一手信息。视察的优点还不仅在于能掌握第一手信息,还能够使得组织的管理者保持和不断更新自己对组织的感觉,使他感觉到事情是否进展顺利以及组织这个系统是否运转正常。视察还能够使上层主管人员发现被埋没的人才,并从下属的建议中获得不少的启发和灵感。此外,亲自视察本身有一种激励下属的作用,它使得下属感到上级在关心着她们。所以,主管人员经常亲临现场视察,有利于创造一种良好的组织氛围。主管人员也必须注意视察可能引起的消极作用。也存在这样的可能,即下属可能误解上级的视察,将其看做是对她们工作的一种干涉和不信任,或者是看做不能充分授权的一种表现。这也是需要引起注意的问题。亲临现场的显著好处使一些优秀的管理者始终坚持这种方法。一方面即使是拥有现代管理信息系统,计算机提供的实时信息做出的各种分析仍然代替不了主管人员的亲身感受、亲自了解。另一方面,管理的对象主要是人,是要推动人们去实现组织目标,而人所需要的是通过面对面的交往所传达的关心、理解和信任。

2. **报告** 报告是用来向负责实施计划的主管人员全面、系统地阐述计划的进展情况、存在的问题和原因,已经采取了哪些措施、收到了什么效果、预计出现问题等情况的一种重要方式,报告的主要目的是提供一种可用作纠正措施依据的信息。控制报告的基本要求是必须做到适时、突出重点、指出例外情况、尽量简明扼要。通常运用报告进行控制的效果,取决于主管人员对报告的要求,管理实践表明,大多数主管人员对下属应当向他报告什么缺乏明确的要求。随着组织规模及其经营活动规模的日益扩大,管理业日益复杂,主管人员的精力和时间是有限的。因此,定期的情况报告也就越发显得重要。负责实施计划的上层主管人员对掌握情况的需要可以归纳为投入程度、进展情况、重点情况、全面情况。为满足上级主管人员对上述四项的要求,美国通用机构创建了一种行之有效的报告制度,报告内容包括:①客户的鉴定意见以及上次会议以来外部的新情况;②进度情况;③费用情况;④技术工作情况;⑤当前关键问题;⑥预计关键问题;⑦其他:这方面报告内容是提供与计划有关的其他情况,如对组织以及客户有特别重要意义的成就,上月份(或者季、年)的工作绩效与下月份主要任务等;⑧组织方面的情况:这方面报告的内容是向上级领导者提交名单,名单上的人可能会去找上级领导者,这位领导者也需要知道他们的姓名,同时还要审核整个计划的组织工作,包括内部研制开发队伍及其他有关机构。

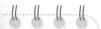

第三节 控制在护理中的应用

一、护理成本管理

（一）相关概念

护理成本（nursing cost）是指在提供护理服务过程中所消耗的护理资源，即为人类提供护理服务过程中物化劳动和活劳动的消耗部分，或者是指在给患者提供诊疗、监护、防治、基础护理技术及服务过程中的物化劳动和活劳动消耗。物化劳动是指物质资料的消耗，活劳动是指脑力劳动和体力劳动的消耗。随着卫生经济的发展，护理成本管理越来越受到医院领导、护理管理者的广泛重视。

（二）护理成本构成

成本构成分析是成本核算特别是成本分摊以及进行成本分析的基础。成本构成可以分为七大类，即人力成本、固定资产折旧、材料成本、公务费、业务费、低值易耗品、药品和其他。

1. **人力成本** 卫生人力是医疗服务生产的主要要素。人力成本在医疗服务总成本中占有相当大的比例。人力成本一般用支付给卫生服务人员的所有报酬来计算，报酬包括工资、奖金、补贴、福利和社会保险费等。人力成本可以进行细分，如可以核算医院医生的人力成本、护理人员的成本和其他卫生技术人员的成本，也可以核算行政后勤人员的成本。是否需要对人力成本进行细化主要取决于成本核算和分析的目的。在核算医疗服务人力成本时，不能遗漏构成人力成本的要素，如各种补贴和福利费。

2. **固定资产折旧** 固定资产折旧是医疗服务成本的主要构成部分，特别是在高等级的医院。根据固定资产的性质，可以将其分为房屋和设备两大类。由于各类固定资产使用的年限不同，需要对不同的固定资产采用不同的折旧办法，房屋又可以根据其使用材料的不同分为砖混结构、钢混结构和其他结构等，设备则可以分为贵重医疗设备和一般设备等。固定资产折旧成本的核算关键是确定合理的折旧率。

3. **材料成本** 材料可以分为医用材料和非医用材料。材料成本用材料的购入价格计算。

4. **公务费** 公务费包括水、电、煤和油等保证正常工作条件的费用。这部分成本用其支出的费用计算。

5. **业务费** 业务费包括差旅、宣传、办公用品等费用，支出的费用就是其成本。

6. **低值易耗品** 低值易耗品是指那些货币价值较低、使用周期较短（往往是一次性的）的物品。它们的成本用支出的费用计算。

7. **其他** 上述未包括的成本可以列在其他项，主要有房屋或者设备租赁费、借贷的应付利息和坏账等。

（三）护理成本核算

护理成本核算（nursing cost accounting）是护理成本管理工作的重要组成部分。它是将医院在护理过程中发生的各种耗费按照一定的对象进行分配和归集，以计算总成本和单位成本。其中在核算护理成本时，退休和退职人员的工资、患者医疗欠款及减免部分，还有医疗事故赔偿等，不应列入成本。护理成本核算的方法有：

1. **项目法**（fee-for-service） 项目法是以护理项目为对象，归集费用与分配费用来核算成本的方法，项目法与护理费有直接联系。

2. **床日成本核算**（per day service method/per diem） 是护理费用的核算包含在平均的床日成本中，护理成本与住院时间直接相关。

3. **相对严重度测算法**（relative intensity measures） 是将患者的严重程度与利用护理资

源的情况相联系，用于 ICU 患者的成本

4. 患者分类法（patient classification systems） 是以患者分类系统为基础测算护理需求或工作量的成本核算方法。根据患者的病情程度判定护理需要，计算护理点数及护理时数，确定护理成本和收费标准。

5. 病种分类法（diagnosis related group DRG） 是以病种为成本计算对象，归集与分配费用，计算出每一病种所需护理照顾成本的方法。

6. 综合法 即计算机辅助法，结合患者分类系统及 DRG 分类，应用计算机技术建立相应护理需求的标准，实施护理，来决定某组患者的护理成本。

（四）护理成本控制

护理成本控制是按照既定的成本目标，对构成成本的一切耗费进行严格的计算、考核和监督，及时发现偏差，采取有效措施，使成本控制在预定的范围之内。成本控制是现代成本管理工作的重要环节。其一般程序如下：

1. 制订成本标准 成本标准是对各项费用、开支和资源消耗数量界限的规定，是成本控制和考核的依据。没有标准，就无法对成本进行控制。成本标准也是制订各项降低成本措施的依据。成本标准是成本控制的准绳，成本标准首先包括成本计划中规定的各项指标。成本计划中的一些指标都比较综合，还不能满足具体控制的要求，必须规定一系列具体的标准。确定这些标准的方法：

（1）计划指标分解法：大指标分解为小指标。分解时，可以按部门、单位分解，也可以按不同产品和各种产品的工艺阶段或零部件进行分解，若更细致一点，还可以按工序进行分解。

（2）预算法：用制订预算的办法来制订控制标准。有的机构基本上是根据季度的生产销售计划来制订较短期的（如月份）的费用开支预算，并把它作为成本控制的标准。采用这种方法特别要注意从实际出发来制订预算。

（3）定额法 建立起定额和费用开支限额，并将这些定额和限额作为控制标准来进行控制。在机构里，凡是能建立定额的地方，都应把定额建立起来，如材料消耗定额、工时定额等等。实行定额控制的办法有利于成本控制的具体化和经常化。

在采用上述方法确定成本控制标准时，一定要进行充分的调查研究和科学计算。同时还要正确处理成本指标与其他技术经济指标的关系，如和质量、生产效率等关系，从完成机构的总体目标出发，经过综合平衡，防止片面性。必要时还应搞多种方案的择优选用。

2. 执行标准 即对成本形成过程进行计算和监督。根据成本指标，审核各项费用开支和各种资源消耗，实施降低成本的措施，保证成本计划的完成。不仅要检查指标本身的执行情况，而且要检查和监督影响指标的各项条件，如设备、工具、技术水平、工作环境等。成本日常控制要与生产作业控制等结合起来进行。成本日常控制的主要方面有材料费用的日常控制、人力费用的日常控制、间接费用的日常控制。各生产费用的日常控制，不仅要有专人负责和监督，而且要使费用发生的执行者实行自我控制。还应当在责任制中加以规定，才能调动全体成员的积极性，使成本的日常控制有群众基础。

3. 确定差异 核算实际消耗与成本指标的差异，分析成本发生差异的程度和性质，确定造成差异的原因和责任归属。

4. 处理差异 组织护理人员挖掘增产节约的潜力，找出降低成本的新措施或修订成本标准的建议。一般程序为：

（1）提出课题：从成本超支的原因中提出降低成本的课题。这些课题首先应当是那些成本降低潜力大、各方关心、可能实行的项目。提出课题的要求，包括课题的目的、内容、理由、根据和预期达到的经济效益。

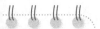

（2）讨论和决策：选定以后，应发动有关部门和人员进行广泛的研究和讨论。对重大课题，可能要提出多种解决方案，然后进行各种方案的对比分析，从中选出最优方案。

（3）确定方案实施的方法步骤及负责执行的部门和人员。

（4）贯彻执行确定的方案：执行过程中也要及时加以监督检查。方案实现以后，还要检查方案实现后的经济效益，衡量是否达到了预期的目标。

二、护理风险管理

（一）相关概念

风险管理（risk management）是社会组织或者个人用以降低风险的消极结果的决策过程，通过风险识别、风险估测、风险评价，并在此基础上选择与优化组合各种风险管理技术，对风险实施有效控制和妥善处理风险所致损失的后果，从而以最小的成本收获最大的安全保障。风险管理含义的具体内容包括：①风险管理的对象是风险；②风险管理的主体可以是任何组织和个人，包括个人、家庭、组织，包括营利性组织和非营利性组织；③风险管理的过程包括风险识别、风险估测、风险评价、选择风险管理技术和评估风险管理效果等；④风险管理的基本目标是以最小的成本收获最大的安全保障；⑤风险管理成为一个独立的管理系统，并成为了一门新兴学科。

护理风险（nursing risk）是指护士在临床护理过程中，在操作、处置、配合抢救等环节中，可能导致医院和患者各种损失和伤害的不确定性。护理风险管理指对患者、护士、护理技术、环境、设备、药物、护理制度、护理工作程序等风险因素进行识别、评价和处理的管理过程。

（二）护理风险的来源

随着临床医学的发展，高新技术的应用，使护理工作的难度和风险增高。在护理工作中，影响患者康复因素、工作人员自身健康因素、医院感染危害因素等都可能成为护理工作中的风险来源。

1. 护理风险和所获利益的关系　任何临床活动，即便是极为简单或看似微不足道的临床活动，都带有风险，如护理人员虽然按护理常规给予瘫痪患者定时翻身，仍有家属投诉由于翻身加重了病情。患者使用静脉化疗药物时，并非护理人员操作技术不当导致的静脉炎，患者及家属则认定是护理差错。护理人员在决定进行某项护理操作时，必须根据专业经验以及患者从中所获利益和潜在风险所占比例等因素做出评估。如果预期的效益较风险为大，则建议患者接纳风险，实施相关治疗。

2. 人为或系统因素所致的风险　大部分人为错误是由于思想和思维功能出现偏差。当疲乏、劳累、紧张等注意力不集中时可导致常用的操作程序产生失误。在医院系统中，医疗设备运行及医疗服务实践实际上是一个动态过程，所有人员、设备、服务都存在着风险，如手术时使用的电切刀、电极板灼伤患者；呼叫系统突然故障而延误患者抢救；地面湿滑致患者跌倒等。针对人为因素和系统因素的风险，应采取相应措施，减少护理过程中的风险，确保安全。

3. 患者的就医行为也是构成护理风险的主要因素之一　护理工作是一项护患双方共同参与的管理活动，护理活动的正常开展有赖于患者的密切配合与支持。患者的求医动机和行为，对患者能否与医护人员密切合作、积极参与疾病治疗具有重要影响。如果患者明白自身的病情并与医护人员充分合作，医疗过程中实际效益将大大增加。若患者有冒险的行为、不健康的生活方式或采取不合作态度，如自杀、自残等，护理过程的风险将会上升。另外，老年患者及婴幼儿因视、听、触觉等感知能力差也会产生不安全因素使护理过程中风险加大。

4. 充分尊重患者知情权　在目前所有医疗纠纷中，真正属于医疗责任事故和技术事故的较少。绝大多数纠纷不属于医疗过失，而是部分民众对医疗风险不认识、不承担的反映。患者在就医时享有知情同意权等 10 种权力，医护人员应从法律的高度来明了及尊重这些权利，必须把医疗护理的风险告知患者及其家人，使他们有思想准备，以利于建立医患互动、风险共担的新型医患关系。

（三）护理风险控制

护理风险控制的过程主要包括 4 方面，即护理风险的识别、评估、处理、管理效果评价。

1. 护理风险的识别　护理风险的识别是护理风险控制的基础，其主要任务是分析、识别护理服务过程中可能出现的风险事件。由于护理服务过程中患者流动、设备运转、疾病的护理等都是一个动态的过程；因此，风险的识别，实际上是对风险的一个动态监测过程。风险识别的方法主要有 3 种：①通过以往积累的临床资料入手，分别明确各类风险事件的易发部位、环节、人员等；②设计专门的调查表，调查关键人员，掌握可能发生风险事件的信息；③对各项护理工作的流程进行分析，全面综合地分析医院总体的护理风险分布情况。

2. 护理风险的评估　风险评估是对各类风险发生的频率和可能造成损失的程度进行评估。护理风险评估是通过风险识别发现护理中可能存在的风险因素，确认风险的性质，获得有关数据，如高风险患者的跌倒评估，化疗患者静脉炎的评估等。并通过对资料和数据的处理，得到关于损失程度和发生概率的信息，为选择处理方法，进行正确的风险管理决策提供依据。

3. 护理风险的处理　风险处理是风险控制的核心内容。它是针对风险识别、风险评估之后的风险问题所采取的措施。主要包括：①风险预防，即采取积极预防措施防止风险事件的发生，如对容易导致工作人员和患者身体危害的环境，应予以行为引导，加强医疗设备的维护，增强护理人员的责任意识；②风险转移，将风险责任转给其他机构，如保险机构或采取"护理质量风险基金"管理制度；③风险回避或取消，即停止提供可能产生某种风险的护理服务项目；④风险处理中的法律事项准备，对有风险性的诊疗措施，应严格履行与患者签约制度，如静脉化疗可能出现的意外情况、并发症及危险性，要详细向患者及家属说明，并让患者及家属签字认可，以避免不必要的误会和医疗事故争议的发生；⑤风险教育，在患者权利日益扩大的今天，应强调护理人员要对患者权利和护士义务有正确认识，加强护士风险意识教育，曾经发生过的风险事件是最好的教育素材，利用它向护理人员进行风险意识教育，吸取教训，防范于未然。

4. 护理风险控制效果评价　护理风险管理效果评价是对风险管理手段的效益性和适用性进行分析、检查、评估和修正，为下一个周期提供更好的决策。判断风险管理效益的高低，主要看其能否以最小的成本取得最大的安全保障，效益比值等于因采取某项风险处理方案而减少的风险损失除以因采取某项风险处理方案所支付的各种费用。若效益比值 < 1，则该项风险处理方案不可取；若效益比值 > 1，则该项风险处理方案可取。护理风险管理效果评价就是信息反馈，如护理文书合格率是否提高、护士的法律意识和防范风险意识是否增强等，为今后的管理提供依据。采用的方法有调查问卷法、护理文书抽检、不定期组织理论考试等。采集的数据全部录入计算机进行分析和总结，使护理风险管理更有效率。

 知识拓展

《中国医院协会患者安全目标（2014—2015）》如下：

目标一　严格执行查对制度，正确识别患者身份。

目标二　强化手术安全核查，防止手术患者、手术部位及术式错误。

目标三　加强医务人员有效沟通，完善医疗环节交接制度，正确及时传递关键信息。

目标四　减少医院感染的风险。

知识拓展

目标五　提高用药安全。

目标六　强化临床"危急值"报告制度。

目标七　防范与减少患者跌倒、坠床等意外伤害。

目标八　加强医院全员急救培训，保障安全救治。

目标九　鼓励主动报告医疗安全（不良）事件，构建患者安全文化。

目标十　建立医务人员劳动强度评估制度，关注工作负荷对患者安全的影响。

小　结

1. 控制的定义和功能：控制是指组织在动态变化的环境中，进行检查、监督、纠偏等管理活动，以确保实现既定目标的过程。控制的功能有限制偏差、适应环境、利于授权、降低成本。

2. 控制的类型：按照不同的依据，可把控制分成多种类型。按照控制作用环节不同可分为现场控制、前馈控制、反馈控制；按照控制时采用的方式不同可分为集中控制、分散控制、分层控制；按控制的手段不同可分为间接控制、直接控制；按照控制源不同可分为正式组织控制、非正式组织控制、自我控制。

3. 控制的原则：目的性原则、客观性原则、重点性原则、及时性原则、灵活性原则。

4. 控制过程：控制过程基本上是一个在衡量、比较和管理行动之间连续流动的过程：①确定标准，建立一系列切实可行并被员工接受的绩效标准，这些标准实际上是一系列目标，是可以用来对实际行动进行衡量的；②衡量绩效，衡量实际效益包括衡量的方式和内容，有四种方式常被管理者用来衡量实际绩效，它们分别是个人的观察、统计报告、口头报告和书面报告，衡量实际绩效最基本的要求是要及时准确；③评价并纠正偏差，比较实际绩效与标准，通过比较可以确定实际工作绩效与标准之间的偏差，采取管理行动，纠正偏差，过程中确认可以接受的偏差范围是很重要的。

5. 控制方法：包括预算控制方法、质量控制方法、数量控制方法、行为控制方法。预算控制是管理控制中使用最广泛的一种控制方法，清楚地表明了计划与控制的紧密联系；质量控制方法是保证产品质量并使产品质量不断提高的一种质量管理方法；数量控制方法包括审计控制、财物控制、比率分析；行为控制方法有视察、报告。

6. 护理成本控制：是按照既定的成本目标，对构成成本的一切耗费进行严格的计算、考核和监督，及时发现偏差，采取有效措施，使成本控制在预定的范围之内。其一般程序是制订成本标准（标准制订方法有计划指标分解法、预算法、定额法）、执行标准、确定差异、处理差异（一般程序为提出课题、讨论和决策、确定方案实施的方法步骤及负责执行的部门和人员、贯彻执行确定的方案）

7. 护理风险管理：是社会组织或者个人用以降低风险的消极结果的决策过程，通过风险识别、风险估测、风险评价，并在此基础上选择与优化组合各种风险管理技术，对风险实施有效控制和妥善处理风险所致损失的后果，从而以最小的成本收获最大的安全保障。护理风险控制的过程主要包括4方面：护理风险的识别、评估、处理、管理效果评价。

思考题

1. 如何使正式组织控制、群体控制和自我控制趋于一致？
2. 结合实际说明如何做好护理风险管理工作。

（崔 丹）

第七章思考题参考答案

第八章　护理质量管理

学习目标

通过本章内容的学习，学生应能够：

◎ **识记**

1. 准确说出质量的概念及其含义。
2. 准确阐述护理质量管理的概念及其原则。
3. 准确说出 PDCA 循环的概念。

◎ **理解**

1. 能比较质量发展的三个阶段，说明不同阶段的特点。
2. 理解并阐述护理质量管理的方法。
3. 理解并阐述护理质量管理标准的重要性。
4. 理解并阐述护理质量评价的内容。
5. 理解并阐述 PDCA 循环步骤及特点。

◎ **运用**

运用 PDCA 循环理论制订护理质量改进方案。

　　护理质量管理是医院质量管理体系中的一个重要分支，是护理管理的核心，也是提高护理质量的前提。科学、有效、严谨、完善的管理方法不仅是促进护理质量不断提高的重要保证，更是为患者提供安全护理的重要保障。本章将重点围绕质量管理相关概念、护理质量管理方法、过程进行讨论。

第一节　质量管理的概述

一、质量管理相关概念

（一）质量

　　质量（quality），常用于两个不同范畴，一方面是指"度量物体惯性大小的物理质量"或"物体中所含物质的量"；另一方面是指产品或服务的优劣程度，管理学中是指第二种含义。质量管理体系标准 ISO9000-2000 对质量的定义是："质量是产品、体系或过程的一组固有特性，是满足顾客和其他相关方面要求的能力。"质量一般包含三层含义，即规定质量、要求质量和魅力质量。规定质量是指产品或服务达到预定标准；要求质量是指产品或服务的特性满足了顾客的要求；魅力质量是指产品或服务的特性远远超出顾客的期望。

（二）质量管理

1. 质量管理概念　质量管理（quality management）是组织为满足不断更新的质量要求达

到顾客满意而开展的策划、组织、实施、控制、检查、审核及改进等有关活动的总和，是全面质量管理的一个中心环节。

2．质量管理内容

（1）质量方针（quality policy）：是由组织最高管理者正式发布的该组织总的质量宗旨和方向，质量方针应与组织的总方针相一致，是组织在一定时期内质量方面的行动纲领，为组织制订质量目标提供框架和指南。

（2）质量目标（quality objective）：是依据质量方针制订的在质量方面所追求的目的，通常对组织的相关职能和层次分别规定质量目标。质量目标应切实可行，可测量，富有挑战性。

（3）质量策划（quality planning）：致力于制订质量目标，并规定必要的运行过程和相关资源，以实现质量目标。质量策划是通过运作质量管理体系而实现的，质量管理体系的策划是关键。

（4）质量控制（quality control）：是指监控和管理生产过程的每一阶段，确保质量。质量控制的目的是监测作业过程并排除过程中导致不满意的原因，预防不满意的发生。

（5）质量保证（quality assurance）：质量保证分为内部质量保证和外部质量保证。内部质量保证是对组织的管理者提供信任，使其确信组织的质量体系有效运行，外部质量保证主要是向顾客提供信任，展示组织具备持续满足其要求的能力。

（6）质量改进（quality improvement）：质量改进致力于增强满足质量要求的能力，其根本目的和动力是使组织和顾客双方都能得到更多的收益。

二、质量管理的发展阶段

根据解决问题的手段和方式不同，质量管理的发展先后经历了 3 个阶段。

（一）质量检验（quality inspection）阶段

20 世纪初，美国的泰勒（F.W.Taylor）提出科学管理理论，要求按照职能不同在人员中进行科学分工，首次将质量检验作为一种管理职能从生产过程中独立出来，并成立专职检验部门实施质量检验。质量检验是在成品中挑出废品，这对保证产品质量起到了积极的作用。但这种事后检验把关，无法在生产过程中起到预防、控制的作用，在大批量生产的情况下，对不合格的产品缺乏有效的控制。

（二）统计质量控制（statistical quality control，SQC）阶段

第一次世界大战后期，休哈特（W.A.Shewhart）提出统计过程控制理论并首创进行过程监控的工具 - 控制图。他认为质量管理不仅要搞事后检验，而且在发现有废品生产的先兆时就进行分析改进，从而预防不合格产品的大量产生，降低生产费用。控制图就是运用数理统计原理进行这种预防的工具。控制图的出现，是质量管理从单纯事后检验进入检验加预防阶段的标志，也是质量管理科学开始走向成熟的一个标记。但现代大规模的生产过程中，影响产品质量的因素很多，单纯依靠统计方法不可能解决所有质量问题。随着大规模系统的涌现和系统科学的发展，质量管理也将走向系统工程的道路。

（三）全面质量管理阶段

20 世纪 50 年代末，科学技术和工业生产快速发展，对产品质量要求越来越高。人们开始认识到依靠制造领域中的统计质量控制已远不能满足顾客对质量的要求。1956 年，美国著名的质量管理专家费根堡姆（A.V. Feigenbaum）首次提出了"全面质量管理"的思想。1961 年他在《全面质量管理》一书中指出，"全面质量管理是为了能够在最经济的水平上并考虑到充分满足顾客需求的条件下进行市场研究、设计、生产和服务，把机构各部门的研制质量、维持质量和提高质量的活动构成一体的有效体系。"在一定意义上讲，质量管理已经不再局限于质量职能领域，而演变为一套以质量为中心，综合的、全面的管理方式和理念。全面质量管理

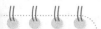

活动的兴起使质量管理更加完善，并成为一种新的科学化管理技术。全面质量管理的观点逐渐在全球范围内获得广泛传播，各国都结合自己的实践有所创新发展。目前举世瞩目的ISO9000族质量管理标准、美国波多里奇奖、日本戴明奖等各种质量奖及六西格玛管理模式等，都是以全面质量管理的理论和方法为基础。

三、质量管理的思想和基本方法

（一）全面质量管理

全面质量管理（total quality management，TQM）的理念起源于20世纪50年代，美国学者费根堡姆（A.V.Feigenbaum）于1961年在其出版的《全面质量管理》一书中首次提出，后来在其他一些工业发达国家开始推行，尤其是日本的机构根据国情加以修改后付诸实践，取得了丰硕的成果，成为日本经济腾飞的重要原因之一。随后，全面质量管理理论和原理逐渐被世界各国所接受，成为20世纪管理科学最杰出的成就之一。

1. 全面质量管理概念 全面质量管理是指在全面社会的推动下，机构中所有部门，所有组织，所有人员都以产品质量为核心，把专业技术、管理技术、数理统计技术集合在一起，建立起一套科学严密高效的质量保证体系，控制生产过程中影响质量的因素，以优质的工作、最经济的办法提供满足用户需要的产品的全部活动。

2. 全面质量管理原则 原则包括：①以顾客为中心。在现代管理理论中，顾客的地位被突出强调，以顾客为中心的理论在现代机构中是机构者必须要了解的理论。机构要生存下去，不仅需要提高自身的管理、生产效率，更要了解顾客的需求与需要，才能在竞争中立于不败之地；②领导的作用。领导层是决定机构能否正确发展的重要因素，每个机构都离不开优秀的领导者。而领导者是否能够重视质量管理是质量管理能否在机构顺利实施的重要环节；③全员参与。全面质量管理要求机构中的全体员工都加入到质量管理工作中；④过程方法。即必须将全面质量管理所涉及的相关资源和活动视为一个过程来管理；⑤系统管理。全面质量管理把质量管理看成一个完整的体系，以系统中的各部门和全体人员为主体，将整个管理过程纳入提高质量的轨道，从而最经济地保证和提高质量；⑥持续改进；⑦以事实为基础。即全面质量管理的有效决策必须建立在对数据和信息进行科学的分析基础上；⑧互利的供方关系。组织和供方之间保持互利关系，可增进两个组织创造价值的能力从而为双方的进一步合作提供基础，谋求更大的共同利益。

3. 全面质量管理的基本方法 全面质量管理的基本方法可以概况为，一个过程，四个阶段，八个步骤，数理统计方法。

（1）一个过程：即机构管理是一个过程。机构在不同时间内，应完成不同的工作任务。机构的每项生产经营活动，都有一个产生、形成、实施和验证的过程。

（2）四个阶段：根据管理是一个过程的理论，美国的戴明博士把它运用到质量管理中来，总结出"计划（plan）—执行（do）—检查（check）—处理（act）"四阶段的循环方式，简称PDCA循环，又称"戴明循环"。PDCA循环中的四个阶段具体分述如下：①计划阶段，分析现状，找出存在的质量问题；分析产生质量问题的各种原因或影响因素；找出影响质量的主要因素；针对影响质量的主要因素，提出计划，制订措施；②执行阶段，执行计划，落实措施；③检查阶段，检查计划的实施情况；④处理阶段，总结经验，巩固成绩，工作结果标准化；提出尚未解决的问题，转入下一个循环。在应用PDCA四个循环阶段来解决质量问题时，需要收集和整理大量的书籍资料，并用科学的方法进行系统的分析。最常用的七种统计方法，即排列图、因果图、直方图、分层法、相关图、控制图及统计分析表。这套方法以数理统计为理论基础，因此，结果科学可靠，比较直观。

（二）持续质量改进

持续质量改进是全面质量管理的重要组成部分，是指为增强组织满意服务对象需求的能力而开展的质量改进的活动，其本质是持续的、渐进性的变革。

（三）六西格玛管理

1. **六西格玛管理概述**　西格玛（Σ，σ）是一个希腊字母，在统计学上表示为标准差，在质量上是流程变异的衡量。六西格玛概念于1979年诞生于摩托罗拉机构，由于产品质量下降，机构高管鲍勃·加尔文（Bob Calvin）开始关注产品质量。1987年加尔文推行了一项长期质量改进方案，即"六西格玛质量项目"，该项目要求流程的缺陷率降至100万分之3.4。20世纪90年代中期，美国通用电气机构把六西格玛作为关键战略，此后，它受到广泛关注。西格玛表示了诸如单位缺陷、百万缺陷或错误的概率性，其值越大，缺陷或错误就越少。

六西格玛管理（6 sigma management）是一种以顾客为中心，以质量经济性为原则，以数据为基础，以黑带团队为组织架构，以严格的项目策划为手段，通过系统地、集成地采用质量改进流程，实现无缺陷的过程设计，并对现有过程进行过程定义（define）、测量（measure）、分析（analyze）、改进（improve）、控制（control），简称DMAIC流程，旨在生产过程中降低产品及流程的缺陷次数，防止产品变异，提升质量。它既着眼于产品和服务质量，又关注过程的改进，是保持机构在经营上获得成功并将业绩最大化的综合管理体系，是使机构快速增长的经营方式。

2. **六西格玛管理特征**

（1）以顾客为关注焦点：六西格玛以顾客为中心，关注顾客的需求。它根据顾客的需求来确定管理的项目，通过改善项目质量来提高顾客满意度，降低资源成本，以提升业绩。

（2）注重数据和事实：用数据说话是六西格玛管理的精髓。六西格玛采用统计技术工具，依据数字和数据进行决策，使管理成为一种数字化、可测量的科学，提升了机构管理的水平。

（3）重视产品和流程的突破性质量改进：六西格玛对项目的改进都是突破性的。通过改进提高了产品质量或改造了生产流程，从而为组织带来显著的经济效益。

（4）有预见的积极主动管理：六西格玛包括一系列工具和实践经验，它用有预见的、积极主动的管理方式取代被动的习惯，使机构在竞争中能快速向前发展。

（5）倡导无界限合作：六西格玛管理以广泛合作为基础，通过确切地理解最终用户和流程中工作流向的真正需求，营造一种真正支持团队合作管理的结构和环境。

3. **六西格玛管理模式**　六西格玛主要通过DMAIC流程来改进质量，该流程用于改善每一个环节，使控制目标达到"零缺陷"水平。具体包括：

（1）定义阶段：找出工作中存在的问题，确定质量关键点，为质量的改进寻找一个可实现的目标。

（2）测量阶段：详细了解顾客的关键需求，测量和收集数据，了解现有的质量水平。

（3）分析阶段：利用统计学方法对数据进行分析，找出影响质量的关键因素。

（4）改进阶段：根据调查分析结果，针对关键因素选择最佳方案，改进工作流程，同时收集反馈意见和建议，使流程改进工作更加满足患者的需求，并将流程标准化。

（5）控制阶段：在实施质量改进的基础上，制定控制措施，进行2次数据收集，对比分析，以评价质量是否有所提高。控制是六西格玛管理能长期改变质量与成本的关键。

（四）**质量管理体系**（ISO、JCI等）

1. **质量管理体系概念**　质量管理体系（quality management system, QMS）是指为实现质量管理的方针、目标而建立的相应管理体系，可有效地开展各项质量管理活动。要提高医院质量管理水平，最重要的手段是建立和完善医院的质量管理体系。医院质量管理体系的建立又可以依据国际上先进的、成熟的质量管理标准，特别是选择具有代表性的ISO9000族质量管理体系标准（简称 ISO9000 族标准）和《联合委员会国际部医院评审标准》（joint commission international accreditation standards for hospital，简称 JCI 标准）。

（1）ISO9000：ISO（International Organization for Standardization）9000 质量管理标准是由国际标准化组织由于贸易往来的需要，于 1987 年正式发布的，是一套质量管理标准，是公认的全球最佳质量管理实践经验的总结，代表了国际质量体系标准的最新发展。ISO9000 标准质量管理体系的特点是建立一套科学的、完整的质量管理体系，确立一种完善的质量文化来规范质量行为。它以顾客为中心，强调预防为主、过程控制和持续质量改进。在 ISO9001 的标准中，质量管理体系定义为"在质量方面指挥和控制组织的管理体系"，包括制订质量方针、目标以及质量策划、质量控制、质量保证和质量改进等活动。它缺乏对医疗服务特殊行业的针对性。作为成熟的管理理论和方法体系，只规定了一个机构应该做的事，而未硬性规定这个机构一定要怎么做。

据文献报道，1997 年世界上第一个通过 ISO9000 标准质量体系认证的医院是以色列 Western Galilee 医院。我国政府于 1988 年采用 ISO9000 系列标准，1992 年改为等同采用并发布了 GB/TI9000 系列质量管理和质量保证标准。1994 年根据 ISO9000 修订版，对 GB/TI9000 系列标准做了相应的修订，于 1994 年 12 月发布 GB/TI9000-ISO9000：1994 版《质量管理和质量保证》系列国家标准，1995 年 6 月 30 日开始实施。同时，等同转化 ISO9004-2《质量管理和质量体系要素第二部分服务指南》为国家标准 G/FI9004-2，为国内服务行业实施 ISO9000 系列标准提供了指南。国务院颁布的《质量振兴纲要》（1996—2010 年）明确要求，包括医疗卫生在内的服务行业"全面推行服务质量国家标准，初步实现服务质量的制度化、程序化、标准化，到 2010 年，服务质量基本达到国家标准。"为了推动 GB/TI9000 系列标准的贯彻实施，国家先后成立了"国家质量管理和质量保证标准化技术委员会"和"中国质量体系认证机构国家认可委员会"等机构，有力地促进了系列标准在我国的贯彻实施，至 1997 年 10 月底，全国已有 2934 家机构获得了带有国家认可标志的质量体系认证证书，获证机构涉及全部 39 个专业中的 32 个专业。

随着我国行业管理国际化进程的加速，国内卫生行业有管理专家认为，"医院管理的发展趋势将会是开展医疗质量实时控制，进行病种质量管理与持续质量改进，通过 ISO9000 质量体系认证，引入循证医学，实施临床途径，以医院质量的超严要求为目标，以质量管理的数字化为基础，以持续质量改进和质量管理创新为手段，以科学管理与文化管理有机结合为根本。"这也证明了目前我国医院管理发展的新动向。

（2）JCI：JCI 创建于 1998 年，是美国医疗机构认证联合委员会（Joint Commission on Accreditation of Healthcare Organizations，JCAHO）国际部的简称，是世界卫生组织认可的评估医院质量的权威评审机构。JCI 标准代表了医院服务和医院管理的最高水平，并且每三年对被认证单位进行复审，以确保质量。

2．质量管理体系的特点

（1）质量管理体系代表组织或机构质量管理理念。机构或政府机构通过质量管理体系建立，思考如何真正发挥质量的作用，如何最优地做出质量决策。

（2）质量管理体系的建立是组织或机构建立深入细致的质量文件的基础。

（3）质量管理体系使得组织开展更为广泛的质量管理活动。

（4）质量管理体系体现了有计划、有步骤地把整个组织的主要质量活动按重要性顺序进行改善。

第二节　护理质量管理的概述

一、护理质量管理的概念

（一）护理质量管理的概念

护理质量管理（nursing quality management）是指按照护理质量形成的过程和规律，对构成护理质量的各个要素进行计划、组织、协调和控制，以保证护理服务达到规定的标准和满足服务对象需要的活动过程。护理质量管理首先必须确立护理质量标准，有了标准，管理才有依据，才能协调各项护理工作，用现代科学管理方法，以最佳的技术、最低的成本和最少的时间，提供最优良的护理服务。

（二）护理质量管理基本原则

1．以患者为中心　护理质量管理的目的是为患者提供优质的护理服务，满足患者的健康需求。以患者为中心是护理质量管理的首要原则，护理管理者要时刻关注患者当前和未来的需求，以及对现有服务的满意度，持续改进护理质量达到为患者提供全面、整体、高质量护理的目的。

2．预防为主　护理质量管理中应树立"第一次把事情做对"的观念，要识别形成护理质量的要素、过程和结果的风险，建立应急预案，采取相关措施，降低护理质量缺陷的发生。

3．工作标准"零缺陷"　工作标准必须是零缺陷，而不是差不多就好。零缺陷的工作标准意味着任何时候都要满足工作过程的全部要求。要让护理工作具有高质量，就绝不能向不符合要求的情形妥协，而是要极力预防错误的发生，这样患者也就不会得到不符合要求的护理服务。这是工作标准的重要意义。

4．全员参与　护理质量管理不仅需要管理者的正确领导，更重要的是层层管理，人人负责，即全员参与。管理者应对护理人员进行培训和引导，使每一位护理人员都能自觉参与护理质量管理，充分发挥全体护理人员的积极性和创造性，不断提高护理质量。

5．基于事实的决策方法　有效的决策必须以客观事实为依据，应用统计技术，测量并分析各种数据，寻找内在规律，根据结果分析进行决策，只有这样，才能做出正确选择。护理质量管理过程中，管理者要对护理服务进行监控和测量，如检查患者满意度调查等，从中分析患者对护理服务的满意情况，利用数据进行结果分析，从而对护理质量体系进行评价，做出决策并采取行动。这是避免决策失误的重要原则。

6．持续改进　持续质量改进是指在现有服务水平的基础上，通过一系列的活动，使产品和服务不断提高的循环过程。这就要求护理管理者以及每位护理人员要有追求卓越的质量意识，在发现护理问题时，通过调查分析原因，采取纠正措施，并总结经验形成规范，以达到持续质量改进的目的。

二、护理质量管理的基本标准

由于护理工作的复杂性和多样性，要使护理工作高质量、高效率、有秩序地进行，就必须有一套系统的护理质量标准进行护理质量的分析和评价。护理质量标准化是实施护理活动、进行护理质量管理最基本、最重要的手段。

（一）护理质量管理标准相关概念

1．标准　标准是衡量事物的准则，是人们共同遵守的原则或规范，是对需要协调统一的技术或其他事物所做的统一规定。它以科学技术和实践经验为基础，经有关方面协商同意，由公认的机构批准，经特定的形式发布，具有一定的权威性。我国的标准分 4 级，即国家标准、行业标准、地方标准和机构标准。

2. 标准化 实施标准化是以具有重复性特征的事物为对象，以实现最佳经济效益为目标，有组织地制订、修改和贯彻各种标准的整个活动过程。它是科学质量管理不可缺少的组成部分，是以制订和贯彻标准为工作内容的、有组织的活动过程，这个过程不断循环螺旋式上升，每完成一次循环，标准化水平就进一步得到完善和提高。标准化基本形式包括简化、统一化、系列化、通用化、组合化。

3. 护理质量标准 是依据护理工作内容、特点、管理要求、护理人员及服务对象特点、需求而制订的护理人员应遵守的准则、规定、程序和方法。

（二）护理质量标准的形式

1. 根据使用范围 分为护理业务质量标准和护理管理质量标准。

2. 按照管理过程结构 分为要素质量标准、过程质量标准和终末质量标准，这三者是不可分割的质量标准体系。

3. 根据使用目的 分为方法性标准，即质量控制标准（如压疮发生率、差错事故标准）、工作实施质量标准（如各级人员职责、操作规范等）、质量计划标准（如工作计划、技术发展规划等）和衡量性标准，即质量检查评价标准。

（三）护理质量标准化管理

护理质量标准化管理就是制订护理质量标准，执行护理质量标准，并不断进行护理标准化建设的过程。具体的方法和步骤如下：

1. 确立目标 目标是一个计划或方案要实现的最终的、具体的、可测量的结果。一般由医院的决策层制订总目标，护理部制订分目标，科室负责目标的完成。

2. 制定标准 依据国家、部门或行业标准，结合各医院的实际情况制订标准。制订标准时需注意单位、地区标准要服从于国家和行业标准，可以高于但不能低于国家和行业标准，且必须能够做得到。标准是一种权威性的决定，一旦确定就必须严格执行。

3. 实施标准 标准执行前要护理人员认真学习，了解标准内容，掌握各项质量的标准要求，自觉执行标准，保证标准的落实。各级护理管理人员要按标准要求进行监控，随时纠正偏差，保证护理质量的持续改进。

（四）医院常用的护理质量标准

医院常用的护理质量标准包括护理技术操作质量标准、护理管理质量标准、护理文书书写质量标准及临床护理质量标准等四大类。

1. 护理技术操作质量标准 包括基础护理技术操作和专科护理技术操作。实施以患者为中心的整体护理；严格执行三查七对；操作正确、及时、安全、省力、省时、省物；严格执行无菌操作原则及操作程序，操作熟练。

2. 护理管理的质量标准 包括护理部管理质量标准；病房护理工作质量标准；门诊护理工作质量标准。

3. 护理文件书写的质量标准 包括体温单、医嘱执行单、护理记录单、手术护理记录单等的书写标准。

4. 临床护理的质量标准 包括特级、一级护理质量标准；急救物品管理标准；基础护理质量标准；消毒灭菌质量标准。

三、护理质量管理方法

常用的护理质量管理方法有 PDCA 循环、品管圈、FMEA 模式、RPA 法等，其中 PDCA 循环是护理质量管理最基本的方法之一。

（一）PDCA

1．PDCA PDCA循环管理由美国质量管理专家爱德华·戴明（W. Edwards Deming）于1954年提出，又称戴明循环，包含4个阶段，即计划（plan）—实施（do）—检查（check）—处理（action），构成了一个阶梯式上升的过程。PDCA循环是全面质量管理保证体系运转的基本方式，全面质量管理活动的全部过程，就是按照PDCA循环制订质量计划和组织实现的过程，这个过程，不停顿地周而复始地运转。PDCA循环不仅在质量管理体系中运用，也适用于一切循序渐进的管理工作。20世纪90年代中期PDCA管理循环首次引入到护理领域，目前已广泛运用到护理领域的各项工作中。

2．PDCA循环步骤 一个PDCA循环必须经历4个阶段，8个步骤，如图8-1所示。

（1）P—计划阶段：①调查分析质量现状，找出存在的问题；②分析调查产生质量问题的原因或影响因素；③找出影响质量的主要因素；④针对主要因素，拟定对策，制订相应的管理措施，提出改进计划，并预测实际效果。制订的措施要能够回答5W1H，即Why、What、Where、When、Who、How。

（2）D—执行阶段：按照拟定的质量目标、计划、措施具体组织实施和执行。此为PDCA循环的第五步。

（3）C—检查阶段：把执行结果与预定目标进行对比，检查计划目标的执行情况。此为PDCA循环的第六步。

（4）A—处理阶段：总结经验教训，将成功的经验形成标准，巩固已取得的成绩，防止不良结果的再次发生，此为PDCA循环的第七步。第八步将未解决的问题进行总结和整理，并作为问题转入下一循环中去解决。

以上四个阶段不是运行一次就结束，而是周而复始地进行，一个循环结束，解决一些问题，未解决的问题进入下一个循环，PDCA循环不停地运转，呈阶梯式上升，这就是护理管理不断前进的过程。

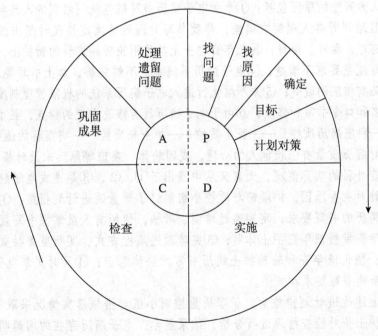

图8-1 PDCA8个步骤

3．PDCA循环的特点

（1）系统性：PDCA循环作为科学的工作程序，从结构看循环的4个阶段是一个有机的整体，缺少任何一个环节都不能取得预期的效果，如计划不周，会给相关措施的实施带来困难；将未解决的问题转入下一个 PDCA 循环，工作质量就难以提高。

（2）关联性：PDCA 作为质量管理的基本方法，适用于管理的各个部门以及各个环节。

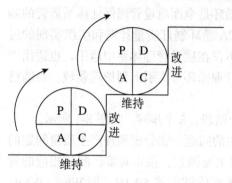

图 8-2　PDCA 循环递进性示意图

各部门根据机构的方针目标，都有自己的 PDCA 循环，层层循环，各个循环彼此关联，相互作用。大循环是小循环的依据，小循环是大循环的分解和保证。护理质量管理是医院质量管理循环中的子循环，它与医技、行政、后勤等部门共同组成了医院的质量管理大循环。各护理单元质量管理又是护理质量管理循环中的子循环。各级部门的小循环都围绕着医院的总目标朝着同一方向转动。通过 PDCA 循环把医院的各项工作有机地联系起来，彼此协同，互相促进。

（3）递进性：PDCA 作为一个持续改进模型，从结果看是阶梯式上升的。PDCA 循环不是在同一水平上循环，每循环一次，就解决一部分问题，取得一部分成果，工作质量就提高一步。每通过一次 PDCA 循环，都要进行总结，提出新目标，再进行新的 PDCA 循环。这种螺旋式的逐步提高，使质量管理工作从前一个水平上升到更高水平（图 8-2）。

案例 8-1

　　某三甲医院护理部在普外科护理质量检查中发现该科电子病历存在一些问题，如临时医嘱单缺少执行者签名和时间；体温单缺项较多等。针对该情况，护理部立即组织该科护士长及护理质量控制小组召开会议，就这些问题的可能原因进行分析。经过分析大家认为可能的原因包括：①参加电子病历书写规范统一培训的人员年资及学历参差不齐，且培训时各人理解有偏差，导致书写时遇到不确定情况时想当然而为；②工作繁忙时忘写、漏写、错写；③低年资护士尤其是刚轮转到该科的新护士，对本专科护理病历书写规范要求不清楚；④电子病历系统本身不够完善，加上书写要求不断升级，书写格式必有相应的改变；⑤未严格执行进入电子病历系统的权限管理制度，随意借用他人用户名和口令书写和修改；⑥由于电子病历具有修改方便的特点，且本科室实行经管护士——科室病历质控员——医生质控——护士长质控——病案科的逐级修改制度，部分护士对病历质量有依赖他人的心理，或因轮休、夜班等原因未及时修改和签名。

　　结合普外科的实际情况，大家又从中找出了①、②、③是造成电子病历问题的主要原因。针对主要原因，护理部与质控小组制订了质量改进计划措施：①统一普外科专科护理病历的书写要求，定期通过培训、考核，使所有人员掌握书写规范；②建立一对一高年资带教低年资护士体制；③完善改进质控方式，实行监督抽查机制，责任落实到人，强化低年资和轮转护士病历书写的法律意识；④及时更新电子病历系统，及时培训新的书写要求和方法。

　　实施上述改进计划措施后，护理质量控制小组对措施落实情况采取不定期抽查。一个月后护士长对检查结果进行分析，结果显示，电子病历存在的问题明显减少，病案室上月质控评分为 97.62 分，当月质控评分为 98.82 分，比上月高 1.2 分。至此该轮质量管理完成并总结经验，针对新的质量问题进入下一轮的质量管理。请问此案例采用了哪种护理管理方法？包括哪些步骤？

（二）QCC 法

1. QCC 概述 质量管理圈（quality control circle, QCC）又称质量管理圈，是由同一个工作现场或工作相互关联区域的人员，利用自发相互切磋的团队精神，运用简单有效的质量管理方法，对自身的工作环境进行持续的改善和管理，是一种自下而上的管理方法。品管圈活动最先由日本品管权威石川馨博士发起，是全面质量管理中的具体操作方法之一，如今已广泛应用于病房管理、专科护理、健康教育等护理质量管理的各层各面，实现了护理质量管理从以物为中心的传统管理模式向以人为中心的现代管理模式的转化，体现并强调了全员、全过程、全部门质量控制的全面质量管理理念，对促进护理人才队伍发展有重要实践意义。

2. QCC 步骤 品管圈活动的基本步骤，一般都遵循 PDCA 循环即计划、实施、确认与处置（plan-do-check-action）4 个阶段来进行。以下是目前品管圈活动的基本步骤，其中步骤 2（计划拟定）、步骤 3（现状把握）和步骤 4（目标设定）可按推行或解决问题的实际情形做顺序上的调整，见图 8-3。

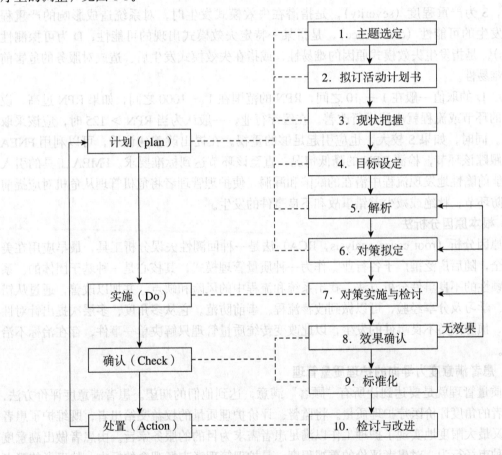

图 8-3 品管圈活动基本步骤

（三）失效模型与效应分析

失效模型与效应分析（failure mode and effect analysis, FMEA）最早出现在 20 世纪 60 年代，被应用于航空工业中的阿波罗任务，并于 80 年代被美国军方确认为军方规范，于 20 世纪 90 年代首次用于医疗行业。

1. FMEA 的含义 FNEA 是一种用来确定和预防潜在风险的管理方法和工具，它的首要目标是通过系统地审查每个可能的实效环节来消除差错事故发生的机会。FMEA 可以用于新系统或流程的设计阶段，以预防差错的发生；也可以用于现存系统或流程的改进过程，对各种可能的风险进行分析与评估，并根据风险的大小改进工作流程。目前，很多国家和地区正在推行医疗风险管理，这种新型的管理模式能使医疗事故的发生得到控制，医疗纠纷明显减少。2001年7月1日，美国医疗机构联合评审委员会（JCAHO）要求每家评审合格的医院每年至少进行一项前瞻性危险评估项目，并推荐使用FMEA。FMEA由失效模式及效应分析两部分组成。其中，失效模式是指能被观察到的错误或隐患，效应分析是指通过分析该失效模式对系统的安全和功能的影响程度，提出可以或可能采取的预防改进措施，以减少缺陷，提高质量。

2. FMEA 的基本原理　FMEA 本质上是一种分析风险的表格式工具，根据现有的资源、条件以及需求，建立一份完整的"失效模式分析表格"。先建立系统流程图，再针对流程的各个步骤分析每一个潜在的失效模式以及引起失效的原因，然后估算失效发生的 S、O、D，从而计算 PRN 风险优先系数（risk priority number，RPN），根据 RPN 的大小判断是否有必要对流程进行改造或确定流程各个环节改进的优先程度，从而以较低的成本减少事后损失，提高系统安全性。其公式为：

$$RPN = S \times O \times D。$$

其中，S 为严重程度（severity），是指潜在失效模式发生时，对系统造成影响的严重程度；O 为发生的可能性（occurrence），是指某一特定失效模式出现的可能性；D 为可探测性（detection），是指发生失效模式原因的难易性，或指在失效模式发生后、造成对服务的危害前被发现的难易性。

S、O、D 的取值一般在 1 ~ 10 之间，RPN 的范围在 1 ~ 1000 之间，如果 RPN 过高，说明所分析的环节或流程就应该进行改善。在医疗行业，一般认为当 RPN > 125 时，应该采取改进措施。同时，如果 S 较大，也应引起足够的重视。在提出改善建议后，可以利用 FNEA 工具继续跟踪该环节，检测 RPN 的降低情况，直至该环节达到标准要求。FMEA 工具的引入和应用，能前瞻性地发现流程中潜在的缺陷和漏洞，使护理管理者将危机管理从危机对应提前到危机预防环节，杜绝或减少差错事故和不良事件的发生。

（四）根本原因分析法

根本原因分析（root cause analysis，RCA）法是一种回溯性失误分析工具，最早应用在美国航空安全，随后广泛推广丁各行业。作为一种质量管理模式，其核心是一种基于团体的、系统的、回顾性的不良事件分析方法，找出系统和流程中的风险和缺点，并加以改善，通过从错误中反思、学习及分享经验，可以做到改善流程、事前防范。它从多角度、多层次提出针对性预防措施，预防同类不良事件的发生，以此改变传统质量管理只解决单一事件，存在治标不治本的缺点。

（五）患者满意度为导向的护理质量管理

全面质量管理就是要达到计所有"顾客"满意，达到他们的期望。患者满意度评价方法，旨在从患者的角度评价医疗护理质量。将监督、评价护理质量的权益交给患者，既维护了患者的权利，又最大限度地实现了护理工作以满足患者需求为目的的服务宗旨。由患者做出满意度评价是一种市场行为，对患者评价的重视程度，是护理管理者市场观念的标志。从患者的观点看，护理效果质量是评价质量的主要内容，建立在患者对服务过程主观描述基础上的满意度测评对于管理者进行相关护理质量的管理非常重要。患者满意度调查已经被作为一项常规的审计内容，为管理者更好地进行护理质量改进提供参考。

第三节　护理质量评价与持续质量改进

评价贯穿在工作的全过程，一般指衡量所订标准或目标是否实现或实现的程度，对一项工作成效大小、工作好坏、进展快慢、对策正确与否等方面做出判断。护理质量评价根据提供护理服务的数量、质量，评价护理工作需要满足患者需求的程度、未满足的原因及其影响因素，为管理者改进和提高护理质量提供参考。由于患者需求是无止境的，人的创造性没有极限，护理质量的改进无止境。通过比较、评价，选择最佳方案，达到肯定成绩，纠正偏差，持续质量改进的目的。

一、护理质量评价方法

（一）护理质量评价的内容

按照护理质量管理内容，护理质量的评价包括基础质量评价、环节质量评价和终末质量评价。

1. 基础质量评价 基础质量评价主要指要素质量评价，是建立在护理服务的组织结构和计划评价上，即执行护理服务的背景方面，包括组织结构、物质设施、资源和仪器设备及护理人员的素质。具体表现为：①患者所处环境的质量是否安全、清洁、舒适，温度、湿度、清洁度等情况；②护理人员工作安排，如是否选择合理的护理方式，人员质量（资历）是否合乎标准等；③器械、设备是否处于正常的工作状态，包括药品、物资基数及保持情况，要根据客观标准数量进行检查计量；④病房结构、患者情况、图表表格是否完整等。上述要素质量基本内容的各个方面，均应列入质量评价的范围。

2. 环节质量评价 环节质量管理注重在护理工作的过程中实施控制，将偏差控制在萌芽状态，属前馈控制。目前国内医院进行护理环节质量评价最常用的指标主要包括以下两类：①患者护理质量指标；②护理环境和人员管理指标。部分医院还增加了一些反映护理观察和诊疗处置及时程度的指标，如护理处置及时率、巡视病房及时率、输液患者呼叫率等。环节质量评价即护理过程评价。这类标准可以评价护士护理行为活动的过程是否达到质量要求，可按护理工作的功能和护理程序评价。具体包括七个方面，即正确执行医嘱方面；病情观察及治疗结果反应观测方面；对患者的管理；对参与护理工作的其他医技部门和人员的交往和管理；护理报告和记录的情况；应用和贯彻护理程序的步骤和技巧；心理护理，健康教育，身体和情感健康的促进方面。

3. 终末质量评价 终末质量评价是对患者最终的护理效果的评价，属于传统的事后评价或后馈控制。这些指标的主要特点是从患者角度进行评价。常用指标包括年度压疮发生数、年度护理事故发生次数、年度严重护理差错发生率、年度护理差错发生率、抢救成功率、出院患者对护理工作满意度、患者投诉数、护患纠纷发生次数等。有研究者认为，护理效果的评价应从对患者产生的结果和对医院的影响两方面进行分析，前者包括临床护理效果、患者满意率和健康教育效果；后者包括对医院质量、医院形象和医院经济效益等方面的影响。为了全面反映护理服务的质量要求，一般采用要素质量、环节质量和终末质量相结合的评价，三者的关系应是着眼于要素质量，以统筹质量控制的全局；具体抓环节质量以有效实施护理措施；以终末质量评价进行反馈控制。终末质量评价即评价护理服务的最终结果，评价护理服务结果对患者的影响，即患者得到的护理效果的质量。一般应选用患者满意度、静脉输液穿次成功率、差错事故发生率等。根据现代医学模式要求，终末质量还应从生理、心理、社会等方面加以考虑，但这方面的质量评价比较困难，因为影响因素较多，有些结果不一定是护理工作的效果，如住院天数等。

（二）护理质量评价的组织

建立完善的质控组织是护理质量管理中至关重要的问题。医院护理指挥系统即护理部主任——科护士长——护士长的三级管理系统，也是医院的护理质量控制系统。也可根据医院规模的大小，选派具有丰富临床经验的护士长组成质控小组，经常深入基层，直接获取护理工作信息，向护理部反馈。所采用的控制方法主要有以下两类：

1. **垂直控制与横向控制相结合的方法** 护理部主任对科护士长，科护士长对护士长，护士长对护士，自上而下层层把关，环环控制，即为垂直控制，如逐级进行定期或不定期的检查、考核，护理部坚持日夜查岗制度，节假日查房制度，各类质量检查制度等；科护士长负责所属科内病区护士长的护理质量及病区管理质量控制；护士长负责对每个护理人员工作质量控制，把好查对关、交接关、特殊检查诊疗关等。由于护理工作质量受人际之间、部门之间、科室之间的协调关系等多种因素的制约，横向关系因素的质量控制如医护之间的质量控制、病房与药房、化验室等医技部门和后勤部门的质量控制，均对护理质量控制有较大的影响，只有做到垂直质量控制与横向质量控制紧密结合，才能使质量控制完善而有效。

2. **预防性控制与反馈控制相结合的方法** 预防性控制又称事先控制、前馈控制，是面向未来的控制，是防止发生问题的控制，是管理人员在差错发生之前即运用行动手段对可能发生的差错采取措施进行纠正，如有计划地进行各层次护理人员的业务培训、职业道德教育、技术操作培训，制订护理差错事故防范措施，制订护理文件书写标准，制订消毒隔离措施等，均为预防性质量控制。

反馈控制又称回顾性质量控制。这类控制主要是分析工作的执行结果，并与控制标准相比较，针对已经出现或即将出现的问题，分析其原因和对未来的可能影响，及时纠正，防止同类问题再度发生，如护理质量控制中的压疮发生率、护理严重差错发生次数等统计指标，即属此类控制指标。反馈控制有一个不断提高的过程。它把重点放在执行结果的考评上，目的在于避免已经发生的不良后果继续发展，或防止再度发生。

（三）护理质量评价的方式

1. **院内评价** 在我国多数医院内的护理质量评价一般由护理部、科护士长、护士长三级质量控制小组来完成。

（1）三级质控网络由护士长自查，护理部、科护士长逐级检查，或科室间、病室间进行同级交叉检查的方式，对照护理质量标准，定期（按月、季度、年）或不定期进行质量评价。

（2）质量控制小组一般由科护士长、护士长或具有高级职称的护理人员、护士骨干组成，每组3～5人，可分片（内、外、门急诊等）或分项（特别护理、一级护理、基础护理、抢救物品、医院感染管理、病室管理、护士长考核等）进行定期或不定期质量评价。

2. **院外评价**

（1）医院分级管理评审委员会评价：医院分级管理评审由卫生行政部门组织有关专家按照评审标准，每3～4年为一周期，针对各级医院的功能、任务、水平、质量、管理进行综合质量评价。根据评价的结果，给予相应等级医院的称号。医院等级逐级分为一级、二级、三级，每级又分为甲、乙、丙三等，三级医院增设特等，共三级十等。

（2）新闻媒介的评价（社会舆论）：这是一种逐渐规范的院外评价方法。目前各医院主要采用聘任医德、医风监督员的方式获得来自社会或消费者对医院评价的信息反馈。

二、护理质量评价结果分析

目前计算机信息系统在临床管理中广泛应用，使护理质量管理评价的主要结果直接以各种数据的形式表现，虽然这些数据尚不能直接对护理质量进行判断，但可以根据其使用目的和具体条件采用不同的方式进行结果分析，使复杂的数据变得易于阅读和比较。护理质量评价常有的方法有定性分析法和定量分析法两种。定性分析法包括调查表法、分层法、水平对比法、因果分析图法、流程图法和头脑风暴法等。定量分析法包括排列图法、直方图法和散点图的相关分析等。

（一）统计表

统计表采用表格形式，清晰、扼要地把统计数据编排在表格里，以反映事物的现象和过程。它有利于数据的阅读、分析和比较。格式一般采用横列，应有标题和标目，标目的文字应尽量横写，表中线条不宜过多，一般采用"三线表"。

（二）因果图

导致过程或产品问题的原因可能有很多因素，通过对这些因素进行全面系统的观察和分析，可以找出其因果关系，进而寻找解决问题的措施。1953 年，日本东京大学教授石川馨第一次提出了因果图，因果图又称石川图（Ishikawa chart），因其形状很像鱼骨，也可称为"鱼骨图"。因果图主要用于分析质量特性与影响质量特性的可能原因之间的因果关系，利用"图示"的方法详细地确认、发现问题产生的所有可能原因，是找出问题根本原因的重要工具。

因果图的制作步骤：①列出问题。划出主骨与所要讨论的主题，主题可表示为"为什么"开头的语句，如"为什么门诊领药时间长""为什么院内感染率会偏高""为什么住院患者会抱怨"……②确定大要因。一般而言，可由 4Ms，即方法（methods）、人员（man）、材料（material）和机器设备（machine）的向度进行思考。也可以以"人""事""时""地""物"为向度。大要因可以用方框或其他形状的图形框住（也可以不画框），再从框边缘画直线与主骨成 60 ~ 80° 交角，然后再与主骨交接的线头上画箭头；③确定中、小要因（中、小骨）；④确定重要的要因。圈选重要的要因，只能圈选"小要因"，不可以圈选"中要因"或"大要因"。

例如某医院就住院患者对护理工作满意度下降原因进行分析，见图 8-4。

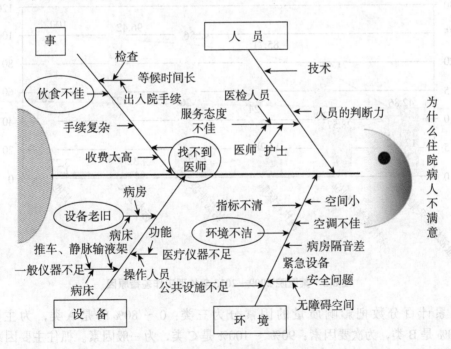

图 8-4 住院患者满意度下降原因分析图

（三）排列图

排列图法（pareto diagram）又叫巴雷特图法或主次因素分析图法，是把影响质量的因素进行合理分析，并按影响程度从大到小的次序排列，是定量找出影响质量的主要问题或因素的一种有效方法。

1897 年意大利经济学家巴雷特（V.Pareto）通过这种方法分析指出大部分社会财富掌握在少数人手里。在质量管理领域，美国的朱兰博士（J.M.Juran）将质量问题分为"关键的少数"

和"次要的多数"，并将这种方法命名为"巴雷特分析法"。朱兰博士指出，在许多情况下多数不合格及其引起的损失是由相对少数的原因引起的。排列图的制作方法为排列图由左右两个纵坐标、一个横坐标、多个直方柱和一条折线构成。左边纵轴表示质量问题频数，右边纵轴表示累计频率，横轴表示影响质量的各项因素，按其影响大小，从左至右依次排列。直方柱高度表示因素影响大小，折线表示各项累计频率的连线。

例如某医院对 2009—2013 年护理工作差错原因进行统计，见表 8-1。

表8-1　某医院2009—2013年护理工作差错原因

护理差错原因	频数	百分比（%）	累计数	累计百分数（%）
血液标本采集错误	12	42.86	12	42.86
病情观察不到位	8	28.57	20	71.43
漏执行医嘱	4	14.28	24	85.71
给药错误	2	7.14	26	92.86
标本丢失	1	3.57	27	96.42
其他	1	3.27	28	100

根据表 8-1 中的数据，制作排列图，见图 8-5。

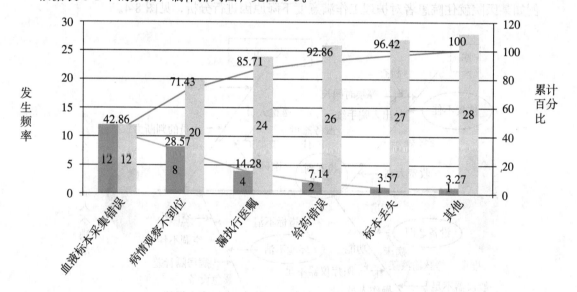

图 8-5　某医院 2009—2013 年护理工作差错原因

按照累计百分数把影响质量的因素分为三类：0～80% 的是 A 类，为主要因素；80%～90% 是 B 类，为次要因素；90%～100% 是 C 类，为一般因素。抓住主要因素，就可以集中力量解决，从而达到提高质量的目的。从排列图可以看出，28 起护理工作差错原因主要是血液标本采集错误和病情观察不到位，属于 A 类因素，一旦这些问题得到纠正，大部分护理质量问题即可消除。

（四）直方图

也叫频数直方图（frequency histogram），是用来整理数据，将质量管理测得的全部数据分为若干组，以组距为底边，以频数为高度，由与频数成比例的面积构成矩形图，然后对其排列，从中找出质量变化规律，预测质量好坏的一种常用的质量统计方法。绘图步骤：①先画纵坐标，表示频率；②横坐标表示质量特性；③以组距为底，各组的直方；④标上图名及必要数据。如图 8-5 所示。

（五）控制图

控制图（control chart）又称管理图，最早是由美国贝尔实验室的工程师休哈特于1924年提出，其目的是发现质量形成过程中的异常波动。控制图是由一条中心线、两条控制线（位于中心线的上下方）和描在图上代表特性值的点组成。如果这些点在控制线以内，而且也没有异常的链，就认为过程受控，且无异常波动。如果有点落在控制限以外，或点呈现异常的链，就可以判定为过程不受控，存在异常波动。它是监督护理质量稳定性的一种传统工具，以观察质量波动情况，进而判断质量是否处于控制状态，及时发现护理过程中存在的异常因素，以便予以清除，从而保证护理质量的稳定。控制图的结构，纵坐标表示目标值，横坐标表示时间。当质量数据呈正态分布时，用均数和标准差来确定控制线，上控制线 X+2S，下控制线 X−2S，分别在图上画出中心线、上控制线、下控制线。中心线用实线表示，上、下控制线用虚线表示，如某医院血液透析过程中低血压发生率的控制情况，见图8-6。

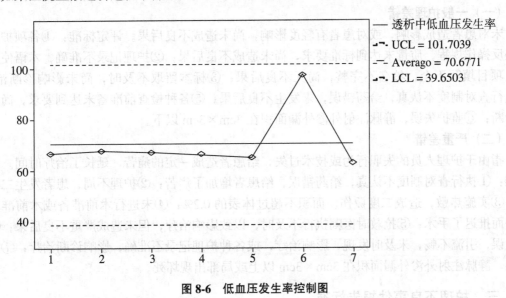

图8-6　低血压发生率控制图

三、护理质量持续改进

护理质量的评价的目的是为了确定问题发生的原因，以寻找改进的机会，不断提高护理质量。寻找质量改进包括寻找机会和对象，确定质量改进项目和方法，制订改进目标、质量计划、质量改进措施，实施改进活动，检查改进效果和总结提高。护理质量改进机会，一是出现护理质量问题即不合格项后的改进，及时针对护理服务过程检查、体系审核、顾客投诉中呈现出来的问题组织力量，予以改进；二是没有发现质量问题时的改进，主要是指主动寻求改进机会，主动识别顾客有哪些新的期望和要求，同国内外同行比较中寻求改进方向和目标，并予以落实。

第四节　护理不良事件管理

一、护理不良事件的概念

（一）护理不良事件

针对护理不良事件，目前没有统一的定义。一般指在护理过程中发生的、不在计划内的、未预计到的或通常不希望发生的事件，包括患者在住院期间发生的跌倒、坠床、压疮、用药错误、走失、误吸或窒息、烫伤标本错误、手术患者、部位错误、手术器械遗留在体内等与患者安全相关的、非正常的护理意外事件。护理不良事件是护理管理的重要组成部分，是护理防范措施的重要环节。

（二）护理不良事件分级

按照医疗事故处理条例和对患者造成的损害分为四级。其中，Ⅳ级（隐患事件）：由于及时发现错误，但未形成事实；Ⅲ级（未造成后果事件）：虽然发生了错误事实，但未给患者机体与功能造成任何损害，或有轻微后果而不需任何处理可完全康复；Ⅱ级（不良后果事件）：在疾病医疗过程中是因诊疗活动而非疾病本身造成的患者机体与功能损害；Ⅰ级（警告事件）：非预期的死亡，或是非疾病自然进展过程中造成永久性功能丧失。

二、护理不良事件的评定标准

（一）一般护理差错

未对患者造成影响，或对患者有轻度影响，尚未造成不良后果。评定标准：①各项护理工作违反操作规程，质量未达到标准要求，尚未造成不良后果；②护理记录不准确，术语使用不当，项目填写不全，签名不完整，尚无不良后果；③标本留取不及时，尚未影响诊断治疗；④执行查对制度不认真，给药错误，未发生不良后果；⑤各种检查前准备未达到要求，尚未影响诊断；⑥监护失误，静脉注射外渗外漏面积在 3cm×3cm 以下。

（二）严重差错

指由于护理人员的失职行为或技术过失，给患者造成一定的痛苦，延长了治疗时间。评定标准：①执行查对制度不认真，给药错误，给患者增加了痛苦；②护理不周，患者发生二度压疮；③实施热敷，造成二度烫伤，面积不超过体表的 0.2%；④未进行术前准备或术前准备不合格而推迟了手术；⑤抢救时医嘱执行不及时，以致影响治疗，但未造成严重不良后果；⑥监护失误，引流不畅，未及时发现，影响治疗，或各种护理记录不准确，影响诊断治疗；⑦监护失误，静脉注射外渗外漏面积在 3cm×3cm 以上或局部出现坏死。

三、护理不良事件报告标准

（一）医疗不良事件报告情况

医疗差错和不良事件报告系统能促进医疗质量和患者安全。目前医疗不良事件报告数量与实际发生数量相差甚远。影响不良事件报告的因素是多方面的，医务人员对不良事件的认知、报告系统的不完善和对所上报不良事件处理方法的不合理性是主要原因，发生差错后担心被惩罚是影响上报的最大障碍。

（二）建立非惩罚性护理不良事件报告系统

护理不良事件管理属于护理风险管理。通过报告不良事件，及时发现潜在的不安全因素，可有效避免护理差错与纠纷的发生，保障患者安全。不良事件的全面报告，有利于发现医院安全存在的不足，提高医院安全水平，促进医院及时发现事故隐患，不断提高对错误的识别能力。不良事件报告后的信息共享，可以使相关人员从他人的过失中吸取经验教训，以免重蹈覆辙。但我国目前尚缺乏规范化、制度化的护理不良事件内部和外部报告系统，不利于共享经验教训和信息整合，不利于全国范围内促进护理质量提高和保障患者安全。应探索和开发标准的、完善的护理不良事件报告系统，全面促进护理质量，保障患者安全，使护理安全管理有章可循。同时医院护理不良事件报告平台应具备以下特点：非惩罚性、保密性、时效性，包括有专家分析等内容。

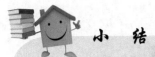

小　结

1. 护理质量管理的概念及原则：护理质量管理是按照护理质量要求形成的过程和规律，对构成护理质量的各个要素进行计划、组织、协调和控制，以保证护理服务达到规定的标准和满足服务对象需要的活动过程。基本原则：以患者为中心；预防为主；工作标准"零缺陷"；全员参与；基于事实的决策方法；持续改进。

2. 常用护理管理的方法：PDCA 循环、品管圈、FMEA 模式、RPA 法、患者满意度为导向的护理质量管理法，其中 PDCA 循环是护理质量管理最基本的方法之一。

3. 护理质量评价方法：基于护理部、科护士长、护士长三级质量控制网络的院内评价；基于医院分级管理评审委员会评价和新闻媒介的评价（社会舆论）的院外评价。

思考题

1. 质量的概念及其含义是什么？
2. 护理质量管理的原则有哪些？
3. PDCA 循环模式的方法与步骤有哪些？
4. 护理质量评价的方式有哪些？
5. 护理管理质量分析主要有哪些方法？

（张菊霞）

第八章思考题参考答案

第九章 医院感染管理

学习目标

通过本章内容的学习，学生应能够：

◎ **识记**

1. 阐述医院感染的概念。如：正确记忆医院感染的概念。
2. 阐述标准预防的概念。

◎ **理解**

1. 解释医院感染的分类。
2. 解释标准预防的措施。
3. 论述医院感染的影响因素。
4. 分析医院感染的控制。

第一节 概 述

一、医院感染的基本概念

（一）医院感染的定义

医院感染（nosocomial infection）是指住院患者在医院内获得的感染，包括在住院期间发生的感染和在医院内获得出院后发病的感染；但不包括入院前已开始或入院时已存在的感染。医院工作人员在医院内获得的感染也属医院感染。

1. 在上述定义中可以看出以下几点

（1）医院感染关注人群：主要包括住院患者和医院工作人员，是指这两类人群在医院中发生的感染确定为医院感染。但在实际工作中进入医院的除了这两类人群外，还有住院患者的陪护人员、探视者、门诊患者及其他进入医院的人群，由于这些人群流动性大，一旦发生感染，难以判定感染是否来自医院，正因为这种不确定性，这些人群感染往往难以纳入医院感染的防控范围。这里需要指出医务人员与医院外的接触也很多，只有当医务人员的感染有明确的原因确定是在救治患者的过程中发生的感染才列入医院感染的范畴。

（2）医院感染的地点界定：是指发生在医院内，包括患者在入院时不存在、或不处于潜伏期，而在医院住院期间受到病原体侵袭而引起的任何诊断明确的感染，无论该感染是在医院内出现临床症状、体征或是在出院后发生，均属于医院感染。

（3）医院感染的时间界定：是指患者的感染发生在住院期间，包括在医院内感染、出院后不久发病的患者，但不包括在入院时已处于潜伏期、入院后发病的感染。不同的感染性疾病潜伏期不同，短者仅数小时，如细菌性食物中毒，长者可达数周至数月，如丙型肝炎的感染。

2. 同时我们应该注意下列情况属于医院感染

（1）无明确潜伏期的感染，规定入院 48h 后发生的感染为医院感染；有明确潜伏期的感染，自入院时起超过平均潜伏期后发生的感染为医院感染。

（2）本次发生的感染直接与上次住院有关。

（3）在原有感染基础上出现其他部位新的感染（除外脓毒血症迁徙灶），或在原感染已知病原体的基础上又分离出新的病原体（排除污染和原来的混合感染）的感染。

（4）新生儿在分娩过程中和产后获得的感染。

（5）由于诊疗措施激活的潜在性感染，如疱疹病毒、结核分枝杆菌等的感染。

（6）医务人员在医院工作期间获得的感染。

3．下列情况不属于医院感染

（1）皮肤黏膜开放性伤口只有细菌定植而无炎症表现。

（2）由于创伤或非生物性因子刺激而产生的炎症表现。

（3）新生儿经胎盘获得（出生后48h内发病）的感染，如单纯胞疹、弓形体病、水痘等。

（4）患者原有的慢性感染在医院内急性发作。

（二）医源性感染的定义

医源性感染（healthcare-associated infection，HAI）是近年来医院感染管理工作发展的结果，是指患者的感染发生在任何开展诊疗活动机构，如急性病综合医院、慢性病医疗机构、流动诊所、透析中心、门诊手术中心、家庭护理单位等，也包括与诊疗活动有关的感染，即发生感染不是在诊疗活动的当时。在流动诊所和家庭护理单位，医源性感染是指任何与内科诊疗或外科手术有关的感染。由于获得感染的不确定性，医源性感染更恰当地说为诊疗相关性感染，而不是诊疗获得性感染。世界卫生组织（WHO）和美国近年已有将医源性感染取代医院感染的趋势，因医源性感染涵盖的范围更广泛，更能体现医院感染防控的目的和意义，它不仅包括发生在医院的感染，也包括发生在其他医疗机构的感染，同时在感染防控的人群上，不仅包括医院的住院患者，也包括门诊患者、陪护人员和探视者等。

二、医院感染的分类

医院感染的分类方法有很多，如根据医院感染发生部位不同可分为呼吸道感染、泌尿道感染、手术切口感染、血液感染等，统计分析常用的分类方法；根据感染人群的不同可分为患者发生的感染和医务人员发生的感染等；但从医院感染预防和控制的角度，一般根据引起医院感染病原体来源的不同进行分类，将医院感染分为外源性感染和内源性感染。

（一）外源性感染

外源性感染又称交叉感染，是指引起患者发生医院感染的病原体来自于患者身体以外的地方，如其他患者、医务人员手、医疗器械、医院环境、探视陪护人员等。通过患者之间，患者与医护人员之间，患者与探视、陪护人员之间，患者与污染的医院环境、污染的医疗器械的直接或间接接触发生感染，也可通过吸入污染的空气或飞沫发生呼吸道的感染。通过采取严格器械消毒、隔离感染患者、严格进入医疗机构所有人员的手卫生、严格医务人员的无菌操作、保持医院环境的清洁干燥等措施，大部分的外源性感染可得到有效预防和控制。

（二）内源性感染

内源性感染又称自身感染，是指引起感染的病原体来自与患者自身的某个部位，如来自患者的皮肤、口咽部、肠道、呼吸道、泌尿道、生殖道等的常居菌或暂居菌，在一定条件下，这些细菌发生移位或菌群数量发生改变，而致患者发生感染，如患者采用机械通气，肠道菌群发生移位进入患者的下呼吸道导致患者发生呼吸机相关性肺炎；又如患者因某些原因长期大量使用高级广谱抗菌药物，导致肠道菌群失调而发生伪膜性肠炎等。

三、医院感染管理的重要性

（一）医院感染管理的概念

医院感染管理是针对诊疗活动中存在的医院感染、医源性感染及相关的危险因素，运用相关的理论与方法，总结医院感染的发生规律，并为降低医院感染而进行的有组织、有计划的预防、诊断和控制活动。

（二）医院感染管理内容

根据医院感染管理的定义，医院感染管理工作应包括：

1．成立医院感染管理组织，明确职责，并根据国家有关医院感染防控的相关法律法规，结合医院的实际情况，制订和完善有关医院感染管理各项规章制度。

2．制订医院感染管理的长远规划和工作计划，有组织地开展医院感染的防控工作。

3．对进入医疗机构的各类人员，开展医院感染预防和控制知识培训。

4．开展医院感染的监测，包括对医院感染及相关危险因素进行监测、分析和反馈，针对问题提出控制措施；及时发现和控制医院感染的暴发。

5．做好医院感染的控制工作，包括传染病的医院感染控制。具体控制措施为合理使用抗菌药物、严格清洁、消毒灭菌与隔离、无菌操作技术、消毒药械的管理、一次性使用的医疗用品的管理、医疗废物的管理、医院感染高风险科室、部门、环节和操作的管理等。

6．开展医务人员有关医院感染的职业卫生安全防护工作。

（三）医院感染管理的重要性

医院感染管理是保证医疗质量和医疗安全的重要内容，直接关系到广大人民群众的身体健康与生命安全。全世界都存在医院感染的问题，它既影响到发达国家，也影响到资源贫乏的国家。2006年世界患者安全联盟的报告中指出，全球每年有数以亿计的患者由于接受医疗服务时发生感染而使其治疗、护理变得更加复杂，导致一些患者病情加重，一些患者不得不延长住院时间，有些患者出现长期残疾，还有些患者因此而死亡。据统计，国外医院感染率为3%～17%，其中美国医院感染率约为5%，每年约7.7万人死于医院感染，多支出医疗费用40亿美元。在全球范围内，医院感染已成为影响患者安全、医疗质量和增加医疗费用的重要原因，也是医疗高新技术开展的主要障碍之一。

随着医疗技术的不断发展，大量介入性诊断、治疗技术普遍应用于临床，放疗、化疗以及抗菌药物广泛应用，加之疾病谱的变化和人口老龄化程度的不断提高，使得医院感染的感染源、感染途径和易感人群等方面都发生了很大改变。特别是病原体的变异和抗菌药物滥用导致微生物产生耐药性，并在医院内传播。目前，葡萄球菌、肠球菌、肺炎球菌和结核分枝杆菌对许多曾经有效的抗菌药物产生耐药，耐甲氧西林金黄色葡萄球菌（MRSA）、耐万古霉素肠球菌（VRE）及多重耐药菌不断增加，给患者的治疗带来困难，加大了医疗的经济负担，医院感染管理面临更多的挑战。

中国政府非常重视医院感染管理工作，在2006年颁布实施《医院感染管理办法》，从管理层面进一步明确医院在管理医院感染方面的责任、义务以及应当遵守的原则，以保障患者的诊疗安全，最大限度地减少医院感染、降低发生医院感染的危险性。同时，针对医院感染管理的重点部门和关键环节，制订印发一系列管理规范，包括医院手术部（室）、血液透析室管理规范，外科手术部位感染预防与控制技术指南，导管相关血流感染预防与控制技术指南，内镜、口腔诊疗器械清洗消毒技术规范，多重耐药菌医院感染防控指南等。成立了医院感染控制专业标准委员会，相继颁布了有关医院感染管理的一系列技术性标准。2012年，卫生部制订印发《预防与控制医院感染行动计划（2012—2015年）》，明确"十二五"期间医院感染管理的主要目标和工作任务，进一步加大贯彻执行力度，加强医院感染专业队伍建设，切实提高医院感染管理水平。

中国是一个拥有13亿人口的发展中国家，人口占世界总人口的22%，医疗卫生工作任务十分繁重，医疗卫生服务体系也非常庞大。据统计，我国每年发生感染病列为500万，损失约2000万个病床日，多支出医疗费用100亿～150亿元人民币。2012年全国各类医疗机构诊疗人次达到68.95亿，入院治疗人数达到1.79亿；其中医院的诊疗人次达到25.48亿，入院治疗人数达到1.27亿。因此，医院感染管理工作涉及面广，涉及人员多，影响范围大，对广大医院管理者、医院感染专业人员和各类医务人员在预防医院感染、保证医疗质量和患者安全方面提出了新的、更高的要求。

医院感染不仅直接对住院患者及家属、社会及至医院工作人员的健康构成危害，增加住院患者痛苦、延长住院时间，造成不必要的医疗资源浪费和医院经济负担加重，而且是引发医疗纠纷的重要因素，同时也对正常工作秩序及医院的声誉造成不良影响。严重的医院感染常使患者达不到预期的疗效或使治疗失败，甚至导致后遗症或造成死亡。目前医院感染管理是医院管理的重要任务，医院感染得到了广泛重视，许多国家都已将医院感染发生率作为评价医院管理水平的重要标志之一。

第二节 医院感染的影响因素

一、感染链

医院感染的感染链包括感染源、传播途径和易感宿主，缺少或中断任一环节，将不会发生医院感染。这是指外源性感染，而内源性感染或自身感染则不同，其感染过程是感染源（自身）、易位途径和易感生态环境，需从微生态角度进行考虑。

（一）感染源

医院感染的感染源主要有患者、带菌者或自身感染者、感染的医务人员、污染的医疗器械、污染的血液及血液制品、环境储源和动物感染源，但动物感染源少见。

（二）传播途径

传播途径可由单一因素组成，如金黄色葡萄球菌可经接触感染，也可由多个因素组成如鼠伤寒沙门菌可经接触、共同媒介或生物媒介感染。医院中被病原体污染的环境物品，如仪器设备、患者的日常用品等则称为感染因素。医院感染的感染途径主要有以下几种：

1. **接触感染** 医院感染最常见也是最重要的感染方式之一，包括直接接触感染和间接接触感染。直接接触感染指病原体从感染源直接传播给接触者如患者之间、医务人员与患者之间、医务人员之间，都可通过手的直接接触而感染病原体；患者的自身感染也可认为是自身直接接触感染，如病原体从易感染的切口传递至身体其他部位，粪便中的革兰阴性杆菌传递到鼻咽部等。间接接触感染指病原体从感染源排出后，经过某种或某些感染媒介，如医务人员手、医疗仪器设备、病室内的物品等传播给易感者。在间接接触感染中，医务人员的手在传播病原体上起着重要作用。因为手经常接触各种污染性物质及其污染物品，很易再经接触将病原体传播给其他医务人员、患者或物品。目前由于我国手卫生设施差、医务人员手卫生意识与知识不够，医务人员的手在接触感染中起着重要作用。我国卫计委已经颁布了"医务人员手卫生规范"并在2009年12月1日正式实施，必将对加强我国医务人员的手卫生，防控医院感染起到至关重要的作用。

2. **经飞沫感染** 指咳嗽、打喷嚏或谈话时排出病原体导致患者发生感染，如2003年春夏流行的传染性非典型肺炎（SARA）即为经飞沫感染。因飞沫在空气中悬浮时间短，播散距离一般小于1m，不需空气隔离或消毒。

3. **空气传播感染** 以空气为媒介，在空气中带有病原微生物的微粒子，随气流流动，当

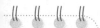

患者吸入这种带微生物的气溶胶后而发生感染。空气传播在结核分枝杆菌感染等呼吸道传播疾病的传播中起着重要作用。

4. 医源性感染 指由各种诊疗活动所致的医院感染。常经污染的诊疗器械和设备、血液及血制品、输液制品、药品及药液、一次性使用无菌医疗用品等而发生感染。

（三）易感宿主

病原体传播到宿主后，是否引起感染取决于病原体的毒力和宿主的易感性。医院感染的易感人群主要有：

1. 机体免疫功能受损者 如各种造血系统疾病、恶性肿瘤、糖尿病、慢性肾病及肝病等，这些疾病对人体体液免疫、细胞吞噬能力等均有明显影响，使患者对病原微生物易感。

2. 婴幼儿及老年人 因婴幼儿免疫功能的发育尚未成熟，而老年人生理防御功能有所减退。

3. 接受各种免疫抑制剂治疗者 如抗癌物质、皮质激素、放疗等，均可损伤患者的免疫功能。

4. 长期使用广谱抗菌药物者 长期使用广谱高效抗菌药物，可使患者产生菌群失调和细菌产生耐药性，从而对病原微生物易感，临床上应加强抗菌药物的合理使用及其管理。

5. 接受各种侵袭性操作的患者 各种侵袭性操作可直接损伤机体皮肤与黏膜的屏障作用，给病原微生物的侵入提供了有力的途径。如果无菌操作不严或器械污染，则可直接将病原体带入患者机体内而导致感染。

6. 住院时间长者 住院时间越长，病原微生物在患者体内定植的机会越大，患者发生医院感染的危险性就越大，缩短平均住院日，有利于降低医院感染的发生。

7. 手术时间长者 手术时间越长，手术切口部位感染的危险性越高。因随着手术时间的延长，手术切口部位组织受损加重，局部及全身抵抗力下降、切口中污染的微生物数量增加以及术者疲劳手术操作准确性降低等，这些均使患者对病原微生物易感。

8. 营养不良者 患者营养不良，会影响皮肤黏膜的防御功能、抗体生成能力以及粒细胞的吞噬能力，从而使患者易发生医院感染。

二、常见引起医院感染的影响因素

（一）环境因素

环境因素在医院感染中的意义引来越来越多的重视。从狭义的医院感染概念出发，患者住院的环境与其获得感染关系密切，很多微生物，包括有毒力的菌株和耐药菌株在医院内广泛存在。医院内不同的部门发生院内感染的风险也有所不同，如在手术区域，患者由于手术切开皮肤使组织器官暴露于感染的机会只有数小时，而在病房，暴露于感染的风险相对要大得多。在新生儿病房和 ICU 病房，由于要进行较多的治疗与护理操作，与医院其他部门相比，发生感染的概率要更高一些。近年来对医院感染与环境因素的研究不再局限于医院本身，更注重与其周围的环境、设施相联系，突出了其公共卫生的属性。

1. 医院的位置 医院所处的环境与医院感染有密切的关系，如医院所在地为传染病的疫源地，如流行性出血热、登革热等，这些传染病很容易在医院内发生传播，又如医院附近有动物饲养场或医院内由动物实验室，一些人兽共患病的病原体可通过气流传入医院或病房；若医院环境所处位置不利于空气流通，也容易由于病原微生物粒子浓度得不到稀释而利于疾病的传播。

2. 医院的工作流程 医院合理的工作流程无疑能减少院内感染的机会，如医院内部科学布局，合理分隔功能区，对人流与物流加以控制，可减少交叉感染的机会。

3. 医疗废物及污水处理 医疗废物及污水是医院感染的感染源。医疗废物与污水里有大量的致病微生物繁殖，如处理不当，病原菌会通过气溶胶的形式散发到空气中，引起院内感染。

4. 通风、空调系统　通风对医院感染具有重要影响，许多医院的感染发生以空气作为传播媒介。医院内的空气中带有病原微生物的颗粒，以气溶胶的形式在医院内流动，如结核分枝杆菌、流感病毒、麻疹病毒和 SARS 病毒，容易引起医院感染的发生或暴发流行。良好的通风可以降低带致病微生物气溶胶的浓度，减少感染的风险。近年来嗜肺军团菌在医院感染中成为受关注的因素，其传播主要靠空调装置、冷却塔、淋浴等引起。污染的水由冷却塔雾化为微小粒子，经由空调系统的管道传播至室内，人体吸入后引起感染。

（二）管理因素

1. 无菌操作　无菌操作是预防与控制医院感染最基本的要求，但在实际操作中，部分医务人员无菌操作意识淡薄，在换药、洗手、消毒和护理过程中不按程序执行；在施行紧急抢救术时为争取时间而忽视无菌操作，从而不自觉地造成患者的感染。此外，越来越多的侵入性诊疗手段引入医疗活动，如介入检查使用泌尿系导管、动静脉插管、体外穿刺、吸入装置、脏器移植、牙钻和监控仪器探头、微创手术等，因为消毒不彻底或操作过程中污染，很容易导致临床感染。器官移植、输血的供体和血液制品受到污染而引起感染也常有发生；一次性医疗用品由于质量问题，或医院内部配置的药物质量控制不严格，也是医院感染的常见原因。

2. 医院内患者的管理　医院内的患者有的有传染性，有的不具有传染性。院内感染的发生许多情况下与患者的管理有密切关系，如不同病种病区的设施是否合理，传染病区是否采取隔离措施和非传染病区相区分，医护人员的工作范围及防护措施，以及探视人员的管理都与院内感染有关。由于人员是流动的，医院感染的控制措施更不容易落实。

3. 实验室生物安全管理　医院的检验室负责标本的采集、保存及检验，日常监测工作不但包括一般的临床生化指标，也包括部分病原学诊断，即使检验室没有开展病原学诊断，但由于患者的各种标本如血液、粪便、尿液、痰液都有可能携带多种病原微生物，有些甚至是传染性极强的致病微生物，检验人员在操作中如不注意个人防护和操作规程，便很有可能受到感染。如果实验室有能力进行微生物分离和培养用于教学或科学研究活动，若不严格执行生物安全规范，引起病原体的外泄而扩散到实验室之外，其后果极其严重。2003 年 SARS 流行结束后，全球发生了三起由于实验室污染导致的 SARS 病例及 SARS 暴发事件，给实验室管理带来深刻教训，再次提醒生物安全管理的重要性。

（三）医疗因素

从理论上讲，医院可发生各种类型的感染，但实际上，一些病原微生物只与医院感染关系密切，而在其他环境中却很少显示出它们的致病性。这主要与其致病性和病原菌的数量有关，这些病原微生物是否引起感染，还取决于患者的免疫状态。医院中的患者由于自身的疾病或经治疗如使用免疫抑制剂后抵抗力降低，使原来对健康人不致病或低致病性的微生物也引起疾病。这种机会性感染微生物通常对多种抗生素耐药，并能在很多致病微生物生长不利的环境下繁殖。医院感染病原谱及其生物学特性的变化，是目前注意的焦点。

1. 细菌的耐药性　细菌的耐药性伴随抗生素的使用而产生，近 10 年来抗生素的滥用进一步促进了耐药菌株的形成，并在医院范围内扩散，而且其致病的毒力不断增强。新的广谱抗生素的应用加剧了这一循环。这种状况在给临床治疗选择药物带来困扰的同时，也使院内感染的防控更艰难。目前较具代表性的耐药菌株有耐青霉素肺炎链球菌（PRSP）、耐多种药物肺炎链球菌（MRSP）、耐甲氧西林金黄色葡萄球菌（MRSA）、耐万古霉素肠球菌（VRE）、耐万古霉素金黄色球菌（VRSA）、耐多种药物结核分枝杆菌（MDRTB）、非结核分枝杆菌（NTM）、不动杆菌以及产超广谱 β- 内酰胺酶菌（ESBLs）等。细菌耐药性的产生使临床医生选择抗生素的余地越来越小，一旦发生细菌耐药性的院内感染，将增加控制的难度。

2. 滥用抗生素　滥用抗生素现象国内外普遍存在。医院给患者应用抗生素的随意性很大，很少以药敏试验为用药的依据，多种抗生素的联合使用或广谱、超广谱抗生素的不合理使用加剧了细菌耐药性的形成。

3. 新病原体的出现　随着全球气候环境的改变及生物进化，近年来出现了许多新发传染病，如获得性免疫缺陷综合征、埃博拉出血热、SARS、人禽流感、西尼罗病毒病、疯牛病、军团菌病等。其中一些为人兽共患病，很容易从动物传给人类。另外，这些病原微生物很容易发生变异，难以通过研制疫苗进行预防，如人类免疫缺陷病毒（HIV）的变异非常频繁，全球科学家经过多年的努力也未能研制出有效的疫苗。SARS 病毒同样具有明显变异的特征，在2003 年流行期间即不断发生着变异，传染性与致病力也随之变化。犹如禽流感病毒不断发生基因重组而产生变异，最终有可能突破物种的屏障，引起全球性的人禽流感传播。

4. 感染对象　宿主的敏感性与微生物的致病力在感染过程中相关密切。当患者在某种情况下抵抗力低下，如初生婴儿、感染早期抗体未形成、免疫器官未发育成熟或由于疾病如重症糖尿病、白血病等，都可以导致感染的易感性增加；营养不良、免疫抑制剂的应用也对机体产生影响而容易发生感染。感染本身也可致机体抵抗力下降，如感染 HIV 后可导致全身免疫系统的破坏而容易继发其他的感染并成为致死的原因。大量长期使用抗生素，可使人体正常菌群生态平衡失调，促进耐药菌株的选育与生长而致菌群失调症，使感染容易发生。

第三节　医院感染的预防与控制

一、医院感染的预防

（一）标准预防

由于"普遍预防"不能预防经飞沫传播性疾病，"普遍预防"也不能防止非血源性传播疾病，1996 年 1 月美国医院感染控制行动指导委员会推出标准预防。标准预防着重强调了预防医务人员医院感染的职业防护。

1. 标准预防的概念

（1）将所有患者的血液、体液、分泌物、排泄物均视为有传染性，需进行隔离预防。

（2）强调防治疾病从患者传染至医务人员，也强调防治疾病从医务人员传染致患者和从患者传染至医务人员再传染至患者的双向防护。

（3）降低医务人员与患者、患者与患者之间交叉感染的危险性。

2. 标准预防的措施

（1）医务人员在接触患者的血液、体液、分泌物、排泄物及其污染物后，不论是否戴手套，都必须立即洗手。

（2）医务人员接触患者的血液、体液、分泌物、排泄物及破损的黏膜和皮肤前均应戴手套；对同一患者既接触清洁部位，又接触污染部位时应更换手套、洗手或手消毒。

（3）与普遍预防相同，在上述物质有可能发生喷溅时应戴眼罩、口罩，并穿隔离衣或防护衣，以防止医务人员皮肤、黏膜和衣服的污染。

（4）被上述物质污染的医疗用品和仪器设备应及时进行处理，以防止病原微生物在医务人员、患者、探视者与环境之间传播。对于需重复使用的医疗仪器设备应确保在下一个患者使用之前清洁干净和消毒灭菌。

（5）医务人员在进行各项医疗操作、清洁及环境表面消毒时，应严格遵守各项操作规程。

（6）污染的物品应及时处理，避免接触患者的皮肤和黏膜，以防污染其他物品，切断微生物传播。

（7）锐器和针头应小心处置，以防针刺伤。操作时针头套不必重新套上，当必须重新套上时，应运用器具而不是直接用手。针头不应用手从注射器上取下、折弯、破坏或进行其他操作。一次性使用的注射器、输液器、针头、刀片和其他锐器应置于耐刺的容器内，以便于运输及处理。

3. 标准预防与普遍预防的区别

（1）普遍预防隔离的物质只包括患者的血液及部分体液（不包括患者的尿、粪便、痰、鼻分泌物、泪液及呕吐物，除非有明显的血液污染），在采取预防措施时容易引起混乱，不能防止非血源性疾病传播；标准预防隔离的物质不仅包括患者的血液、全部体液，还包括患者的分泌物等。

（2）普遍预防主要采取接触隔离，不能防止空气与飞沫传播的疾病；标准隔离的预防措施包括接触隔离、空气隔离和飞沫隔离。

（3）普遍预防的措施主要是防止医务人员受到感染，对患者间的防护较差；标准预防强调不仅要防止医务人员发生医院感染，同时也强调防止患者发生医院感染。

（二）额外预防

在确保标准预防的同时，应采取额外预防的措施，额外预防措施包括经空气传播疾病的预防、经飞沫传播疾病的预防、经接触传播疾病的预防。

1. 经空气传播疾病的预防　空气传播是指病原微生物由悬浮在空气中的微粒（≤ 5μm 大小时）在空气中播散，发生空气传播。这种微粒能在空气中悬浮很长时间，并可通过气流漂浮到较远处。通过这种方式传播的疾病包括开放性活动性肺结核病、水痘等。接触空气传播疾病，如肺结核、水痘、麻疹等，医务人员对经空气传播疾病的预防除标准预防外，还应使用呼吸道保护装置，同时应实施空气隔离与预防：①无条件收治患者时，应尽快转送至有条件收治传染病的医院，转送过程中应注意医务人员的防护；②设立隔离室，隔离室应有隔离标志，限制患者离开隔离室，只有在十分必要下才允许离开隔离室，患者离开隔离室时接送的医务人员需佩戴医用防护口罩或 N95 口罩；③患者或可疑传染病患者应安置在单人隔离间；④严格空气消毒；⑤医务人员严格按照区域流程，在不同区域穿戴不同的防护用品；⑥医务人员进入已诊断或怀疑为开放性肺结核或水痘等传染病隔离房间时均应戴帽子、医用防护口罩，进行可能产生喷溅的诊断操作时，应戴护目镜或防护面罩，穿隔离衣 / 防护衣，当接触患者血液、体液、分泌物、排泄物等物质时，应戴手套。

2. 经飞沫传播疾病的预防　通过飞沫传播的疾病包括百日咳、白喉、流行性感冒、病毒性腮腺炎、流行性脑脊髓膜炎等。通常情况下，当医务人员的鼻和口腔黏膜或球结核与大的飞沫颗粒（＞ 5μm）充分接触时易发生飞沫传播。飞沫传播多发生于医务人员与被感染的患者近距离接触（谈话、咳嗽、打喷嚏）或进行雾化吸入、吸痰等操作时。经飞沫传播疾病的预防除实施标准预防外，同时应实施飞沫隔离预防措施：①建立隔离室，将患者置于单独的房间或同一房间内安置相同疾病感染的患者，限制患者的活动范围；②尽量减少转运，若必须转运时，医务人员应注意自我防护；③加强通风或室内空气消毒；④加强医务人员的防护，严格按照区域流程，穿戴不同的防护用品；⑤医务人员与患者近距离（1m 内）进行诊疗操作时，应戴帽子、医用防护口罩，进行可能产生喷溅的诊断操作时，应戴护目镜或防护口罩，穿隔离衣 / 防护衣，当接触患者血液、体液、分泌物和排泄物等物质时，应戴手套。

3. 经接触传播疾病的预防　接触传播指通过接触而传播的疾病，如肠道感染、多重耐药性感染、皮肤感染等。接触传播是医院感染主要而常见的传播途径，一般包括直接接触传播和间接接触传播。预防措施除了实施标准预防外，还应实施基础隔离预防。具体措施包括：①建立隔离室；②严格实施手卫生；③穿隔离衣；④限制患者离开隔离室，尽量减少转运，若必须转运患者时，患者及运送人员都要采取相应的措施，以防传播和扩散；⑤被患者血液、体液、分泌物、排泄物污染的复用器械，应及时清洗干净和消毒灭菌；⑥接触患者的血液、体液、分泌物、排泄物等的医务人员应戴手套，离开隔离病房前，接触传染病物品后应摘手套、洗手和手消毒，若手上有伤口时，应戴双层手套；⑦医务人员进入隔离病房从事可能污染工作服的操作时，应穿隔离衣或使用一次性隔离衣。

（三）教育和培训

不断进行针对性的教育与专业培训，使护理人员真正认识到医院感染的危害以及预防医院感染的重要意义、具体要求、实施方法，培训护士长和监控护士的专业技术和组织管理能力，并通过护理查房、消毒隔离操作、讲课、考评等途径，同时经常性地向医护人员进行医院感染控制方面最新进展知识的介绍，是做好医院感染管理的基础和重要环节，只有医护人员具备医院感染的相关知识，认识到感染控制的重要性，能使医护人员更加自觉地在工作的各个环节上严格把关，认真落实控制或防止感染发生的各项措施，才能切实做到预防和控制感染的发生。

（四）落实与执行

贯彻落实《医院感染管理规范》，要健全组织，有效控制医院感染的发生，医院三级感染监控应具备网络健全，有专职人员配备，各类人员职责明确，把医院感染控制工作作为质量检查的重要项目之一，做到自查、互查、逐级查以保证监控工作的实施。

1. 各级医院必须成立医院感染管理委员会，依据有关政策法规制订全院控制医院感染的规划、管理制度并组织实施；对医院感染管理科拟定的感染工作计划进行审定，对其工作进行评价，定期召开会议主题研究，协调解决有关医院感染管理方面存在的问题。

2. 各级医院应根据规模设立医院感染管理科，并设专职人员负责医院感染的日常工作，专职人员具有省级以上行政部门指定的医院感染管理培训后上岗，具体负责全院医院感染控制工作的技术指导和管理监督。

3. 医院各临床科室设立由科主任、护士长以及本科兼职监控医师、护士组成的医院感染控制小组，制订有关医院感染控制方案，并组织实施。

二、医院感染的控制

（一）住院患者监控

制订住院患者监控制度，制订住院患者前瞻性医院感染监控、日监管程序，以确保控制措施落实。

（二）传染病隔离与上报

建立严格的消毒隔离和传染病登记报告制度，隔离预防是防止病原微生物从传染源传播给他人的一种非常有效的措施，其技术包括工作人员的防护，器械物品的消毒使用，排泄物、各类垃圾的处理及陪护、探视的管理等。同时对发现的可疑或已确诊的各类传染病例分别启动不同的紧急处理预案，其中进行登记和疫情上报是防止院内感染交叉感染和疫情扩散的关键所在。

（三）抗生素使用合理与规范

认真贯彻《抗生素合理使用指导原则》，合理使用抗生素是控制医院感染的重要措施之一。抗生素在预防和控制感染的同时还可能破坏机体生态的平衡，使用不当不仅易产生药物毒副作用，还可导致耐药性菌株的产生，应遵循和严格掌握使用指标、适当的剂型、剂量、给药途径等，一般情况下不选用预防性给药。

（四）一次性物品的管理

按照《医疗机构医疗器械及消毒产品管理暂行制度》进行规范处理是控制传染源，切换传播途径的重要措施。

（五）职工的体检与接种

对特定范围、特殊岗位的员工定期进行的健康体检和计划免疫，改善员工的工作条件，增设必需的防护用品，不仅是员工的健康需要，更是上级领导关心员工的具体体现，有利于提高员工的工作热情，增加员工的主动性，同时有利于减少员工的职业性损伤，提高员工的工作效率。

（黄　新）

思 考 题

1. 什么是医院感染？
2. 什么是医源性感染？
3. 医院感染的分类有哪些？
4. 引起医院感染的主要因素有哪些？
5. 什么是标准预防？
6. 医院感染控制的主要内容是什么？

第九章思考题参考答案

第十章 护理信息管理

学习目标

通过本章内容的学习，学生应能够：
◎ **识记**
准确描述护理信息的管理方法。
◎ **理解**
医院信息管理。
◎ **运用**
1．收集护理信息。
2．应用护理信息系统。

第一节 信 息

人类已进入了信息时代。信息在决策、传递知识、提高工作质量及效率、科研中起着重要作用。谁能掌握最新的信息，并能有效地识别、选取、利用信息，使之服务于自己的工作领域，谁就能得到最丰富的资源和最快速的发展。护理领域也同样如此。随着医学模式的转变，医学护理知识信息量急剧增多，新理论、新知识、新技术、新方法层出不穷，医学护理知识发展加快，护理人员要适应这样的变化，学会从各种途径获取新信息，以适应学科的发展。信息作为管理的对象，必须对其进行有序的管理才能充分发挥它的作用。

案例 10-1

某院使用护理信息系统（NIS）极大地完善了"一卡就诊"制，并提高了患者满意度。患者在医院办理就诊卡，存入就诊所需费用后，就可以通过电话预约挂号、就诊，并可以凭卡取药、检查、检验，无须为划价、交费反复排队，极大地方便了门诊患者。若病情需要住院，门诊医生通过计算机查询到空床后，可通过计算机将患者直接收治入院，从而减少了入院的中间环节，使患者得到及时诊治。患者就诊或住院期间费用不够时，计算机能及时显示通知患者交费。患者出院时，计算机自动结帐，并打印出患者住院费用明细帐单，供患者查对，增加了医疗费用的透明度。从而使患者对医院管理的满意度由 NIS 运行前的 82.2% 提高到 94.2%。使患者对护理服务的满意度由建立 NIS 前的 87.8% 提高到 NIS 正规运行 1 个月后的 92.6%。

一、信息概述

(一) 信息的概念

信息是一个多维的和有多层次含义的概念。一般来讲，信息 (information) 有广义和狭义之分。广义的信息是指客观世界中反映事物特征及变化的语言、文字、符号、声像、图形和数据等，以适合于用通信、存储或处理的形式来表示的知识或消息；信息不是事物本身，它反映了事物的特征。狭义的信息是指经过加工、整理后，对接受者有某种使用价值的数据、消息、情报的总称。因为不同的人对同一个数据会有不同的解释，获得不同的信息，从而对各自的决策起着不同的影响。

(二) 护理信息的概念

近年来，随着科学技术的发展，人类对信息的利用越来越广泛，对信息的概念的认识也越来越深刻，定义也越来越严格。目前大家比较容易接受的定义是："信息是客观存在的一切事物通过物质载体所发出的消息、情报、指令、数据和信号中所包含的一切可传递和交换的内容。"护理信息 (nursing information) 是指具有新知识、新内容的护理消息。随着计算机的广泛应用与护理技术的发展，护理信息量正迅速增大。护理信息拥有量的大小，决定着一个单位护理学科的发展前景，其作用不可低估。

(三) 理解信息概念的几个要点

理解信息的概念，应抓住以下几个要点：①信息是客观事物变化和特征的最新反映；②信息是与外界相互交换、相互作用的内容；③信息是减少或消除事物不确定性的东西；④人们获得信息后，经过加工和处理，又能获得新的信息。

二、信息的特征和种类

(一) 信息的一般特点

1. **时效性** 信息随着时间的变化而变化。信息的价值随着时间的变化而变化，信息价值的时效周期分为升值期、峰值期、减值期和负值期4个阶段，信息在不同的阶段呈现不同的价值，就是信息的时效性。它具有很强的时效性。信息的价值在于能被人们所利用。一条信息在某一时刻价值非常高，但过了这一时刻，可能一点价值也没有，如现在的金融信息，在需要知道的时候，会非常有价值，但过了这一时刻，这一信息就会毫无价值，又如战争时的信息，敌方的信息在某一时刻有非常重要的价值，可以决定战争或战役的胜负，但过了这一时刻，这一信息就变得毫无用处。

2. **真实性** 信息必须是对客观事物存在及其特征的正确反映。不符合事实的信息是失真的信息，不仅没有价值，而且对管理决策产生危害。在管理中要充分重视信息的真实性。要检查、核实信息的真实性，避免虚假信息的产生。

3. **可传递性** 可通过一定的媒介进行传递。媒介有电脑网络、电视、广播、报纸、口头、文件等形式。

4. **可储存性** 信息本身是无形的，信息的传递交流和信息价值的实现要求信息必须依附于一定的物质形式——信息载体。人们通过语言、文字、符号、图像、磁带、光盘等物质载体存储、传递、显示、识别和利用信息。信息可依附于一定的载体储存起来，如人脑、纸张、计算机等。

5. **可压缩性** 信息可被提炼、浓缩，如问病史，患者讲述了许多信息、发病的原因、症状、病程，可能讲到与他们的关系、自己的看法等，护士可以将这些信息进行加工、整理、分析、归纳、概括，提炼出对疾病诊断、对护理有价值的信息。

6. **可提取性** 信息可随时被提取为人类所利用。

7．共享性　信息与其他资源相比，具有在使用过程中不会消耗的属性。这种属性决定了它的可共享性。信息的共享性主要表现在同一内容的信息可以在同一时间由两个或两个以上的用户使用，大大提高了信息的使用率和人们的工作效率，进而推动了人类社会的发展，主要表现在不同领域、不同层次、不同部门、不同单位可共同使用某种信息资源。

8．可扩充性　随着计算机的广泛应用，新的信息可随时被修改、扩充。

9．可识别性　信息能为主体所感知、认识和利用，如护理管理人员下达的指令，护理人员能理解其含义。

10．不灭性　信息的不灭性是一条信息产生后，其载体可以变换，可以被毁掉，如一本书、一张光盘，但信息本身并没有被消灭。

（二）护理信息独特的特点

1．来源广泛，信息量大，内容复杂　护理信息包括患者、护理人员；治疗、护理、科研、教学和管理；各种药品、设备和装置的不同类别信息等。有患者的生理、心理、社会、家庭等各方面的信息。有数据信息、图像信息、声音信息等。这些信息经常相互交叉、相互影响。

2．获取信息有难度，不易精确　大量信息来自患者的主观感受，如疼痛、恶心及一些心理状态等。需要护理人员具有丰富的经验、敏锐的观察力和较强的分析判断能力。

3．护理信息的产生、采集、处理的随机性较大　在日常护理工作中，护理突发事件难以预料，如患者病情的变化等可随时发生。所以对这些信息必须及时获取、准确判断并迅速做出反应。

4．准确性、完整性和可靠性要求较高　因护理信息直接关系着患者的生命和健康，所以必须准确、完整和可靠。

5．具有社会性、连续性和流动性　因护理信息主要是与人的健康和疾病有关，是处于动态变化之中，所以护理信息具有社会性、连续性和流动性。

（三）信息的种类

信息现象的复杂性以及信息存在和信息内涵的广泛性，决定了信息种类的多样性，用不同的标准对信息进行分类，可把信息划分为以下一些类型：

1．以产生信息的来源分类　可分为自然信息、生物信息和社会信息。自然信息是指自然界中各种非生命物体传播出来的种种信息，如天气变化等；生物信息是指自然界中具有生长发育和繁殖能力的各种动物、植物和微生物之间相互传递的信息；社会信息就是指人与人之间交流的信息，既包括通过手势、身体、眼神所传达的非语义信息，也包括用语言、文字、图表等语义信息所传达的一切对人类社会运动变化状态的描述。按照人类活动领域，社会信息又可分为科技信息、经济信息、政治信息、军事信息、卫生信息和文化信息等。

2．以信息的表现形式分类　可分为文本信息、声音信息、图像信息和数据信息等。文本信息是指用文字来记载和传达的信息，是信息的主要存在形态；声音信息是指人们用耳朵听到的信息，无线电、电话、录音机等都是人们用来处理声音信息的工具；图像信息是指人们用眼睛看到的信息，随着科技的发展，图像信息变得越来越重要；数据信息是指计算机能够生成和处理的所有事实、数字、文字和符号等。

三、信息管理

（一）信息管理的概念

信息管理（information management）主要是指信息资源的管理，包括微观上对信息内容的管理，即信息的收集、组织、检索、加工、储存、控制、传递和利用的过程以及宏观上对信息机构和信息系统的管理。

（二）护理系统的概念

信息系统（information system）是由人、计算机硬件、软件、网络和通讯设备、数据资源和规章制度组成的以处理信息流为目的人机一体化系统。

（三）信息管理的实质

信息管理的实质就是对信息资源和人类信息活动的有目的、有意义的控制行为。充分开发信息资源、科学管理信息资源、有效地利用信息资源，是国家信息化建设的主要内容。信息管理水平的提高有利于促进社会生产力、经济发展和社会的进步。

第二节　护理信息管理

信息管理是对信息资源及其相关资源如信息设备、信息设施、信息技术、信息投资和信息人员等进行规划、预算、组织、指挥和控制的过程。护理信息管理是指在护理活动过程中收集、整理、加工、处理有关的数据、消息或情报。信息管理过程始于信息人员对用户的信息需求的分析，经过对信息源的分析、对信息的采集与转换、信息组织、信息存储、信息检索、信息开发和信息传递等环节，最终满足用户的信息需求。信息管理的核心是信息资源的开发和利用。

一、护理信息在护理管理中的作用

（一）护理信息的内容

护理信息内容可分为三大类，即护理业务以及各项为诊疗服务的业务信息、护理管理信息、科学技术信息等，这三类护理信息相互交错，互为依据，相互制约。

1. 护理业务信息　主要是患者的临床护理信息，具体内容包括：

（1）护理检查、诊断和护理计划。

（2）各种对患者的护理观察记录。

（3）整体护理执行情况记录。

（4）医嘱执行情况记录。

（5）护理值班、交接班病情观察记录。

（6）护理方式、患者心理、护理并发症记录。

（7）对患者进行咨询指导和预防知识教育情况记录。

（8）病房护理评价记录。

（9）护理操作常规和技术规范。

（10）护理质量、差错事故情况记录和讨论情况登记、上报材料等。

2. 护理管理信息　主要是护理人员编制，人才梯队、护理业务、技术，临床教学科研、护理设备，护理经费及管理决策等有关的信息。具体内容包括：

（1）护理组织体制。

（2）护理人员编配及其结构状况。

（3）护理人事变动情况。

（4）护理操作常规和技术规范的执行实施情况。

（5）护理规章制度和标准化护理情况。

（6）护理工作状态。

（7）护理质量控制、差错事故管理和防范。

（8）护理业务技术考核情况。

(9)护理人员业务技术培训计划。

3．护理科学技术信息　主要指各种护理资料，包括护理情报、科技情报、护理期刊、护理书籍等。

（二）护理信息在管理中的作用

1．信息是医院护理管理系统的基本构成要素的中介　信息的传递和处理，信息协调地流通、有序地交换、有组织地利用，是医院护理管理的基础，是医院护理管理的资源，医院护理管理的内容，也是医院护理管理必不可少的手段；离开了信息管理这个中介，就不会有医院护理管理系统，也不存在医院护理管理活动。

2．信息是护理工作计划和决策的依据　正确的决策有赖于足够的可靠的信息，信息又是通过决策来体现其自身的价值的。重视信息、掌握信息、运用信息既是保证护理管理各环节运行的基本前提和依据，也是保证护理管理活动到达到预期目标的重要因素。

3．信息是对工作过程有效控制的工具　在执行计划的过程中，为保证目标的实现，必须对护理活动进行控制。控制的重要手段是反馈，反馈就是信息的回输。管理者根据反馈回的信息，判断计划是否稳定于惯性状态，发现偏差及时纠正，保证护理活动达到预期的目标，如护理差错事故分析会。

4．信息是沟通、协调医院各部门的桥梁　信息沟通是管理工作的基础，通过沟通，把各方面的各层次的思想、行动、感情等紧紧联系在一起，融为一体，使工作协调，促使事业发展与人际关系和谐，所以正确、及时有效的信息传递是沟通、协调医院各部门的桥梁。

（三）护理信息化

护理信息化是卫生信息化的一个组成部分。卫生信息化是指在国家统一计划和组织的推动下，在卫生组织中广泛运用现代信息技术（计算机、多媒体、网络、通信等），充分利用各种卫生信息资源，促进医疗卫生技术的开发、推广与应用，加速卫生服务现代化的过程。

二、护理信息收集的原则及方法

（一）护理信息收集的原则

护理信息收集的好坏直接关系到护理信息的质量。

1．准确性原则　护理信息来源广泛，信息量大，内容复杂，有数据信息、图像信息、声音信息等。这些信息经常相互交叉、相互影响。因护理信息直接关系着患者的生命和健康，所以必须准确、完整和可靠。

2．全面性原则　收集护理信息要全面，需要从患者、护理人员角度，从治疗、护理、科研、教学和管理等渠道，以及各种药品、设备和装置收集不同类别的信息，还要收集患者的生理、心理、社会、家庭等各方面的信息，做到收集的信息全面。

3．时效性原则　因护理信息主要是与人的健康和疾病有关，处于动态变化之中，所以采集护理信息要注意时效性。护理信息的产生、采集、处理的时效性很重要：在日常护理工作中，护理突发事件难以预料，且选择性小，如患者病情的变化等可随时发生，所以对这些信息必须及时获取、准确判断并迅速做出反应。

4．可靠性原则　获取信息有难度，不易精确，大量信息来自患者的主观感受，如疼痛、恶心及一些心理状态等。需要护理人员具有丰富的经验、敏锐的观察力和较强的分析判断能力，得到可靠的信息。

（二）护理信息收集的方法

1．人工处理　人工处理是指信息的收集、加工、传递、存贮都是以人工书写、口头传递等方法进行。

(1)口头方式：抢救患者时的口头医嘱和晨交班等。以口头方式传递信息，是较常用的护理信息传递方式。它的特点是简单易行。口头传递信息虽然快，但容易发生错误，且错误的责任有时难以追查。

（2）文书传递：文书传递是护理信息最常用的传递方式，如交班报告、护理记录、规章制度等，是比较传统的方式。优点是保留时间长，有据可查，缺点是信息的保存和查阅有诸多不便，资料重复收集和资料浪费现象普遍。

（3）简单的计算工具：利用计算器作为护理信息中数据的处理，常用作统计工作量、计算质量评价成绩等，其局限在于无法将结果进行科学的分析，因此它已滞后于现代护理管理的发展。

2．计算机处理　利用计算机处理信息，运算速度快，计算精确度高，且有大容量记忆功能和逻辑判断能力，是一种先进的信息管理方式。利用计算机进行信息管理可显著地节省护士人力并减轻护理工作负荷，改变以往护士手工抄写、处理文书的繁琐方法，使工作效率和护理工作质量有显著的提高。目前在护理管理中应用计算机管理系统的主要方面：①临床护理信息系统，主要用于处理医嘱、制订标准护理计划等；②护理管理信息系统，主要用于护理质量管理，如护士注册处理系统；③护理知识库信息系统，主要用于护理论文检索和护理诊断查询。

三、护理信息的管理方法

（一）护理信息管理的发展趋势

1．网络化趋势　网络技术尤其是 Internet 的发展，不仅为护理信息管理带来外在技术形式的变化，更触发管理模式、思想上的根本变革。信息管理的网络化具有极为丰富的内涵，涉及护理管理过程、管理方法、管理范围、组织结构等方方面面，具体说来包括：①组织结构由等级式的金字塔结构走向扁平化的网络结构；②信息管理的对象范围由封闭走向开放；③护理活动（包括管理过程）由完全的序列活动走向合理的并行活动。

2．智能化趋势　信息管理得到医学护理界普遍认可以来，智能化一直是发展目标。智能化最初涉及护理领域物质流控制的传统体力劳动自动化，到对信息流控制的简单脑力劳动的代替，再到对信息、知识流控制的复杂脑力劳动的支持。随着信息管理的深入发展，智能化的内涵逐渐深化，重心也不断改变，这种进化不断深入地将经验决策、管理转化为由智能化信息管理支持的科学决策，提高信息利用的深度。智能信息管理的发展将以主动性、自适应性、自组织性、柔性为特征，建立更强有力、更多样化的护理信息管理的模型、智能决策支持系统的理论基础和框架。

3．价值化趋势　价值化是护理信息管理的又一大趋势。价值化的信息管理使得护理组织的价值观结构日趋合理，突出了业务需要，获取并影响的关键信息流，从而可以更为详细地评估和定义护理组织的发展需求。在价值的指导下，护理组织最终可获得整体的、协同的、可持续的发展动力。

4．人本化趋势　随着信息管理的深入发展，人们逐渐对信息技术不等于信息管理本身这一点取得共识，因此信息管理的人本化趋势成为愈来愈显明的趋势。随着电脑技术以及信息技术的发展和普及，信息技术对护理组织的影响会越来越大。信息技术不但直接影响着护理组织的结构、战略、业务处理过程以及组织成员和组织文化，而且充当组织相关人员去适应护理组织环境变化的媒介。

（二）护理信息管理工作流程

信息管理基本工作流程主要包括信息的收集、加工、存贮、检索、传输和反馈等六个环节，依序构成了信息管理的全过程。

1．收集　按预先设定的指标收集原始数据和记录，如护理部、病区及其他各临床科室的人财物业务管理范围内的各项信息的收集。这一步通常比较简单，但十分重要，被收集的原始信息的全面性、真实性和可靠性，不仅影响信息处理的其他方面，更影响信息本身的价值。

2．**加工**　这是信息处理的重要步骤。它是指对被收集的资料进行校对、分类、排序、计算、比较、选择和分析等工作，如各项护理技术质量控制过程、患者从入院到出院全过程等信息的加工。经加工处理过的信息，更易被需要者利用。

3．**传输**　是指将资料分析结果按表格形式或报告形式分送有关部门或管理者，护理信息经传输处理，就可以与外界和医院内部各部门之间进行信息的传递。

4．**存贮**　就是将经处理的信息分门别类地由专人或专门部门按一定的方式贮存起来，以供查用，如护士技术档案、患者特护记录等信息的贮存。

5．**检索**　为便于查找大量贮存着的信息资料，应科学地建立起一套信息检索方法，如病案索引、文献资料索引等。

6．**反馈**　将各种处理好的信息，通过一定的方式送到需要者手中，如护理管理者或相应部门根据输送信息的情况，采取有关措施对信息来源做出奖惩反应。

当前医院护理信息管理的各种流程大多通过计算机网络系统完成。医院护理信息管理中应用计算机技术使护理管理工作逐步过渡已成为一种趋势。计算机信息管理方式在手工护理信息管理基础上发展起来。它是在信息管理理论和技术规范的指导下，依据护理管理制度和管理流程，采用计算机技术建立的一套护理信息管理系统。它能将护理信息管理工作流程中产生的大量信息及时地输入护理信息管理系统，快速准确地进行存储、分析处理和按管理者的需要输出结果、各种数据资料和报表等，能真正实现护理工作的动态和控制，也能为医院领导决策提供科学的依据。无论在信息处理的数量、质量，还是在实时性、动态性和可靠性等许多方面。这种方式与手工管理方式相比具有无可比拟的优越性，因而它已经成为当前护理信息管理的一种趋势。

四、护理信息系统

随着信息和网络高速的发展，医院信息系统（hospital information system，HIS）已是大中型医院医疗、教学、科研管理中不可缺少的现代化工具。它是应用计算机（网络），在医院里建立的一个对医院实施信息管理的系统。它包括三个最基本的组成部分，即信息管理、信号检测与分析、物资管理（贮存和传输自动控制）。HIS是计算机技术、通讯技术和管理科学在医院信息管理中的应用，是计算机对医院管理、临床医学、医院信息管理长期影响、渗透及相互结合的产物。HIS从面向管理到面向医疗服务的演变过程已经开始，90年代中期以来，随着高性能计算机系统和高速网络的出现，这种进展将更加加速，也彻底改变了以往旧的手工管理模式，正向以患者为中心、以患者医疗信息为核心、以医疗指令为信息源的新的医院管理模式转变，真正体现出以电子病历和临床医嘱通信为基础的信息交换，从而提高医院信息化科学管理水平。

（一）护理信息系统的概念

护理信息是医院信息的重要内容。由科学技术信息、护理业务以及各项为诊疗服务的业务信息、护理管理信息在内的三类护理信息相结合形成的护理信息系统的完善程度，是护理科学技术水平和科学管理水平高低的决定因素。

1．**护理信息系统的概念**　护理信息系统（nursing information system，NIS）是医院信息系统的一个重要组成部分，是运用信息科学理论和计算机技术建立的处理护理其有关信息的软件系统，是一个可以迅速收集、储存、处理、检索、显示所需动态资料，并进行对话的计算机系统，其主要要素由信息、用户、计算机、模型、现代管理理论等组成。它把零散的、不调和的信息变成系统信息并为管理决策服务。护理信息系统的主要任务是信息管理。它的处理对象是护理工作流程中的"信息"，它的目标是实现护理管理的科学化，应用计算机技术提高护理学术水平和工作效率。系统的适用性、可靠性、科学性、先进性、法律效应性是医院信息管理系统开发的前提。

医院护理信息管理系统的开发和应用是未来护理发展的必然趋势。护理管理电脑化强调护理的人性化，是护士增加直接护理时间的捷径，是提高护理质量的保证。护理管理信息系统可显著节省护士人力并减轻护理工作的负荷，改变了以往护士手工抄写、处理文书的繁琐方法，使工作效率、护理工作质量有了显著提高，也使护理工作更加科学化、系统化、规范化和信息化。

（二）构建护理信息化体系

护理信息化体系就是护理信息管理平台，主要体系包括护士工作站平台、护理专家系统、电子病历管理系统、静脉药物配置中心、护理后勤支持系统，远程护理系统，信息辅助管理体系等。

1. 护士工作站平台系统　护士工作站信息系统是医院医疗系统的核心子系统之一，包括医嘱系统、护士日常业务工作、病区管理、查询系统、日常物品耗材领取系统。其中，①护士站每台电脑均配备有医嘱系统，可直接输入医嘱，包括用药或治疗、检验或检查、手术费、医药费等；②护士从医嘱系统界面可直视患者入院、转床、转科、出院情况；③计算机软件系统根据临床工作护士录入的医嘱自动分类，并生成相应规格的医嘱单、治疗单、饮食单、口服药单、检查项目单、费用明细单等，为了保证医嘱的正确性，系统提供医嘱复核功能，所有医嘱可直接打印，减少了护士的重复劳动；④护理日常业务工作主要依靠护士工作站平台来完成，科室每日所需物资、耗材、器械、药品等日常业务的申领均通过护士工作站电脑即可完成，并经网络直接将数据传输至药剂科、物流中心、日用仓等相关部门，有效地节省了护士的人力；⑤以护士工作站信息系统为依托，日常病区所用各类物品、耗材均有电脑系统记录、汇总，给临床提供方便、快捷的准确数据，护士长利用信息系统的查询功能能更好地进行病区各项管理（日工作报表、月科室护理质量自查上报、月科室护士技术档案、压疮上报、缺陷上报等）。

2. 护理专家系统　目前医院信息管理系统最令人瞩目的成果之一，是医学专家系统，所谓专家系统就是利用储存在计算机内某一特定领域的专家知识，来解决现实问题的计算机系统。随着医疗技术的飞速发展，护理要与医疗的发展同步，就必须提高配合医疗开展新业务、新技术的水平和素质。因此，开发护理专家系统，可以利用专家长期积累的丰富经验和知识，解决临床科室的重症疑难问题，提高护理工作质量，促进护理学科的发展，护理专家系统具有广阔的前景。

3. 电子病历管理系统　医院全面推行的电子病历系统（electronic medical record，EMR），分为临床病历录入系统、病历质控系统、病历管理系统和影像、检验阅片等辅助系统。

（1）临床病历录入系统：该系统包括：①患者的姓名、性别、入院、出院、转科等基本信息管理；②患者的各种病程记录；③患者的各种检查记录；④患者的各种护理记录（体温单、特殊护理记录单、护理记录单等）；⑤护理人员利用电子病历系统可以检索、浏览、存贮病历，利用模板快速、简洁书写护理文书。

（2）护理电子病历质控系统：该系统已成为医院高效病案管理的关键。质控部利用电子病历管理系统可以随时查询到各护理单元的信息，如住院患者总数、重症监护室患者人数、一级患者数、手术患者数、患者病情及病程记录、检验资料查询、护理记录等，通过对患者的综合信息的掌控来进行全院护理文书质量的实时监控。

（3）电子病历管理系统：该系统能对患者的病历信息进行长期保存，在需要时能及时调出。病案室对电子病历档案进行分级存储，对出院患者的病历，实现自动归档；归档后需要提取的病历，可提供恢复联机状态进行查阅，提升病案管理质量。

（4）电子病历 PACS 辅助系统：该系统通过医院信息管理系统（HIS）和辅助检查系统将

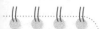

各科室的信息汇集在一起，不仅能记录患者病史、病程、诊疗情况等，还可以记录 CT、MRI、核医学、超声等影像图片和声像动态，完成以患者为中心的信息集成。

4．静脉药物配置中心 静脉药物配置中心包括电脑网络医嘱传输系统、静脉药物配置、药物运送 3 大功能。运作流程：病房医师开出长期药物输液医嘱——护士将医嘱录入电脑——2 名护士核对医嘱后发送静脉药物配置中心——静脉药物配置中心药师核对审核——打印瓶签——药师核对摆药——配置人员核对后配药——药师核对贴签——传送病区——护士核对用药。

5．护理后勤支持系统 护理后勤支持系统包括物流中心、日用仓、病区的保洁，运送，安全保卫工作。包括：①临床所需物资、耗材、器械、药品等日常业务的申领通过护士工作站电脑网络直接将数据传输至药剂科、物流中心、日用仓等相关后勤部门，相关部门将所需物资药品按照计划每日送至病区；②运送系统工作人员负责按照工作流程进入病区收送各类标本、接送一般患者做各种检查、治疗，临床科室药物运送、被服运送、医疗器械维修及各种物品的运送。

6．远程护理系统 远程护理是利用远程通讯技术、计算机多媒体技术以及信息技术来传输医学信息以进行诊断和治疗、护理和教学的一门应用学科。它的开展有利于缩小地区之间护理发展水平的差距，缩小由于地区差异造成的护理人员发展机遇和水平的不平衡，实现护理资源的合理化配置。远程护理可使全国乃至全世界各地的护士通过互联网系统对疑难病例进行远程护理会诊或讨论，可使没有经验的护理人员在远程护理专家的实时指导下完成一项她从来没有经历过的护理活动，如新技术的操作等。利用家庭监护仪及计算机网络系统，护士可实现对院外患者病情的远程监护和指导。

7．信息辅助管理体系 信息辅助管理体系是指除了日常业务工作信息管理平台外，在护理工作、沟通交流中发挥巨大作用的信息平台，主要包括护理网页、BBS 互动平台、院内网络公告系统、院内办公邮箱收发系统，这一套系统的应用保证了护理人员之间的信息沟通，使办公便捷、高效。

（三）护理信息系统的应用

1．住院患者信息管理系统 住院患者管理是医院管理的重要组成部分。这个管理过程耗用医院大量的人、财、物资源。护士需耗费大量的时间去办理收费、记账、填写各种卡片等间接护理工作。该系统是患者办理住院手续后，患者信息在病区护士站电脑终端显示，有利于及时准备床单位，患者到病区后即可休息；同时患者信息卡刷卡后可打印患者一览表卡、床头卡等相关信息，并与药房、收费处、病案室、统计室等相应部门共享，这样既强化了患者的动态管理，又节约了护士的间接护理工作时间。

2．住院患者医嘱处理系统 该系统由医生在电脑终端录入医嘱，在护士站电脑终端中显示，经核实医嘱无疑问后确认即产生各种执行积累单及当日医嘱变更单、医嘱明细表；确认申领当日、昨日、明日用药后，病区药房、中药房自动产生申领总表及单个患者明细表；药费自动划价后与收费处联网入账；住院费及部分治疗项目按医嘱自动收费。该系统由医生下医嘱，充分体现出医嘱的严肃性、法律效应性。

3．住院患者药物管理系统 本系统在病区电脑终端上设有借药及退药功能，在患者转科出院、死亡及医嘱更改时可及时退药，并根据患者用药情况设有退药控制程序，避免人为因素造成误退、滥退药现象。

4．住院患者费用管理系统 该系统根据录入的医嘱，诊疗、手术情况，在患者住院的整个过程中可以随时统计患者、病区费用的管理信息，如患者的费用使用情况，科室在某一时间段的入出院情况，各项收入比例，有利于调整费用的结构，达到科学管理。

5．手术患者信息管理系统 该系统在外科各病区电脑终端输入手术患者的信息，如拟行的手术方式，是否需安排洗手护士，是否需特殊器械，手术时间，麻醉会诊邀请等，麻醉会诊后录入手术安排的时间，手术间号，麻醉洗手巡回人员名单，术前用药，特殊准备意见等，使病区与手术室之间紧密衔接。

6. 护理排班信息系统 该系统上设有护士长排班系统，可显示排班程序，进行排班、修改、打印，与护理部联络设立电子邮件，使信息沟通达到便捷。护理信息系统在计算机专业人员和护理人员的共同努力下，将不断开发新的护理信息处理系统软件，使护士在护理信息处理中更方便、更科学、更完善。

（四）护理信息管理系统的新发展

随着计算机网络技术的发展，临床上又出现了新的护理信息管理技术，如机构数据助理（enterprises digital assistant，EDA），又称手持移动终端，作为一种信息载体在护理行业中已逐渐被推广使用。以下以手术室护理信息管理为例，介绍手术室移动护理信息管理系统的临床应用。

1. 手术患者的信息管理

（1）患者身份识别和核对：主要采用二维条形码腕带、EDA 技术，应用 MORNIMS 软件，对手术患者进行有效的手术室护理信息管理。在患者办理住院手续时，由住院处统一打印患者的条码腕带。腕带上有患者的姓名、性别、年龄、住院号、入院时间及供扫描识别的二维条码。当手术患者被送至手术室后，巡回护士利用 EDA 扫描腕带，核对手术患者信息，包括患者姓名、性别、年龄、床号、住院号、手术名称、手术部位、手术医生及各种资料等，这是手术患者进入手术室后手术室护士首次与病房护士进行交接核对，EDA 扫描腕带的时间就是患者的准确入室时间。在对手术患者摆放体位前，巡回护士根据 EDA 显示的手术患者信息与手术知情同意书内容进行再次核对，并同时读出手术知情同意书上患者的姓名、手术名称及手术部位，与手术医生、麻醉医生一起进行最后一次核对，这也是手术患者进入手术室后第二次身份核对过程。通过此程序可以防止出现错误的手术患者、错误的手术名称和错误的手术部位。

（2）用药核对：巡回护士用 EDA 扫描手术患者腕带条形码和抗生素药物标签，如果信息匹配，系统自动完成核对程序，给药后，护士在 EDA 上输入滴速并点击执行就完成了给药程序。如果信息有误，护士将无法执行给药医嘱，屏幕显示该药信息不符。信息不符有以下情况：①患者对该药有过敏史或未做皮试；②药物名称不符；③药物浓度或剂量不符；④给药时间不符；⑤此药不属于该患者。如果术中需要临时使用其他药物，只需医生开出电子医嘱申请单，护士打印药物条形码后就可用同样方法立即执行医嘱。

（3）患者检查结果等信息的即时查询 护士可以在 EDA 上随时查询手术患者的各项检查检验结果。时间可以选择当天、近 3 天、近 1 周和近 1 个月，选项上有检验、检查和医嘱查询3 个项目。护士根据需要选择相应功能键即可查询结果。在抢救手术患者时，该功能的优势最为突出，能够为抢救生命赢得宝贵的时间。

2. 无菌物品的信息管理 无菌物品的信息管理主要包括手术器械的信息管理。它与手术患者的术后感染有直接联系，为了防止手术患者院内感染的发生，从根本上杜绝因手术器械等无菌物品的消毒灭菌、发放、使用等环节存在问题却不能确定相关责任人的现象，重点关注 5 个环节，在每个环节均录入相关信息，通过 EDA 扫描无菌物品包的条形码，对手术患者的无菌物质量进行追溯。环节一是洗手护士将术后污染手术器械送到供应室进行交接，供应室护士使用 EDA 读取手术包上二维条形码标签信息，根据器械包显示的明细信息，核对实际接收的手术器械数目、种类，核对接收正确后点击确定，系统自动记录清点日期、时间和接收人员信息。环节二是供应室护士将清洗后的器械进行分配包装，同时打印二维条形码标签，该二维条形码标签内已经记录包装人员的相关信息。环节三是供应室消毒员用 EDA 读取待灭菌物品的条形码后装入灭菌锅进行灭菌，此时系统录入消毒灭菌人员的相关信息。环节四是供应室无菌间工作人员将已灭菌的无菌物品通过 EDA 刷取条形码后向手术室发放无菌物品，发放完毕后，手术室接收护士用 EDA 进行电子核对，核对正确后，点击接收即完成了核对和接收工作。环节五是当手术患者使用无菌器械包时，护士用 EDA 刷取器械包上的条形码，直接读取该器械包的信息，巡回护士与器械护士清点器械、敷料和缝针的信息同时录入手术室移动护理信息管理系统，完成了无菌器械包与手术患者的直接关联功能。

无菌物品通过上述 5 个环节的循环过程后，系统内已经详细记录了相关的信息内容，主要包括每个环节相关责任人情况、每个无菌物品包的锅次、锅号、压力、温度和时间等，真正实现了环环相扣，责任到人，实现了全程均可追溯。

3. 术中护理记录、物品清点和护士工作量统计管理

（1）术中护理记录管理：手术护理记录单在软件设计上分三大模块，即术前信息录入、术中信息录入和术后信息录入。手术患者的基本信息、手术间号、手术医生、巡回护士和器械护士等电脑里已有的信息不需重复录入。护士可根据手术进展情况，分别进入相应模块，及时更新相关信息。

（2）物品清点管理：手术室移动护理信息管理系统具备物品清点功能，EDA 刷取器械包条形码后立即显示器械的数目和种类，护士根据电子清点单的内容逐项清点。当术中需要添加物品时，巡回护士点击添加键，选择缝针或敷料，并输入数字，即可完成添加内容，手术室移动护理信息管理系统内保留详细记录。手术结束后，巡回护士打印手术护理记录单和物品清点单并签名后存入病历。

（3）护士工作量统计管理：手术室移动护理信息管理系统还具有统计护士工作量的功能。按照手术大小，每月分别统计每名护士参加手术的时间及各类手术例数。如果需要查看具体操作，也可以点击查询输液、输血及导尿等数据，所有数据均客观、实时、准确、有效，并永久保存。

（五）护理信息化管理的作用与优势

护理信息化体系的全面建立，涵盖了护理工作的众多流程环节，包括患者入院到出院的整个过程，是一个系统整体工程，实现了现代护理工作网络办公，对临床护理工作起到了积极的推动作用。

1. 优化了护理流程 优化流程是信息化建设的主要运行机制，如在输液室通过流程优化，患者就诊交费后，处方直接通过电脑传输到药房，药房通过输送带将药物直接发至输液室，患者直接凭借交费发票即可到输液室输液。信息化的流程提高了护理工作的效率，优化了患者的就诊环境，真正做到了"患者不动，信息流动"。

2. 确保了护士为患者服务的有效时间 护理工作以现代化的医院信息管理系统为平台，依托快捷、高效的后勤支持系统，通过信息化体系，实现了无纸化办公，网上读片，网上获取各项检查结果，网上申购物品、药品、耗材，网上发送通知报告，护理人员 8h 内可以不走出病区，真正实现了护理工作以患者为中心的目标，确保了护士将主要时间用于对患者的直接护理。

3. 简化了护理文书书写量 护理文书书写是临床护士主要的工作，文书书写包括护理病程记录、体温单的绘制、书写交班报告及入院评估记录等，占去了大量的护理作业时间。通过护理信息化管理的推广，电子病历的全面推行，有效地减少了护士在护理文书上的书写时间，如传统的体温单手工绘制，而电子病历仅需要用鼠标在相应处点击一下，电脑即可以自动连接线段，即使出现错误，及时更正即可，避免了以往体温单绘制一旦出现错误，整页面均需要重新画的繁复。

4. 显著提升护理管理水平 护理信息化体系的建立，改变了传统的护理管理模式。护理管理人员在实施管理的过程中，通过计算机网络系统进行办公、数据统计、科室收支分析、记录、备案，对利用计算机网络提供的各种信息、实行科学的量化管理，促成了利用信息分析和解决问题，医院整体护理管理水平明显提升。

第三节　医院信息管理

一、医院信息管理概念

随着现代医学科技的发展，医院分工越来越细，科室之间的合作要求也越来越高，对病情信息的挖掘也日趋深广，信息的流动量和流动频率也不断增加，客观上要求医院实施现代化的信息管理。充分、合理利用信息为医院服务的能力是衡量医院管理水平和判断医院管理者素质的重要指标之一。

（一）医院信息管理的概念

医院信息管理（hospital information management）是在医院活动中围绕医疗服务而开展的医院信息的收集、处理、反馈和管理等活动，即通过信息为管理服务，把管理决策建立在信息的充分利用基础上。医院信息管理遵循信息获取、加工、存储、传输、应用和反馈这样一种信息处理的一般过程。通过信息的管理为管理决策和临床决策服务。

（二）医院信息管理的内涵

医院信息管理有双重含义，即可以分别理解为"医院信息的管理"和"医院的信息管理"。前者指对医院信息进行的管理，包括信息的收集、处理、存储、传输、反馈等；后者指一种管理模式，指有别于传统经验管理的一种基于信息利用的管理模式。前者是后者的基础，后者是前者的目的和应用。

（三）我国医院信息系统管理的重点内容

目前我国医院信息管理中存在不少共性的问题，主要表现在信息处理的手段相对落后，效率低下；同时对于如何有效地收集和利用信息来为医院决策服务没有明确的认识。针对上述问题，医院信息管理应重点关注以下内容：

1. 全面、系统、深入地研究管理医院所需的信息内容　利用这些信息，对医院服务的全过程进行监督和控制，并分析影响因素，以期能改进医院服务的质量和效率，促进医院全面发展。

2. 建立健全信息制度　保证医院信息处理全过程的效果和效率，为信息的及时、有效、准确地利用提供保证。

3. 探索更有效的信息处理方式　传统的手工操作方式只能处理非常有限的信息，效果和效率都比较低下，当前应加强医院信息系统的建设和开发，为医院信息处理提供技术支持。

4. 普及信息和管理知识，提高管理者素质　在医院信息管理中，归根结底的因素是人的因素，如资料要由人输入计算机，信息的分析决策要由人来进行。因此，在全院普及信息和信息管理的相关知识，提高职工和管理者的素质是提高医院信息管理水平的关键因素。

二、医院信息系统的组成

（一）医院信息系统的概念

医院信息系统（hospital information system，HIS）是指利用电子计算机和通讯设备，为医院所属各部门提供患者诊疗信息和行政管理信息的收集、存储、处理、提取和数据交换的能力，并满足所有授权用户的功能需求。医院信息系统属于迄今世界上现存的机构级信息系统中最复杂的一类，由医院本身的目标、任务和性质决定。医院信息系统不仅是一个计算机软件，更是一个通过信息管理医院的系统工程。医院信息系统并不能提供任何医疗服务或直接产生效益，医院信息系统能带来的是间接效益，即通过提高医院工作效率和质量，从而间接地为医院创造效益。

医院信息系统的发展过程，从其内容、方式和规模上大体可分为4个阶段，即单机单任务阶段、部门信息管理阶段、集成医院信息系统阶段和大规模一体化的医院信息系统阶段。从结构上来看，医院信息系统一般可以分为3个层次，从低到高分别是数据处理层、信息加工层、决策层。数据处理层负责特定对象的信息采集和输入；信息加工层主要负责信息的整理、汇总、分析，并决定信息的流向，是信息系统的技术中心；决策层则根据所传输过来的信息做出相应决策，反馈至原对象。医院信息系统的运用是医院科学管理的重要标志，伴随着计算机和网络技术的发展而发展。医院信息系统在发达国家的发展很快，如美国、日本等均走在前面，现在大型医院基本上都采用了医院信息系统来辅助医院管理。我国起步相对较晚，80年代末才开始探索，但其发展相当迅速。目前，医院信息系统的建立和应用，已成为我国医院现代化建设中一项十分紧迫的重要任务。

（二）医院信息系统的作用

1．**优化工作流程，提高工作效率**　医院信息系统的应用，改变了医院原有的手工作业方式，加快了医院内部的信息流动，提高了信息资源的利用率，减轻了医护人员的劳动强度，同时信息的正确性、完整性、连续性、共享性和传输速度都能得到很大的提高，如住院患者的一般信息在其住院、出院、付费时，就可以及时通过网络传输到各相关部门。

2．**科学经营管理，提高经济效益**　医院信息系统的应用，改变了医院过去在经营管理中由于各类信息不完善、不准确和不及时造成的患者费用漏、跑、错等现象和药品、物资的积压浪费现象，从而降低医疗成本，节约和充分利用卫生资源，提高医院的经济效益。

3．**加强过程控制，提高医疗护理质量**　医院信息系统的应用，可以使医院管理者及时发现医疗护理过程中各环节的问题，及时采取相应的管理措施，将事后管理变成事前管理；同时医务人员由于在医疗护理过程中及时准确地掌握了诊疗信息，可以及时避免和处理可能引起的疏漏，并能有效地优化工作安排，提高医疗护理质量。

4．**增加医院透明度，提高医院信誉**　医院信息系统的应用，一方面可以保证医院按标准收费，避免漏收、错收，同时也使医疗服务项目收费公开化，透明化，患者能及时、便捷、全面地进行费用查询，维护了患者的合法权益，增强了患者对医院的信任，提高了医院的信誉度。

5．**实现卫生资源共享，提高信息利用水平**　数据共享是国家信息化的一条根本原则和重要目标，也是信息资源的重要特征，只有共享才能发展。医院信息系统的统一开发，可以避免重复建设，提高经济效益，可以增强网络数据的客观性和可比性，可以提高整体信息网络的效能，从而提高医院信息的利用水平，更好地为医院决策者服务。

（三）医院信息系统的基本功能

根据一般信息系统应具备的功能属性和医院自身的特点及其需求，HIS应该至少包括以下基本功能：①能收集和永久储藏医院全部数据；②能随时提供管理和医疗需要的各种数据；③具有支持医院运行和医学研究工作的数据库和软件；④具有数据管理和数据通讯的功能；⑤具有安全性、可扩充性和友善的用户界面。

（四）医院信息系统的组成

医院信息系统所包含的内容纷繁复杂，依其在一个医院的实现程序，大体可以分为管理信息系统、临床医学信息系统和区域医疗信息网络。目前我国大部分医院还处于前两个发展阶段。管理信息系统和临床信息系统之间并无严格的界限，在信息共享方面存在千丝万缕的联系。面向临床的信息系统应用具有更大的难度，因为医疗过程是一个依据知识和信息进行推理决策的智能化过程，个体性强，重复性差，远远超出了传统的事物处理的难度。

1. **管理信息系统**（management information system，MIS）　管理信息系统的主要功能是支持医院的行政管理与事物处理，支持医院每天正常运转的信息处理，如财务收支、物资供应、处方情况、医疗管理、护理管理等。

2. **临床信息系统**（clinical information system，CIS）　临床信息系统的主要功能是给医务人员提供临床数据通讯支持，以使医务人员能够方便、及时、全面、准确地获得有关的患者数据，支持其临床决策工作。临床信息系统可以细分为护理现场临床信息系统（point-care CIS，PC-CIS）和非护理现场临床信息系统（non-point-care CIS，NPC-CIS）。

（1）非护理现场临床信息系统：主要指相关检查科室的临床信息系统，如临床检验信息系统（1aboratory information system，LIS）、医学图像档案管理和通信系统（picture achieving and communications system，PACS）、放射科信息系统（radiology information system，RIS）等。

（2）护理现场临床信息系统：主要指信息的产生和应用都在护理现场（患者床边）的系统，包括各种临床科室的临床信息系统，如医生工作站、护士工作站、麻醉科信息系统、ICU信息系统等。

临床信息系统是当前医院信息系统发展最活跃的领域。下面仅对医学图像档案管理和通信系统（PACS）和合理用药监测系统（prescription automatic screening system，PASS）做简要介绍。PACS专门为医学图像的管理而设计，具有网络化、实时化以及远程运输的高清晰度和高准确性的特点，实现了医学影像全数字化采集、存储、处理和运输。PASS是供医生、药师、护士等医务人员从事医嘱及时性监测、药物信息查询、患者用药教育等临床药学工作的药物数据库软件系统。PASS将自动对用药医嘱进行合理用药监测，并自动显示发现的潜在的不合理用药信息，提醒医生注意。同时，医生可使用PASS药物信息在线查询功能了解药物相关信息，结合临床调整医嘱，并最终将医嘱提交护士工作站执行。

3. **区域医疗信息网络**（regional health information network，RHIN）　近几年，国内一些大医院和政府有关部门开始探索区域医疗信息化，以实现在一定区域内医疗卫生机构间医疗保健信息的交换和共享。实现该目标，首先要建立跨医疗机构的信息交换平台。在此平台上才能开发呼叫中心（call center）、远程医疗、医院社区间的双向转诊、分级医疗、信息发布等应用系统，如上海长宁区的区域医疗信息网络系统，成功地实现了区域范围内医疗机构之间的诊疗信息、医学影像信息和健康档案信息的互通互享，为院际之间的调阅及领导决策分析提供支持。

三、医院信息系统的建设

计算机的应用推动了现代信息技术的高速发展，自20世纪90年代初我国的各级医疗机构逐步将计算机作为基本工具，引入到医院的信息管理中。从单机管理到网络化管理，从自行开发软件到各类软件的商品化，使医院计算机信息管理日趋科学和完善。信息技术的科学应用，将给医院的发展带来巨大活力和经济效益。计算机网络化的医院信息系统也将成为现代化医院运营必不可少的基础设施，是实现医院基本现代化的必备条件之一。随着计算机技术的日新月异，HIS系统应用的深度和广度在不断延拓，构建可用性的信息系统成为当今网络建设的潮流，HIS系统将成为医院管理的经脉，在医院的发展建设中起着举足轻重、不可忽视的作用。

（一）**建设医院信息系统的意义**

1. **HIS系统建设的必然性**　建设数字化医院是医院信息管理系统发展的必然，也是医院现代化管理和高效运行的需要。大量的医院和医学数据库分布在医院的各个角落，如医疗信息、门诊信息、药品信息、收费信息、材料信息和影像信息等，这些医用的数据库不断地增长，而对如此庞大的分布式和多源性的数据，任何个人和团体都难以通过手工来整理统计数据信息，从而获得有用的信息。只有通过信息化的建设，通过计算机和高科技的组合，才能富有成效地用于支持医院的可持续发展，提高医院综合效益和运行效率。另一方面，从原始的数据库中人们还可以提取出与决策和管理相关的信息，给院领导提供有力的信息参考，用现有的数据信息总结出医院的发展规律，帮助院领导展望医院的发展前景。HIS 系统的建设是医院管理、临床管理、医院发展的需要，也是当今科学技术发展的需要。

2．HIS 系统建设的利处

（1）医院管理模式的现代化：医院的信息化与管理模式的改革相辅相成，离开对医院管理模式的改革，医院信息化不可能真正实现。离开医院信息系统的支持，管理模式的改革也不可能成功。因此，数字化医院必须实现包括医疗行为、行政组织、后勤保障等方面的全方位管理模式的现代化，信息化建设过程也是医院管理模式改造、重建的过程。任何先进的信息技术本身都不可能自然成为先进的管理模式，以先进的信息技术包装陈旧的医院管理模式行不通。医院管理模式的改革，采用最新的管理理论对系统的管理机制进行革新，使机构得到精简，流通环节简捷、科学、合理，实现了以患者为中心的管理。

（2）提高效率：医院的信息化建设是以计算机来代替一系列的手工操作，使工作人员和医务工作者从复杂的管理和业务工作中解脱出来，尤其是繁杂的计算统计工作。在科室之间避免了不必要的重复劳动，减轻了工作人员的劳动强度，节省了不必要的人力资源，提高了医疗质量和医疗效率。

（3）管理的规范化：医院的信息化建设在各部门、科室之间提供了准确、实时的数据传输通道，避免了信息流在中间传输环节上的脱节、丢失、错乱，发生不必要的内部矛盾。HIS 系统的建设使一系列的财务报表规范化、具体化、明细化，加强了对收费人员的财务管理，减少了工作中的跑、漏等现象；信息化的建设使各部门规范了数据和信息的管理，规范了医院的工作流程，规范了工作人员的工作制度，规范了工作人员的思想素质，使医院的管理模式发生了一定的变化，也使医院成为真正意义上的现代化管理，使医院跨上新的发展平台，成为医院经济腾飞的里程碑。

（4）及时性：信息化的建设最重要的一点就是将医院分散在各部门的数据信息进行整合，集中统一储存，既保证信息的安全，又方便了信息数据的提取。通过 HIS 系统中的一系列报表功能，可在任何时间快速、及时地统计出有用的数据信息。

（5）服务的一体化：医院的宗旨是"以患者为中心"，医院信息管理系统的建设可给患者提供手工所不能达到的本质性服务，使患者的各项消费明朗化，让患者用得放心。在门诊收费中给患者提供超市式发票，所消费的药品、医疗项目一目了然；在住院期间提供最明细的一日清单，出院时提供出院明细清单，另外在门诊、住院大厅提供触摸查询系统，让患者在医院的花费清清楚楚。信息化的建设节约了计算的时间，这样也就节约了患者等待的时间，避免了医院结算时排长队现象，减少了手工计算所带来的错误率，给患者提供更快捷、更称心、更放心的服务。

（二）建设医院信息系统的方法

1．HIS 系统的选择 由于目前国际上对 HIS 系统的开发还没有一个统一的标准，面对市场上众多的 HIS 开发商，不同厂商系统本身的功能、使用标准、程序模块等都存在着一定的差别。在建设 HIS 系统之前院领导要先明确医院建设信息化系统的功能和目的，不仅要考察购买的 HIS 系统程序，还要考察成功建设 HIS 系统的多家医院，参考其他医院优秀的管理模式再根据医院本身的特点来选择适合自己的 HIS 系统。

2．硬件配置与保障 在准备信息化系统建设之前，医院要首先考虑到信息系统的可扩充性、可升级性和安全性，根据软件商提供的配置清单购买必要的设备，在经济条件允许的前提下，重要环节可添置备用设备。在医院的信息化建设过程中，硬件是保障，是信息化系统建设的支撑，硬件与信息化系统的建设是密不可分的，离开它，HIS系统是发挥不了作用的。因此，医院的信息化建设，硬件是前提。在使用过程中，我们应定期地检查、维护硬件设备，保证网络线路的通畅，计算机、服务器等一系列硬件设备的完好，只有在硬件完好的基础上才能保证HIS系统的正常运行，才能发挥HIS系统的一切功能。

3．**人员的培训** 医院要根据上岗者对计算机的熟悉程度，进行计算机基本操作的培训，建立专门的培训基地，分批、分人员类型、分科室对各操作人员进行HIS系统操作的培训，对重要环节要根据权限重点强调专人负责。

4．**HIS系统建设过程中的特点**

（1）院领导要重视：国内外医院信息系统的建设和应用积累了许多宝贵经验，其中最重要的共识就是院领导要充分认识到HIS系统的建设对医院发展的重要作用，应大力支持信息技术的应用，应将管理知识、管理经验和领导能力与医院信息化建设融为一体，促进医院信息化建设。院领导的充分重视，在资金投入、人员协调、管理模式的调整上都应给予有力支持。

（2）思路要清晰：在HIS系统的建设过程中目标要明确，要根据医院自身的性质、管理模式，根据修改需求的紧迫程度，来修改医院的HIS系统程序，规范医院信息化的进程。这样才能以先进的管理模式对医院进行现代化的管理，方能使服务环节简洁、科学、合理，实现以患者为中心的管理。

（3）群众要参与：医院信息化建设对很多职工来说是新事物，第一是观念上问题；第二是由于不懂计算机而产生的畏惧和抵触情绪；第三是部门之间利益被调整，便利没有了，对使用计算机管理的反抗心理，这些都增加了HIS建设过程中的难度。对此，院领导应强化管理，使员工更新观念，积极参与到工作中来，保证HIS系统建设的正常运行。

（4）协调：在建设HIS系统初期，由于旧的管理模式不能够适应新的管理模式，程序本身还不够稳定、成熟，操作人员的使用不够熟练等，这些问题的存在都有可能影响医院的日常工作流程，从而发生混乱，导致科室之间与科室内部发生争执或推卸责任，不愿意使用计算机管理。对这种情况院领导应及时进行人员协调工作。彻底改变人们的思想观念，采取新的医院管理模式，让医院形成真正意义上的以患者为中心的现代化的管理模式。

（5）信息人才队伍：医院要有一支高素质的信息人才队伍，要有一批懂计算机知识，能积极参与信息技术应用的人员，同时，还应有良好的思想素质教育，不将医院的数据信息丢失、外传和泄露，保证整个医院的数据信息安全。

5．**HIS系统安全性问题** 在建设HIS系统前期，医院的信息人才应具有敏锐的观察度和思考能力，在配置硬件设备之前要首先考虑到服务器的安全。在服务器损坏的情况下，如何既保证医院的正常运行，又能保证数据信息的安全性，需要考虑到服务器的双机备份问题。其次，在经济条件允许的情况下，要考虑硬件配置上的备用设备问题。在建设HIS系统后期，程序功能上基本稳定成熟，医院的信息化开始走上轨道，数据信息的安全性问题也就逐步显示出来，这需要信息人才能够全方面地考虑问题，提供日常备份方案和异地备份方案。

知识拓展

护理科技信息获取的来源与途径介绍

护理专业中新知识、新理论、新技术不断涌现，护士的工作内容和范围也在不断加深、拓宽。为了提高护理工作中的护理质量，增加护理工作的满意度，护士需要不断地获取信息。Internet提供了丰富的护理信息资源。以下介绍Internet护理信息资源的获取途径。

知识拓展

1. Google 搜索引擎 通过搜索引擎进行信息检索是从 Internet 上获取信息的一种基本方法。Internet 上有很多优秀的搜索引擎，其中 Google 异军突起，成为公认的最好的搜索引擎之一。Google 资源丰富，内容广泛，是全球最大的互联网文档收集者，在全球范围内已经搜集了 80 多亿网页资料供用户检索。用户通过提问方式从中检索相关的信息资源，提问可以是关键词也可以是关键词的逻辑组配。如欲查询"护理管理"相关的内容，输入"护理管理"关键词，就可以查找出"护理管理"方面的大量的网页记录。欲查询"主动脉夹层的护理"相关的内容，输入"主动脉夹层护理"关键词，就可以查找出既包含"主动脉夹层"又包含"护理"的网页记录。对于检索结果，Google 采用 PageRank（网页排序）关键技术对其进行排序，结果精确、排序公正、命中率高，能够保证找到最全面的信息，还兼顾信息的关联性。除了基本的网页搜索功能外，Google 还提供图片搜索、论坛搜索以及新闻搜索与网页目录等。

2. 中文期刊数据库 Internet 上的期刊数据库种类繁多，其中的《MEDLINE 数据库》可以说是世界上应用最广泛的医学文献数据库，重庆维普资讯机构的《中文科技期刊全文数据库》、清华同方的《中国期刊全文数据库》以及万方数据的《万方数据医药信息系统》是国内使用率较高的中文期刊数据库。

（1）中文科技期刊全文数据库（www.cqvip.com）：重庆维普资讯机构的《中文科技期刊全文数据库》是中国最大的综合性文献数据库，包含了 1989 年至今的 8 000 余种期刊刊载的 830 余万篇文献，并以每年 150 万篇的速度递增。涵盖自然科学、工程技术、农业、医药卫生、经济、教育和图书情报等学科。

（2）中国期刊全文数据库（www.cnki.net）：清华同方的《中国期刊全文数据库》是目前世界上最大的连续动态更新的中国期刊全文数据库，收录了 1994 年至今的 6 100 种全文期刊，积累全文文献 800 万篇。题录 1 500 余万条。分成理工 A（数理化天地生）、理工 B（化学化工能源与材料）、理工 C（工业技术）、农业、医药卫生、文史哲、经济政治与法律、教育与社会科学、电子技术与信息科学九大专辑。

（3）万方数据医药信息系统（www.wanfangdata.com.cn）：万方数据股份有限机构的"万方数据资源系统"是一个以科技信息主为，集科技、经济、文化信息为一体的以 Internet 为平台的信息服务系统。系统中的万方数据医药信息系统是在汲取了万方数据科技信息、商务信息和数字化期刊 3 个子系统有关医药方面的巨量信息后重新整合而成的，涵盖了有关国内外医药、生物方面的各个学科。

3. 护理网站 专业的护理网站、护理论坛是护理工作者、护理知识较集中的地方，对于护理知识的交流及学习有很大的帮助。经常性地浏览专业的护理网站，可以了解护理工作的动态、护理学的前沿知识。在护理论坛上可以与护理同行进行交流，相互学习，共同提高。经过护理同行的共同努力，网上优秀的护理网站越来越多，提供了基础护理知识、专科护理知识、护理教育、护理法以及护理论坛等丰富的信息资源。

（1）国内护理网站

1）医学护理网（http：//zhhuli.easthome/）：护理工作者学习、交流的园地，向大众传播健康及家庭护理知识。有护理论坛等栏目。

2）护理园地（http：//hi.126.tom）：介绍护理诊断、护理管理、护理教育、护理网络、疾病知识、美容知识等。

知识拓展

3）中华护理学会（http：//www.tcmtoday.com/can）：中华护理学会简介、组织机构、会讯信息、学会刊物。

4）中国金卫网之护理社区（http：//nursing.2919.net/）：护理常识与教育，家庭和社区护理知识。

5）三九健康网（http：//11999.com.cn）：海外护理、护理管理、技术更新等介绍一些全文。

6）自在医生网（http：//my.soyon.net/）：介绍关于网上求助、小儿护理、医疗信息等。

7）杏林苑（http：//go.163.com）：介绍小儿常见病、多发病的诊断和治疗，小儿保健和护理的有关常识。

8）中国护士网（http：//www.china.nurse.com）

9）助产学（http：//www.csv.warwic）（英文）：关于护理和助产的信息。

10）女性健康网（http：//www.gogirlmam.com）（英文）：包括女性的特殊健康护理。

（2）国外护理网站 以下提供部分国外护理网站

1）美国护理学会（American Nurses Association）网址：http：//www.nursingworld.orf

2）美国护理史学会 American Association for the History of Nursing（AAHN）。网址：http：//members.ao1.com/NsgHostory/AANH.html

3）美国护理学院学会（American Association of College of Nursing），该学会主要介绍美国护理院校，并为护士和其他健康护理职业人员提供教育机会。

网址：http：//www.aacn.nche.edu

4）美国护理法律顾问学会（American Association of Legal Nurse Consultants）该学会为非营利性组织，主要致力于增进注册护士临床实践的法律空间。

网址：http：//www.aalnc.org

5）美国护理管理学会（American Association of Managed Care Nurses）该学会主要致力于建立护理管理标准。网址：http：//www.aamcn.org

6）美国神经科学护理学会（American Association of Neuroscience Nurses）

网址：http：//www.aann.org

8）美国整体护理学会（American Holistic Nurses Association），该学会为世界性组织，主要为希望从事整体护理的护士提供支持和教育。网址；http：//ahna.org

4. 其他资源。除了上述所列资源外，还有网上图书馆如中国国家图书馆（www.nlc.gov.cn），网上专利信息，如中国专利信息网（www.patent.com.cn），研究生与博士生学位论文，如中国优秀博硕士学位论文数据库（www.cnki.net），超星数字图书馆（www.ssreader.com）等资源。

Internet 网上的护理信息资源虽然很丰富，但资源分布分散，数量庞大，资源增长迅速，给用户检索和利用带来了很大的困难，因此在检索中要掌握以下的方法和技巧：①搜索要有针对性，要熟悉网络的护理学信息资源，包括网址、涉及范围、主要内容、登录方式、收费情况等；②要掌握搜索引擎的使用方法，正确地掌握和使用搜索引擎，才能提高检索的准确性，提高工作效率；③平时要多注意收集、归纳相关的护理信息，并注意保存，需要时可直接调用，避免重复查找。

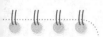

第十章思考题参考答案

思 考 题

1. 信息管理的概念是什么？
2. 护理信息有哪些特点？
3. 护理信息内容的主要类型有哪些？
4. 护理信息收集的基本原则和方法是什么？

（毛 俊）

第十一章　护理管理相关的法律法规

学习目标

通过本章内容的学习，学生应能够：

◎ **识记**

1. 护士执业注册应具备的基本条件。

2. 医疗事故分级。

◎ **熟悉**

1. 护士的权利和义务。

2. 护士执业中的法律责任。

3. 医疗事故的鉴定与处置。

◎ **了解**

与护士相关的其他医疗法规。

第一节　与护士执业相关的法律法规

随着我国经济的快速发展，医学科学的飞速进步，卫生法律的不断完善，人们的法制观念日益增强，医疗护理工作中遇到的法律问题也越来越多，学习护理相关法律法规，使护理人员掌握相关的法律知识，对维护护患双方的合法权益，减少医疗纠纷都显得越来越重要。

一、护士条例

《护士条例》于 2008 年 5 月 12 日开始实施，《护士条例》弥补了我国护士立法的空白，对于保证护士合法权益、强化医疗卫生机构管理职责、规范护士行为，促进护理事业发展具有重要意义。本条例对护士执业注册、护士的权利和义务、医疗卫生机构的职责、护士执业的法律职责等内容进行了详细的规定。

（一）护士执业注册应具备的基本条件

护理工作直接关系到患者的身体健康和医疗安全，护士以其专业知识和技能为服务对象提供护理服务，满足人们的健康需求，护士的专业水平、专业素养与医疗安全、患者康复以及服务对象对医院的满意度密切相关。为保证从事护理专业工作的护士真正具有保障服务对象健康和医疗安全水准，必须要求只有接受专业训练并经专业注册考试取得护士执业证书的人员才能从事护理工作。按照《护士条例》的要求，申请护士执业注册应具备以下四个条件：

1. 具有完全民事行为能力　根据《民法通则》，民事行为能力指民事主体通过自己的行为取得民事权利、承担民事义务的资格。它既包括进行合法行为从而取得民事权利义务的资格，也包括进行违法行为而承担相应民事责任的资格。完全行为能力人，包括 18 周岁以上的公民成年人，16 周岁以上不满 18 周岁的公民，以自己的劳动收入为主要生活来源的，视为完全民事行为能力人。

2．学历要求　在中等职业学校、高等学校完成教育部和卫生和计划生育委员会规定的普通全日制3年以上的护理、助产专业课程学习，包括在教学医院或综合医院完成8个月以上护理临床实习，并取得相应学历证书；普通全日制是完全脱产在校学习，不包括半脱产或在职的学历。本规定强调凡申请护士注册资格必须具备两个基本条件：一是专业的要求，必须经过护理专业教育；二是学历要求，必须取得普通中等卫（护）校的毕业文凭或高等医学院校大专或以上毕业文凭。

3．通过卫生和计划生育委员会组织的护士执业资格考试　护理专业学生毕业当年可以参加护士执业资格考试，考试成绩合格是申请护士执业注册取得护士执业证书的必要条件之一。

4．符合护士执业注册管理办法规定的健康标准　健康标准：①无精神病史；②无色盲、色弱、双耳听力障碍；③无影响履行护士职责的疾病、残疾或者功能障碍。

（二）护士的权利和义务

1．护士在医疗实践过程中依法应当享有的权利　护士在医疗实践过程中依法享有权利。《护士条例》规定：国务院有关部门、县级以上地方人民政府及其有关部门以及乡（镇）人民政府应当采取措施，改善护士的工作条件，保障护士待遇，加强护士队伍建设，促进护理事业发展健康。同时，权利与义务是相互依存不可分割的整体，没有无权利的义务，也没有无义务的权利，因此《护士条例》也规定了护士应该履行的义务与履行义务所应承担的法律责任，规范护士行为，提高护理质量，保障医疗安全。

（1）享有获得物质报酬的权利：护士执业有按照国家有关规定获取工资报酬、享有福利待遇、参加社会保险的权利。任何单位或者个人不得克扣护士工资、降低或者取消护士福利等待遇。

（2）享有安全执业的权利：护士执业有获得与其所从事的护理工作相适应的卫生防护、医疗保健服务权利。从事直接接触有毒有害物质、有感染传染病危险工作的护士，有依照有关法律、行政法规的规定接受职业健康监护的权利；患职业病，有依照有关法律、行政法规的规定获得赔偿的权利。

（3）享有学习、培训的权利：护士有按照国家相关规定获得与本人业务能力和学术水平相应的专业技术职务、职称的权利；有参加专业培训、从事学术研究和交流、参加行业协会和专业学术团体的权利。

（4）享有获得履行职责相关的权利：护士有获得疾病诊疗、护理相关信息的权利和其他与履行护理职责相关的权利，可以对医疗卫生机构和卫生主管部门的工作提出意见和建议。

（5）享有获得表彰、奖励的权利：国务院有关部门对在护理工作中做出杰出贡献的护士，应当授予全国卫生系统先进工作者称号或者颁发白求恩奖章，受到表彰、奖励的护士享受省部级劳动模范、先进工作者待遇；对长期从事护理工作的护士应当颁发荣誉证书。具体办法由国务院有关部门制订。

（6）享有人格尊严和人身安全不受侵犯的权利：扰乱医疗秩序，阻碍护士依法开展执业活动，侮辱、威胁、殴打护士，或者其他侵犯护士合法权益的行为，由公安机关依照治安管理处罚法的规定给予处罚；构成犯罪的，依法追究刑事责任。这表明如果护士在正常执业过程中遭到侮辱甚至是殴打，有关肇事者将被追究刑事责任。这将使那些以各种理由来迁怒于护士的违法犯罪行为得到有效制止，使侵犯护士人格尊严和人身安全的违法犯罪者受到应有的处罚。

2．护士的义务　规范护士执业行为、提高护理质量，是保障医疗安全、预防医疗事故、改善护患关系的重要方面。《护士条例》也明确规定护士应当承当以下义务：

（1）依法进行临床护理义务：护士执业应当遵守法律、法规、规章和诊疗技术规范的规定。这是护士执业的根本准则，即合法性原则。这一原则涵盖了护士执业的基本要求，包含了

护士执业的基本要求，包含了护士执业过程中应当遵守的具体规范和应当履行的义务。通过法律、法规、规章和诊疗技术规范的约束，护士履行对患者、患者家属以及社会的义务。如严格地按照规范进行操作；为患者提供良好的环境，确保其舒适和安全；主动征求患者及患者家属的意见，及时改进工作中的不足；认真执行医嘱，注重与医生之间相互沟通；积极开展健康教育，指导人们建立正确的卫生观念和培养健康行为，唤起民众对健康的重视，促进地区或国家健康保障机制的建立和完善。

医疗机构及其医务人员在严格遵守国家的宪法和法律的同时，还必须遵守有关的医疗卫生管理法律、法规、规章，遵守有关的诊疗护理规范、常规，这是医务人员的义务，对于保证医疗质量，保障医疗安全，防范医疗事故的发生等都具有重要的意义。

护士依法执业的另一重要体现，就是有关正确书写包括护理记录等病历材料的问题。医疗机构应当按照国务院卫生行政部门规定的要求，书写并妥善保管病历材料。因抢救急危患者未能及时书写病历的，应当在抢救结束后 6h 内补记，并加以注明。这是对医疗机构及医务人员书写和保管病历的规定要求。病历是指患者在医院中接受问诊、查体、诊断、治疗、检查、护理等医疗过程的所有医疗文件资料，包括医务人员对病情发生、发展、转归的分析、医疗资源使用和费用支付情况的原始记录，是经医务人员、医疗信息管理人员收集、整理、加工后形成的具有科学性、逻辑性、真实性的医疗档案。在现代医院管理中，病历作为医疗活动信息的主要载体，不仅是医疗、教学、科研的第一手材料，而且也是医疗质量、技术水平、管理水平综合评价的依据，必须保证医疗护理病历内容客观、真实、完整，对病历要实施科学管理。

（2）紧急救治患者的义务：护士在执业活动中，发现患者病情紧急，应当立即通知医师；在紧急情况下为抢救垂危患者生命，应当先行实施必要的紧急救护。

（3）正确查对、执行医嘱的义务：护士发现医嘱违反法律、法规、规章或者诊疗技术规范规定的，应当及时向开具医嘱的医师提出；必要时，应当向该医师所在科室负责人或者医疗卫生机构负责医疗服务管理的人员报告。

（4）保护患者隐私的义务：护士应当尊重、关心、爱护患者，保护患者的隐私。所谓隐私是患者在就诊过程中向医师公开的、不愿让他人知道的个人信息、私人活动或私有领域，如可造成患者精神伤害的疾病、病理生理上的缺陷、有损个人名誉的疾病、患者不愿他人知道的隐情等。由于治疗护理的需要，护士在工作中可能会接触患者的一些隐私，如个人的不幸和挫折、婚姻恋爱及性生活的隐私等。以医院收治的传染病患者为例，共同心理特点是焦虑、忧郁、恐惧，担心失去工作、受到歧视。根据条例，护士对保护患者隐私负有义务和责任。这实质上是对患者人格和权利的尊重，有利于与患者建立相互信任，以诚相待的护患关系。这既是一种职业道德层面的要求，也是法定义务的要求。在医疗活动中，医疗机构及其医务人员应当将患者的病情、医疗措施、医疗风险等如实告诉患者，及时解答其咨询；应当避免对患者产生不利后果。医疗机构及其医务人员向患者履行告知义务，从患者角度而言，则是享有知情权和隐私权。医疗机构及其医务人员在履行告知义务时，要注意保护患者的隐私，医务人员要尊重患者，这既是职业道德的要求，也是法律的要求。

（5）积极参加公共卫生应急事件救护的义务：护士有义务参与公共卫生和疾病预防控制工作。发生自然灾害、公共卫生事件等严重威胁公众生命健康的突发事件，护士应当服从县级以上人民政府卫生主管部门或者所在医疗卫生机构的安排，参加医疗救护。

（三）护士执业中的医疗卫生机构的职责

医疗机构是以法定程序设立的从事对人的疾病进行诊断、治疗、预防、保健活动的社会组织，其任务是救死扶伤、防病治病，为公民提供健康服务。医院、卫生院、诊所是我国医疗机构的主要形式。在我国，护士是在一定的医疗卫生机构中执业，护士义务的履行需要医疗卫生机构直接进行监督，护士权利的实现有赖于医疗卫生机构提供保障。《护士条例》中规定了医疗卫生机构三方面的职责：

1. 按照卫生和计划生育委员会的（简称卫生计生委）要求配备护理人员 护士的配备是否合理，直接关系到护理质量、患者安全以及医疗质量。因此条例要求，医疗卫生机构配备护士的数量不低于卫生计生委规定的护士配备标准。尚未达到护士配备标准的医疗卫生机构，应按照规定的实施步骤，逐步达到护士配备标准。

2. 保障护士合法权益

（1）应当为护士提供卫生防护用品，并采取有效卫生防护措施和医疗保健措施。

（2）应当执行国家有关工资、福利待遇规定，按照国家有关规定为在本机构从事护理工作的护士足额缴纳社会保险费用。

（3）对在艰苦边远地区工作，或者从事直接接触有毒有害物质、有感染传染病危险工作的护士，所在医疗卫生机构应当按照国家有关规定给予津贴。

（4）应当制订、实施本机构护士在职培训计划，并保证护士接受培训；根据临床专科护理发展和专科护理岗位的需要，开展对护士的专科护理培训。

3. 加强护士管理

（1）应当按照卫生计生委的规定，设置专门机构或者配备专（兼）职人员负责护理管理工作；不得允许未取得护士执业证书的人员、未依照条例规定办理执业地点变更手续的护士以及护士执业注册有效期届满未延续执业注册的护士在本机构从事诊疗技术规范规定的护理活动；在教学、综合医院进行护理临床实习的人员应当在护士指导下开展有关工作。

（2）应当建立护士岗位责任制并进行监督检查。护士因不履行职责或者违反执业道德受到投诉的，其所在医疗卫生机构应当进行调查，经查证属实的，医疗卫生机构应当对护士做出处理，并将调查处理情况告知投诉人员。

（四）护士执业中的法律责任

1. 医疗卫生机构违反本条例规定，护士的配备数量低于国务院卫生主管部门规定的护士的配备准备；或允许未取得护士执业证书的人员或者允许未依照本条例规定办理执业地点变更手续的、延续执业注册有效期的护士在本机构从事诊疗技术规范规定的护理活动的，由县级以上地方人民政府卫生主管部门责令限期改正，给予警告；逾期不改正的，将会受到核减其诊疗科目，或者暂停其6个月以上1年以下执业活动的处理。

2. 医疗卫生机构有未执行国家有关工作、福利待遇等规定；对在本机构从事护理工作的护士，未按照国家有关规定足额缴纳社会保险费用；未为护士提供卫生防护用品，或者未采取有效的卫生防护措施、医疗保健措施；对在艰苦边远地区工作，或者从事直接接触有毒有害物质、有感染传染病危险工作的护士，未按照国家有关规定给予津贴的，将会受到有关法律、行政法规规定的处罚。

3. 护士执业过程中违反法定义务应当承担的法律责任 《护士条例》规定，护士在执业活动中有下列情形之一的，由县级以上地方人民政府卫生主管部门依据职责分工责令改正，给予警告；情节严重的，暂停其6个月以上1年以下执业活动，直至由原发证部门吊销其护士执业证书：①发现患者病情危急未立即通知医师的；②发现医嘱违反法律、法规、规章或者诊疗技术规范的规定，未依照本条例第十七条的规定提出或者报告的；③泄漏患者隐私的；④发生自然灾害、公共卫生事件等严重威胁公众生命健康的突发事件，不服从安排参加医疗救护的。护士在执业活动中造成医疗事故的，依照医疗事故处理的有关规定承担法律责任。由此可见，承担法律责任由三种形式：警告、暂停执业活动和吊销其护士执业证书，并且一旦被吊销执业证书的，自执业证书被吊销之日起2年内不得申请执业注册。同时所受到的行政处罚、处分的情况将被记入护士执业不良记录。

二、护士执业注册管理办法

为规范护士执业注册管理，原卫生部根据《护士条例》，制订并通过《护士执业注册管理办法》，于 2008 年 5 月 12 日起实行。《护士执业注册管理办法全文共二十四条，包括行政部门的职责、申请护士执业注册应具备的条件、护士执业注册的工作程序以及建立护士执业记录制度等内容。《护士执业注册管理办法》首先明确指出，各级卫生行政部门是护士执业注册的主管部门及发证机关，负责行政区域内护士注册管理工作及各级医疗卫生单位护士执业注册的具体工作，确定了卫生行政部门在护士执业注册管理中的地位和作用。其次，《护士执业注册管理办法》还规定了护士执业注册的工作程序，包括护士首次执业注册、护士变更执业注册、护士延续执业注册、护士重新护士注册、护士注销执业注册等相关程序。

（一）首次执业注册

护士首次执业注册应当自通过执业资格考试执业日起 3 年内提出执业注册申请，提交学历证书及专业学习中的临床实习证明、护士执业资格考试成绩合格证明、健康体检证明以及医疗卫生机构拟聘用的相关材料，接受审核。护士执业注册有效期为 5 年。

（二）变更执业注册

执业地点发生变化的，应办理执业注册变更。护士承担卫生行政部门交办或者批准的任务以及履行医疗卫生机构职责的护理活动，包括经医疗卫生机构批准的进修、学术交流的，不需要办理变更手续。护士变更执业注册也需提交护士变更注册申请审核表和申请人的《护士执业证书》，受理及注册机关应在 7 个工作日内进行审查，护士变更注册后其执业许可期限也为 5 年。

（三）延续执业注册

护士的执业注册证书将于某一时间到期（即行政许可时间），如继续从事护理工作，需要向卫生行政部门提出延续申请。应于有效期届满前 30 日内提出申请。

（四）重新执业注册

对注册有效期届满未延续注册的、受吊销《护士执业证书》处罚的，自届满或吊销之日起满 2 年的护理人员，需要重新进行执业注册。

（五）注销执业注册

注销护士执业注册是基于特定事实的出现，由卫生行政部门依照法定程序收回护士执业证书。该证书自注销决定生效之日起失去效力，护士不能继续执业，继续执业属于违法行为。注销护士执业注册的特定情形包括由于未申请延续护士执业注册、延续执业注册的申请未被批准而造成护士执业注册有效期届满未延续的；护士死亡或者因身体健康等原因丧失行为能力的；护士执业注册被依法撤销、撤回，或者依法被吊销的。

（六）护士执业记录制度

建立护士执业记录是进行护士执业变更、延续的依据，是卫生行政部门进行监督管理的反映，医疗卫生机构评价护士成绩、晋升职称、进行奖惩的基础材料。有护士执业良好记录和护士执业不良记录。护士执业良好记录主要反映护士在执业活动中勤勉工作，规范服务，认真履行法定义务等情况。包括护士受到的奖励、表彰以及完成政府指令性任务的情况。护士执业不良记录主要反映护士在执业活动中不履行职责或者不正确履行职责的情况，护士因违反条例以及其他法律、法规、规章或者诊疗技术规范的规定受到行政处罚、处分的情况。

第二节　与护士工作相关的医疗法规

一、传染病防治法

《中华人民共和国传染病防治法》是在1989年9月起实行的传染病防治法的基础上，总结了传染病防治实施的经验与教训进行修订，2004年8月28日第十届全国人民代表大会常务委员会第十一次会议修订通过，于2004年12月1日起施行的。制定《传染病防治法》的目的是为了预防、控制和消除传染病的发生与流行，保障人体健康和公共卫生。《传染病防治法》共九章八十条，包括总则、传染病预防、疫情报告、通报和公布、疫情控制、医疗救治、监督管理、保障措施、法律责任、附则。修订后的《传染病防治法》列入的法定传染病共37种，其中甲类2种，乙类25种，丙类10种。随着传染病疫情的变化，我国在2008年将手足口病列入丙类传染病，2009年将甲型H1N1流感纳入乙类传染病，使得法定传染病共计39种，其中甲类2种，乙类26种，丙类11种，其中传染性非典型肺炎、人传染高致病性禽流感及甲型H1N1流感被列入乙类传染病，但按照甲类传染病管理。新的防治法突出了对传染病预防和预警，完善了传染病的疫情报告、通报、公布制度和传染病暴发、流行时的控制措施，加强了传染病防治的保障制度的建设。应着重理解和把握的内容：

（一）立法目的和方针

制定本法的目的是为了预防、控制和消除传染病的发生与流行、保障人民健康和公共卫生。其中包含三层含义，即强调疾病发生前的预防措施、已发生采取的控制措施，最终达到消除传染病的目的。国家对传染病防治实施预防为主的方针，防治结合，分类管理、依靠科学、依靠群众。

（二）各级政府在传染病防治中的职责

各级人民政府领导传染病防治工作。县级以上人民政府制定传染病防治规划并组织实施，建立健全传染病防治的疾病预防控制、医疗救治和监督管理体系。应当加强传染病医疗救治服务网络的建设，指定具备传染病救治条件和能力的医学治疗机构承担传染病救治任务，或者根据传染病救治需要设置传染病医院。

（三）卫生行政部门和有关部门的职责

卫生计生委主管全国传染病防治及其监督管理工作。县级以上地方人民政府卫生行政部门负责本行政区域内的传染病防治及其监督管理工作。

（四）医疗机构的职责

医疗机构必须严格执行国务院卫生行政部门规定的管理制度、操作规范，防治传染病的医源性感染和医院感染。应当确定专门的部门或者人员，承担传染病疫情报告、本单位的传染病预防、控制以及责任区域内的传染病预防工作；承担医疗活动中与医院感染有关的危险因素的检测、安全防护、消毒、隔离和医疗废物处理工作。医疗机构的基本标准：建筑设计和服务流程，应当符合预防传染病医院感染的要求。应当按照规定对使用的医疗器械进行消毒；对按照规定一次性使用的医疗器具，应在使用后予以销毁。医疗机构应当按照传染病诊断标准和治疗要求，采取措施，提高传染病医疗救治能力。医疗机构应当对传染病患者或者疑似传染病患者提供医疗救护、现场救援和接诊治疗，书写病历记录以及其他有关资料，并妥善保管。应当实行传染病预检、分诊制度；对传染病患者、疑似传染病患者，应当引导至相对隔离的分诊点进行初诊。

（五）传染病疫情报告、通报和公布

修订后法律对现行传染病疫情报告和公布制度做了完善，并新设立了传染病疫情信息通报

制度。隐瞒、谎报、缓报者将受到惩处。传染病疫情报告遵循属地原则，疾病预防控制机构、医疗机构和采供血机构及其执行职务的人员，发现本法规定的传染病时应当遵循疫情报告属地管理原则，按照规定的时限、内容、程序和方式进行报告。增加传染病疫情通报制度，县级以上地方政府卫生主管部门应当及时向本行政区域内的疾病预防控制机构和医疗机构通报传染病疫情记忆监测、预警的相关信息。规范传染病疫情公布制度，国务院卫生行政部门和省、自治区、直辖市人民政府卫生行政部门定期公布全国或者各地的传染病疫情信息。传染病暴发、流行时，由国务院卫生主管部门负责向社会发布传染病疫情信息，并可以授权省、自治区、直辖市人民政府卫生主管部门向社会发布发生在本行政区域的传染病疫情信息。

任何单位和个人发现传染病患者或者疑似传染病患者时，应当及时向附近的疾病预防控制机构或者医疗机构报告。依照本法的规定负有传染病疫情报告职责的人民政府有关部门、疾病预防控制机构、医疗机构、采供血机构及其工作人员，不得隐瞒、谎报、缓报传染病疫情。

（六）疫情控制

修订后的法律规定，医疗机构发现甲类传染病时，应当及时采取下列措施：对患者、病原携带者予以隔离治疗，隔离期限根据医学检查结果确定；对疑似患者，确诊前在指定场所单独隔离治疗；对医疗机构内的患者、病原携带者、疑似患者的密切接触者，在指定场所进行医学观察和采取其他必要的预防措施。出现甲类传染病病例的场所或者该场所内的特定区域人员，可以由县级以上地方人民政府实施隔离措施。拒绝隔离治疗或者隔离期未满擅自脱离隔离治疗的，可以由公安机关协助医疗机构采取强制隔离措施。在隔离期间，实施隔离措施的人民政府应当对隔离人员提供生活保障；被隔离人员有工作单位的，所在单位不得停止支付其隔离期间的工作报酬。

医疗机构发现乙类或者丙类传染病患者，应当根据病情采取必要的治疗和控制传播的措施。医疗机构对本单位内被传染病病原体污染的场所、物品以及医疗废物，必须依照法律、法规的规定实施消毒和无害化处理。

患甲类传染病、炭疽死亡的，应当将尸体立即进行卫生处理，就近火化。为了查找传染病病因，医疗机构在必要时可以按照国务院卫生行政部门的规定，对传染病患者尸体或者疑似传染病患者尸体进行解剖查验，并应当告知死亡家属。发生传染病疫情时，疾病预防控制机构和省级以上人民政府卫生行政部门指派的其他与传染病相关的专业技术机构，可以进入传染病疫点、疫区进行调查、采集样本、技术分析和检验。

（七）监督管理

县级以上人民政府卫生行政部门对传染病防治工作履行监督检查职责。县级以上人民政府卫生行政部门在履行监督检查职责时，有权进入被检查单位和传染病疫情发生现场进行取证，查阅或者复制有关资料和采集样本。被检查单位应当予以配合，不得拒绝、阻挠。

（八）保障措施

国务院卫生行政部门会同国务院有关部门根据传染病流行趋势，确定全国传染病预防、控制、救治、检测、预警、监督检查等项目。中央财政对困难地区实施重大传染病防治项目给予补助。省、自治区、直辖市人民政府根据本行政区域内传染病流行趋势，在国务院卫生行政部门确定的项目范围内，确定传染病预防、控制、监督等项目，并保障项目的实施经费。县级以上地方政府按照本级政府职责负责本行政区域内传染病防治、控制、监督的日常经费。

二、医疗事故处理条例

为更好地体现程序公正和保护医患双方合法权益，公平、公正地处理医疗纠纷和事故，国务院颁布了新的《医疗事故处理条例》，该条例于 2002 年 9 月 1 日起施行。条例就医疗事故的范围、鉴定、赔偿和处理做了详细的规定。新条例分总则、医疗事故的预防与处置、医疗事故的技术鉴定、医疗事故的行政处理与监督、医疗事故的赔偿、罚则、附则共七章六十三条。

（一）医疗事故的构成要素

本条例所称医疗事故，是指医疗机构及其医务人员在医疗活动中，违反医疗卫生管理法律、行政法规、部门规章和诊疗护理规范、常规，过失造成患者人身损害的事故。"医疗事故"的构成至少包括以下几方面内容：

1．主体是医疗机构及其医务人员　"医疗机构"是指按照国务院 1994 年 2 月发布的《医疗机构管理条例》取得《医疗机构执业许可证》的机构。"医务人员"是指依法取得执业资格的医疗卫生专业技术人员，如医师和护士等，即依法取得执业许可或者执业资格的医疗机构和医务人员在其合法的医疗活动中发生的事故。这表示护士可能成为医疗事故的主体之一。

2．行为的违法性　"医疗事故"是指医疗机构及其医务人员在医疗活动中，违反医疗卫生管理法律、行政法规、部门规章和诊疗护理规范、常规而发生的事故。从医疗实践看，最常用、最直接的是部门关于医疗机构、医疗行为管理的规章、诊疗护理规范、常规。它们是指导具体的操作的，凡是违反了，必定要出事情。在判断是否是医疗事故时，这是最好的判断标准。

3．过失造成患者人身损害　两个含义：一是"过失"造成的，即是医务人员的过失行为，而不是有伤害患者的主观故意；二是对患者要有"人身损害"后果。这是判断是否属于医疗事故至关重要的一点。过失行为和后果之间存在因果关系。虽然存在过失行为，但是并没有给患者造成损害后果，这种情况不应该被视为医疗事故；虽然存在损害后果，但是医疗机构和医务人员并没有过失行为，也不能判定为医疗事故。这种因果关系的判定，还关系到追究医疗机构和医务人员的责任，确定对患者的赔偿数额等。

（二）医疗事故的分级

《医疗事故处理条例》第四条规定，根据对患者人身造成的损害程度，将医疗事故分成四级：一级医疗事故：造成患者死亡、重度残疾的；二级医疗事故：造成患者重度残疾、器官组织损伤导致严重功能障碍的；三级医疗事故：造成患者轻度残疾、器官组织损伤导致一般功能障碍的，四级医疗事故：造成患者明显人身损害的其他后果的。关于具体分级标准，卫生部 2002 年颁布了《医疗事故分级标准（试行）》，要求专家鉴定组在进行医疗事故技术鉴定、卫生行政部门在判定重大医疗过失行为是否为医疗事故或医疗事故争议双方当事人在协商解决医疗事故争议时，应当按照本标准确定的基本原则和实际情况具体判定医疗事故的等级。

（三）医疗事故的预防与处置

条例第二章规定，医疗机构有责任做好医疗事故的预防和处置。医疗机构及其医务人员在医疗活动中，必须严格遵守医疗卫生管理法律、行政法规、部门规章和诊疗护理规范、常规，恪守医疗服务职业道德。强调了病历在诊疗中的重要性与病历书写的时效性。根据《病历书写基本规范（试行）》要求，病历书写应该客观、真实、准确、及时、完整。同时病历在某些情况下也可以在一定时间内补记。患者有权复印其门诊病历、住院志、体温单、医嘱单、化验单、医学影像检查资料、特殊检查同意书、手术同意书、手术及麻醉记录单、病理资料、护理记录以及国务院卫生行政部门规定的其他病历资料。严禁涂改、伪造、隐匿、销毁或者抢夺病历资料。条例明确规定了患者的知情权，要求在医疗活动中，医疗机构及其医务人员应当将患者的病情、医疗措施、医疗风险等如实告知患者，及时解答其咨询；但是，应当注意避免对患者产生不利后果。关于医疗事故的预防及报告制度，条例规定医务人员在医疗活动中发生或者发现医疗事故、可能引起医疗事故的医疗过失行为或者发生医疗事故争议的事件，应当立即逐级上报，立即进行调查、核实，将有关情况如实向本医疗机构的负责人、所在地卫生行政部门报告，并向患者通报、解释。发生或者发现医疗过失行为，医疗机构及其医务人员应该立即采取有效措施，避免或者减轻对患者身体健康的损害，防止损害扩大。

（四）医疗事故的技术鉴定

条例规定了医疗事故技术鉴定的法定机构是各级医学会。根据《医疗事故技术鉴定暂行办法》及其他相关规定，委托鉴定的途径共有以下三种：医患双方共同委托；行政委托；司法委托。由医学会出具医疗事故技术鉴定书。鉴定意见主要是分析：医疗行为是否违反医疗卫生管理法律、行政法规、部门规章和诊疗护理规范、常规；医疗过失行为与人身损害后果之间是否存在因果关系；鉴定结论主要是分析：医疗事故等级；医疗过失行为在医疗事故损害后果中的责任程度；对医疗事故患者医疗护理的医学建议。

其中医疗事故中医疗过失行为责任程度分为：①完全责任：指医疗事故损害后果完全由医疗过失行为造成；②主要责任：指医疗事故损害后果主要由医疗过失行为构成，其他因素起次要作用；③次要责任：指医疗事故损害后果主要由其他因素造成，医疗过失行为起次要作用；④轻微责任：指医疗事故损害后果绝大部分由其他因素造成，医疗过失行为起轻微作用。

第三十三条规定了不属于医疗事故的几种情形：①在紧急情况下为抢救垂危患者生命而采取紧急医疗措施造成不良后果的；②在医疗活动中由于患者病情异常或者患者体质特殊而发生医疗意外的；③在现有医学科学技术条件下，发生无法预料或者不能防范的不良后果的；④无过错输血感染造成不良后果的；⑤因患方原因延误诊疗导致不良后果的；⑥因不可抗力造成不良后果的。

（五）罚则

条例在罚则中规定了对造成医疗事故的医疗机构与医务人员的处罚。包括：医务人员由于严重不负责任，造成就诊人死亡或者严重损害就诊人身体健康的，处三年以下有期徒刑或者拘役。该条文的罪名为（重大）医疗事故罪。以下情形属于对医疗机构违反相关规定的行政处罚：

1．未如实告知患者病情、医疗措施和医疗风险的。

2．没有正当理由，拒绝为患者提供复印或者复制病历资料服务的。

3．未按照国务院卫生行政部门规定的要求书写和妥善保管病历资料的。

4．未在规定时间内补记抢救工作病历内容的。

5．未按照本条例的规定封存、保管和启封病历资料和实物的。

6．未设置医疗服务质量监控部门或者配备专（兼）职人员的。

7．未制定有关医疗事故防范和处理预案的。

8．未在规定时间内向卫生行政部门报告重大医疗过失行为的。

9．未按照本条例的规定向卫生行政部门报告医疗事故的。

10．未按照规定进行尸检和保存、处理尸体的。

三、侵权责任法

《侵权责任法》自 2010 年 7 月 1 日起施行，共十二章九十二条。前四章为一般侵权责任，其后的七章为特殊侵权责任，最后一章为附则。该法主要解决民事权益受到侵害时所引发的责任问题。第七章为医疗损害责任，对明确医疗损害责任，化解医患矛盾纠纷有着重要意义。其中规定：

1．在诊疗活动中受到损害，医疗机构及其医务人员有过错的，由医疗机构承担赔偿责任。

2．医务人员在诊疗活动中应当向患者说明病情和医疗措施。需要实施手术、特殊检查、特殊治疗的，医务人员应当及时向患者说明医疗风险、替代医疗方案等情况，并取得其书面同意；不宜向患者说明的，应当向患者的近亲属说明，并取得其书面同意。

3．因抢救生命垂危的患者等紧急情况，不能取得患者或者其近亲属意见的，经医疗机构负责人或者授权的负责人批准，可以立即实施相应的医疗措施。

4. 医务人员在诊疗活动中未尽到与平时的医疗水平相应的诊疗医务，造成患者损害的，医疗机构应承担赔偿责任。

5. 患者有损害，因下列情形之一的，推定医疗机构有过错：违反法律、行政法规、规章以及其他有关诊疗规范的规定；隐匿或者拒绝提供与纠纷有关的病历资料；伪造、篡改或者销毁病历资料。

6. 因药品、消毒药剂、医疗器械的缺陷，或者输入不合格的血液造成患者损害的，患者可以向生产者、血液提供机构或者医疗机构要求赔偿。

7. 医疗机构及医务人员应当按照规定填写并妥善保管住院志、医嘱单、检验报告、手术及麻醉记录、病历资料、护理记录、医疗费用等病历资料。患者要求查阅、复制上述资料的，医疗机构应当提供。如果医院隐匿或者拒绝提供与纠纷有关的病历资料；或者伪造、篡改或者销毁病历资料，可推定医疗机构有过错。

8. 医疗机构及其医务人员应当对患者的隐私保密。泄漏患者隐私或者未经患者同意公开其病历资料，造成患者损害的，应当承担侵权责任。

四、血液法

为保证医疗临床用血需要和安全，保障献血者和用血者身体健康，发扬人道主义精神，促进社会主义物质文明和精神文明建设，国家制定《中华人民共和国献血法》，自 1998 年 10 月 1 日实施。

我国实行无偿献血制度，提倡十八周岁至五十五周岁的健康公民自愿献血。血站是采集、提供临床用血的机构，是不以营利为目的的公益性组织。设立血站向公民采集血液，必须经国务院卫生行政部门或者省、自治区、直辖市人民政府卫生行政部门批准。血站应当为献血者提供各种安全、卫生、便利的条件。血站采集血液必须严格遵守有关操作规程和制度，采血必须有具有采血资格的医务人员进行，一次性采血器材用后必须销毁，确保献血者的身体健康。血站对采集的血液必须进行检测；未经检测或者检测不合格的血液，不得向医疗机构提供。为保障公民临床急救用血的需要，国家提倡并指导择期手术的患者自身储血，动员家庭、亲友、所在单位及社会互助献血。为保证应急用血，医疗机构可以临时采集血液，但应当依照本法规定，确保采血用血安全。

本法也对医疗机构用血提出要求。规定医疗机构临床用血应当制订用血计划，遵循合理、科学的原则，不得浪费和滥用血液。为了最大限度地发挥血液的功效，本法对医疗机构合理、科学用血提出了具体指导原则，如采用成分输血，即使血液能得以充分的利用，同时还可以减少浪费。医疗机构的医务人员违反本法规定，将不符合国家规定标准的血液用于患者的，由县级及以上地方人民政府卫生行政部门责令改正；给患者造成伤害的，应当依法赔偿，对直接负责的主管人员和其他责任人员，依法给予行政处分；构成犯罪的，依法追究刑事责任。

五、其他

（一）疫苗流通和预防接种管理条例

为了加强对疫苗流通和预防接种管理，预防、控制传染病的发生、流行，保障人体健康和公共卫生，国务院 2005 年 3 月 16 日通过《疫苗流通和预防接种管理条例》，决定自 2005 年 6 月 1 日起实施。《条例》共分八章七十三条，分别为总则、疫苗流通、疫苗接种、保障措施、预防接种异常反应的处理、监督管理、法律责任、附则。《条例》规定，疫苗的流通、预防接种及其监督管理适用于本条例。国家实行有计划地预防接种制度，推行扩大免疫规划。国务院卫生主管部门负责全国预防接种的监督管理工作。国务院药品监督管理部门负责全国疫苗的质量和流通的监督管理工作。

疫苗是指为了预防、控制传染病的发生、流行，用于人体预防接种的疫苗类预防性生物制品。疫苗分为两类。第一类疫苗，是指政府免费向公民提供，公民应当依照政府的规定接种的疫苗，包括国家免疫规划确定的疫苗，省、自治区、直辖市人民政府在执行国家免疫规划时增加的疫苗，以及县级以上人民政府或者其卫生主管部门组织的应急接种或者群体性预防接种所使用的疫苗；第二类疫苗，是指由公民自费并且自愿受种的其他疫苗。接种第一类疫苗由政府承担费用。接种第二类疫苗由受种者或者其监护人承担费用。

　　国家对儿童实行预防接种制度。在儿童出生后 1 个月内，其监护人应当到儿童居住地承担预防接种工作的接种单位为其办理预防接种证。接种单位对儿童实施接种时，应当查验预防接种证，并做好记录。医疗卫生人员在实施接种前，应当告知受种者或者其监护人所接种疫苗的品种、作用、禁忌、不良反应以及注意事项，询问受种者的健康状况以及是否有接种禁忌等情况，并如实记录告知和询问情况。受种者或者其监护人应当了解预防接种的相关知识，并如实提供受种者的健康情况和接种禁忌等情况。医疗卫生人员应当对符合接种条件的受种者实施接种，并依照国务院卫生主管部门的规定，填写并保存接种记录。对于因有接种禁忌而不能接种的受种者，医疗卫生人员应当对受种者或者其监护人提出医学建议。

　　（二）艾滋病防治条例

　　目前我国艾滋病疫情呈上升趋势，局部地区和重点人群已经呈现高流行，疫情正在从高位人群向一般人群扩散，艾滋病是我国重点防治的传染病。为预防、控制艾滋病，维护公共卫生，2006 年 1 月 29 日，国务院颁布《艾滋病防治条例》。该条例共七章六十四条，于 2006 年 3 月 1 日起实施。就艾滋病防治，本条例提出以下重点：

　　1. 社会因素在艾滋病的传播中起着重要的作用　这意味着对艾滋病的防治，需要全社会的参与。一是各级政府应全面行使主要职责，对艾滋病防治工作实行统一领导，建立健全艾滋病防治工作协调机制和工作责任制等；二是政府有关部门应开展艾滋病防治的宣传教育，行为干预以及预防控制等工作；三是工会、共青团、妇联、红十字会等团体以及有关组织和个人，应开展相关的艾滋病防治工作；四是应在基层充分发挥居民委员会、村民委员会的作用。对存在感染 HIV 高危行为的人群，政府部门应当采取措施，鼓励与支持医务人员以及相关组织和个人开展咨询、指导和宣传教育，全社会参与帮助存在感染 HIV 高危行为人群改变行为。推广防治艾滋病的行为干预措施，行为干预措施旨在有效减少艾滋病传播，包括：美沙酮替代治疗措施；推广使用安全套措施，以及规范、方便的性病诊疗措施；针对母婴传播艾滋病的抗病毒药物预防和人工代乳品喂养等措施；早期发现感染者和有助于危险行为改变的自愿咨询检测措施；健康教育措施；提高个人规范意识以及减少危险行为的针对性同伴教育措施。

　　2. 加强宣传教育　预防为主，宣传教育为主是我国艾滋病控制的工作方针。通过形式多样的宣传教育，向公众普及艾滋病防治知识，特别是向存在感染 HIV 高危行为人群传递科学、准确的艾滋病防治信息，引导人们改变危险的行为，减少或者阻断艾滋病病毒传播的因素。条例强调，必须开展全民防治艾滋病的普及性宣传教育；加强对学生、育龄人群、进城务工人员、妇女等重点人群有关艾滋病防治的宣传教育，相关政府部门和机构负有宣传教育的义务。

　　3. 严格防控医源性感染　条例规定医疗机构和出入境检验检疫机构应当按照卫生部的规定，遵守标准防护原则，严格执行操作规程和消毒管理制度，防止发生艾滋病医院感染和医源性感染。条例第十五条规定，血站、单采血浆站应当对采集的人体血液、血浆进行艾滋病检测；不得向医疗机构和血液制品生产单位供应未经艾滋病检测或者艾滋病检测阳性的人体血液、血浆。医疗机构应当对因应急用血而临时采集的血液进行艾滋病检测，对临床用血艾滋病检测结果进行核查；对未经检测、核查或者艾滋病检测阳性的血液，不得采集或者使用。另外，条例规定，采集或者受用人体组织、器官、细胞、骨髓等的，应当进行艾滋病检测，否则与艾滋病检测阳性的一样，不得采集或使用。无论是医疗卫生机构，还是血站、单采血浆站等，如果违反条例的相关规定，都要依法被追究法律责任，构成犯罪的，依法追究刑事责任。

4. 条例明确规定了艾滋病病毒感染者、艾滋病患者及其家属的权利和义务 不得歧视艾滋病病毒感染者和艾滋病患者，要保障艾滋病病毒感染者的艾滋病患者的权利。条例明确规定，任何单位和个人不得歧视艾滋病病毒感染者，艾滋病患者及其家属，他们享有的婚姻、就业、就医、入学等合法权益受法律保护；未经本人或者其监护人同意，任何单位和个人不得公开艾滋病病毒感染者、艾滋病患者及其家属的相关信息；医疗机构不得推诿或者拒绝为艾滋病病毒感染者或者艾滋病患者治疗其他疾病。同时，为维护公众健康，条例第三十八条也明确了艾滋病病毒感染者和艾滋病患者应当履行的义务：接受疾病预防控制机构或者出入境检验检疫机构的流行病学调查和指导；将其感染或者发病的事实及时告知与其有性关系者；就医时，将其感染或者发病的事实如实告知接诊医生；采取必要的防护措施，防止感染他人；不得以任何方式故意传播艾滋病。故意传播艾滋病的，依法承担民事赔偿责任；构成犯罪的，依法追究刑事责任。

5. 财政保障艾滋病防治费用，免费提供多项医疗救助 条例从第四十三条到第四十七条规定：向农村艾滋患者和城镇经济困难的艾滋患者免费提供抗艾滋病病毒治疗药品；向接受艾滋病咨询、检测的人员免费提供咨询和初筛检测；向感染艾滋病病毒的孕产妇免费提供预防艾滋病母婴传播的治疗和咨询；对生活困难的艾滋病患者遗留的孤儿和感染艾滋病病毒的未成年人减免相应的教育费用；对生活困难并符合社会救助条件的艾滋病病毒感染者、艾滋病患者及其家属给予生活救助，对有劳动能力的艾滋病病毒感染者和艾滋病患者，扶持其从事力所能及的生产和工作。条例规定，各级政府应当将艾滋病防治经费列入本级财政预算，加强和完善艾滋病防治、检测、控制、治疗和救助服务网络的建设，建立健全艾滋病防治专业队伍。

（三）人体器官移植条例

近年来，随着我国人体器官移植事业的迅速发展，技术日趋成熟，人体器官移植技术已得到国内广大患者的认可。为了规范人体器官移植，保证医疗质量，保障人体健康，维护公民的合法权益，中华人民共和国国务院2007年3月21日第171次常务会议通过了《人体器官移植条例》，自2007年5月1日起正式实施。在中华人民共和国境内从事人体器官移植，适用本条例；从事人体细胞和角膜、骨髓等人体组织移植，不适用本条例。条例共五章三十二条。人体器官移植是指摘取人体器官捐献人具有特定功能的心脏、肺、肝、肾或者胰腺等器官的全部或者部分，将其植入接受人身体以替代其病损器官的过程。从事人体细胞和角膜、骨髓等人体组织移植，不属于人体器官移植，不适用本条例。本条例强调以下重点：

1. 捐献人体器官，要严格遵循自愿的原则 条例作了五方面的规定，一是，公民有权捐献或者不捐献其人体器官。任何组织和个人不得强迫、欺骗或者利诱他人捐献人体器官。二是，捐献人体器官的公民应当具有完全民事行为能力，并应当以书面形式表示。三是，公民已经表示捐献其人体器官意愿的，有权随时予以撤销。四是，公民生前未表示不同意捐献其人体器官的，该公民死后，其配偶、成年子女、父母可以以书面形式共同表示同意捐献该公民人体器官的意愿。五是，任何组织或者个人不得摘取未满18周岁公民的活体器官用于移植。任何组织和个人都不能强迫、欺骗或者利诱他人捐献人体器官，也不得通过捐献人体器官牟取任何经济利益，这是开展人体器官捐献工作必须遵守的两项基本原则。

2. 条例明确规定活体器官接受人必须与活体器官捐献人之间有特定的法律关系 即配偶关系、直系血亲或者三代以内旁系血亲关系，或者有证据证明与活体器官捐献人存在因帮扶等形成了亲情关系。为确保无买卖或者变相买卖人体器官的情形出现，条例在医疗机构和医务人员摘取人体器官前加上了伦理委员会进行审查的要求。

3. 条例明确规定不得买卖器官 任何组织或个人不得以任何形式买卖人体器官，不得从事与买卖人体器官有关的活动，同时，对人体器官移植手术收取费用的范围做了界定，医疗机构实施人体器官移植手术，只能依照条例的规定收取摘取和植入人体器官的手术费、药费、检验费、医用耗材以及保存和运送人体器官的费用，不得收取或者变相收取所植入人体器官的费用。条例规定，对买卖人体器官或者从事与买卖人体器官有关活动的，由卫生主管部门没收违法所得，并处以交易额 8 倍以上 10 倍以下的罚款；医疗机构参与上述活动的，还应当对负有责任的主管人员和其他直接责任人员依法给予处分，并由原登记部门撤销该医疗机构人体器官移植诊疗科目登记，该医疗机构 3 年内不得再申请人体器官移植诊疗科目登记；医务人员参与上述活动的，由原发证部门吊销其执业证书；国家工作人员参与上述活动的，由有关部门依据职权，依法给予撤职、开除的处分。

4. **条例规定准入制度**　为了确保医疗机构提供的人体器官移植医疗服务安全、有效，条例对人体器官移植医疗服务规定了准入制度；同时，从医疗机构主动申报和卫生主管部门监督两个方面，规定了不再具备条件的医疗机构的退出制度。在准入方面，条例规定了以下三方面的内容：①医疗机构从事人体器官移植，应当有与从事人体器官移植相适应的执业医师和其他医务人员、设备、设施；有由医学、法学、伦理学等方面专家组成的人体器官移植技术临床应用与伦理委员会；有完善的人体器官移植质量监控等管理制度；②开展人体器官移植的医疗机构应当依照《医疗机构管理条例》的规定，申请办理人体器官移植诊疗科目登记；③省级卫生主管部门进行人体器官移植诊疗科目登记，应当考虑本行政区域人体器官移植的医疗需求和合法的人体器官来源情况。在退出方面，条例做了两个方面的规定：①已经获准从事人体器官移植的医疗机构不再具备条例规定条件的，应当停止从事人体器官移植，并向原登记部门报告；②原登记部门应当注销该医疗机构的人体器官移植诊疗科目登记，并予以公示。其次，省级以上人民政府卫生主管部门应当定期组织专家根据人体器官移植手术成功率、植入的人体器官和术后患者的长期存活率，对治疗机构的人体器官移植临床应用能力进行评估，并及时公布评估结果；③评估不合格，由原登记部门撤销其人体器官移植诊疗科目登记。

（王桂云　许　霞）

中英文专业词汇索引

主要参考文献

1. 李继平. 护理管理学. 2 版. 北京：人民卫生出版社，2006.
2. 宫玉花. 护理管理学. 4 版. 北京：北京大学医学出版社，2010.
3. 姜小鹰. 护理管理学. 上海：上海科学技术出版社，2008.
4. 薛晓英，张利，宋淑君. 我国护理管理进展状况. 山西临床医药杂志，2002，11（5）：381-382.
5. 李继平. 护理管理学. 3 版. 北京：人民卫生出版社，2012.
6. 宫玉花. 护理管理学. 北京：北京大学医学出版社，2008.
7. 娄凤兰. 护理管理学. 北京：人民卫生出版社，2009.
8. 关永杰，宫玉花. 护理管理学. 北京：中国中医药出版社，2005.
9. 朱春梅，王素珍. 护理管理学. 上海：第二军医大学出版社，2010.
10. 叶文琴，朱建英. 现代医院护理管理学. 上海：复旦大学出版社，2004.
11. 张培珺. 现代护理管理学. 北京：北京大学医学出版社，2005.
12. 成翼娟. 护理管理学. 北京：人民卫生出版社，2000.
13. 叶文琴，李丽. 护理质量评价及评价指标体系. 上海护理，2012，12（3）：90-93.
14. 钱援芳，徐东娥. 根因分析法在住院患者非计划性拔管管理中的应用. 中华护理杂志，2012，47（11）：979-980.
15. 张道丽，张丽萍，杨越，等. 失效模式和效应分析在护理管理中的应用. 中国医院管理，2014，34（8）：79-80.
16. （澳）赛伊. 六西格玛精益流程. 北京：东方出版社，2011.
17. 雷芬芳，胡友权. 护理管理学. 中国医药科技出版社，2009.
18. 刘化侠. 辛霞. 护理管理学. 江苏科学技术出版社，2013.
19. 彭娟编. 六西格玛管理. 2 版. 中国质检出版社，2013.
20. 姜丽萍. 护理管理学. 杭州：浙江大学出版社，2012.
21. 章飞雪，于燕燕，徐枝楼，等. 品管圈活动在精神科老年病房基础护理质量管理中的作用. 中华护理杂志，2013，48（2）：127-130.
22. 李继平. 护理管理学. 3 版. 北京：人民卫生出版社，2013.
23. 李六亿，刘玉村. 医院感染管理学. 北京：北京大学医学出版社，2010.
24. 王鸣，杨智聪. 医院感染控制技术. 北京：中国中医药出版社，2008.
25. 胡必杰，刘荣辉，陈文森. SIFIC 医院感染预防与控制临床实践指引（2013 年）. 上海：上海科学技术出版社，2013.
26. 王力红. 医院感染典型病例分析与防控要点. 北京：人民卫生出版社，2010.